日常診療・業務に役立つ
結核病学

財団法人結核予防会会長
青木正和

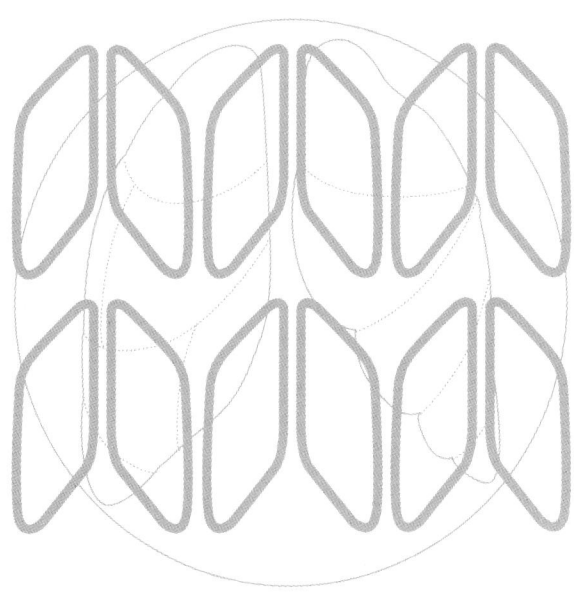

克誠堂出版

はじめに

　2000年9月から1年間，12回にわたって「日本胸部臨床」誌に『日常診療・業務に役立つ結核病学』と題して連載した小論を，一部訂正，加筆して出版することとした。このように広汎な問題を一人で書くことは誠に無理なことと承知しているが，1954年に結核予防会結核研究所に勤めてからおよそ45年間にわたる結核についての経験を，敢えてまとめてみようと決心したのは，最近では新しい研究成績も踏まえたわかりやすい成書を手に入れることがなかなか困難だし，結核についての正しい知識はまだ当分の間不可欠と考えたからである。したがって本書では結核の基礎的研究については立ち入らず，日常診療や保健所などでの日常業務に役立つ事実をできるだけわかりやすく記載するよう努めたつもりである。

　各章の最初には「概説」として当該分野の研究発達の道筋を簡明に記載し，それぞれの分野の研究がどのように進んできたか，今何処に到達しているかを理解できるようにした。また，これに続いて記載した本論では，いたずらに新説や難しい基礎的な理論に走ることなく，日常の仕事に直接役立つ事項を中心にできるだけ理解しやすく記述したつもりである。こうすることによって，医師だけでなく，保健婦（士）など関連分野の方々にも役立つ本になることを願った。

　筆者の恩師，岡　治道，隈部英雄，岩崎龍郎の諸先生方は「事実を自分の眼で見，自分の頭で考えて理解し，自分の言葉で言えるようになって初めて本当に理解できたと言える」と繰り返し教えられた。また，肺結核症という病気を本当に理解しようと思ったら，肺を見るだけでなく，全身の変化を観察し，さらにその患者が今まで生きてきた社会，国，そして世界を広く考えるよう教えられた。このような教えをできるだけ守りたいと考えたが，結核病学だけに限っても学問の範囲は広大であり，その進歩は眼を見張るほど早い。今回，連載した論文を見直し，多くの追加，訂正を加えたが，なお誤り，誤解，不勉強などが少なからず残されていることを恐れるものである。

　もとより浅学非才の身，本書の誤り，加えるべき事項などにお気づきの節には是非ご一報下さいますよう伏してお願いする次第である。

2002年3月

青　木　正　和

目　次

1　序説

1. 結核症の定義　*1*
2. 「結核」という言葉　*1*
3. 結核菌について　*3*
4. わが国のこれからの結核問題　*3*

2　結核の感染

1. 概説　*6*
2. 結核の飛沫核感染（空気感染）説　*7*
   - ① 飛沫核感染説を支持する基礎的事実／*7*　② 飛沫核感染説の実験的根拠／*8*　③ 飛沫核感染説の疫学的根拠／*9*　④ 結核の感染がもつ2つの特徴／*9*
3. 結核の感染源　*9*
   - ① 結核患者の排菌量／*9*　② 咳の回数／*10*　③ 感染危険度指数／*10*
4. 感染を受ける人　*12*
   - ① 結核未感染者／*12*　② BCG既接種者／*12*　③ その他の感染に関与する因子／*13*　④ 1人の感染源は何人に感染させるか？／*13*

3　結核症の発病

1. 概説　*16*
2. 結核の感染と発病　*17*
3. 一次結核症（primary tuberculosis）　*18*
   - ① 定義／*18*　② 病類／*18*　③ 頻度／*18*　④ 成人での「いわゆるprimary typeの結核症」／*19*
4. 二次結核症（post primary tuberculosisまたは、secondary tuberculosis）　*19*
   - ① 定義／*19*　② 病類／*20*　③ 発病の時期／*20*　④ 発病率／*21*
5. 発病要因　*21*
   - ① 感染源の排菌状況と接触状況／*23*　② ツ反応の大きさ／*24*　③ 低体重／*25*　④ 糖尿病／*26*　⑤ その他／*26*

6. 再感染発病　*26*
  ①　定義／26　　②　再感染発病が確実な例／27　　③　その他の報告例／28
  ④　再感染発病について／28

4　結核症の進展

1. 概説　*31*
2. 肺結核症の自然の経過　*32*
  ①　小児の初感染結核症／32　　②　肺結核症／33
3. 化学療法時代の結核患者の死亡　*35*

5　結核症の診断(1)　　感染の診断（ツベルクリン反応検査）

1. 概説　*37*
2. PPD　*38*
3. ツベルクリン反応の感度・特異度　*38*
4. ツ反応判定法　*39*
5. BCG既接種者のツ反応　*40*
6. ツ反応のブースター現象および二段階ツ反応検査法　*43*
7. わが国で早急に検討が必要な事項　*44*
  ①　感染診断のためのカットオフ値を作成すること／45　　②　二段階法で検査されているときの感染の診断基準の作成／46　　③　乳児期に1回のみのBCG接種の検討／46　　④　硬結での判定の併用／46

6　結核症の診断(2)　　発病の診断

1. 概説　*49*
2. 結核症を疑うべき症例　*50*
3. 画像診断をめぐって　*51*
  ①　岡，隈部の結核症のX線診断法／51　　②　X線診断は肺結核診断の第一歩／52
  ③　菌陰性例の診断／53　　④　X線診断の見落とし，誤診／55
4. 抗酸菌検査法の進歩　*57*
  ①　診断・治療は菌検査成績中心の時代／57　　②　それぞれの検査法の長所と短所／57　　③　実際にはどう使うべきか／59　　④　False positive の問題／60
5. わが国の肺結核診断の評価と問題点　*60*
  ①　発見の遅れ／60　　②　菌陰性例の比率／61　　③　診断の精度／62

7　結核症の治療(1)　　原則的事項

1. 概説　*65*
2. 結核化学療法の原則　*66*
   - ①　結核菌に対する作用／66　　②　各薬剤の抗菌作用／67　　③　併用療法の原則／68　　④　初期強化治療と継続期治療／69
3. 結核治療の原則について　*70*
   - ①　安静は本当に不用か？／70　　②　X線所見，特に空洞を無視して化学療法を終了してよいか？／71　　③　6〜9カ月の短期療法は本当に安全か？／72　　④　HSP時代の考え方と短期化学療法への安易な信頼／73

8　結核症の治療(2)　　化学療法の実際

1. 特定の症例への化学療法　*75*
   - ①　高齢者の化学療法／75　　②　妊婦の化学療法／75　　③　小児の化学療法／76　　④　腎機能障害例の化学療法／76　　⑤　肝機能障害例の化学療法／76
2. 抗結核薬の副作用　*77*
   - ①　抗結核薬による肝障害／77　　②　薬剤過敏症／79
3. 再治療例の化学療法　*80*
   - ①　再発の定義／80　　②　再治療例の多様性とこれに対する対応／81
4. 薬剤耐性例，特に多剤耐性例の治療　*82*
   - ①　わが国の薬剤耐性頻度／82　　②　薬剤耐性結核の治療／83　　③　治療開始1〜2カ月後にINHまたはRFPなどが耐性と判明したときの対応／84　　④　多剤耐性結核の治療／86

9　結核症の治療(3)　　化学療法の問題点と今後の対応

1. 肺結核症の治療成績の実状と問題点　*88*
   - ①　コホート分析／88　　②　わが国の肺結核患者の治療成績／89　　③　諸外国の肺結核患者の治療成績／90
2. DOTSの生成と発展　*92*
   - ①　治療失敗の理由／92　　②　米国でのDOTの発展と確立／93　　③　WHOのDOTS戦略の確立／93　　④　わが国の結核対策とDOTS戦略／94
3. 入院治療と外来治療　*95*
4. 今後の結核化学療法　*96*

10 結核症の予防(1)　　BCG接種

1. 概説　*100*
2. 初回BCG接種の効果　*101*
   - ①　フィールドでの無作為割当て対照実験 (RCT)／101　②　症例−対照研究など／102　③　メタアナリシス／103　④　BCG効果検討結果変動の理由／104　⑤　現在の一応の結論／105
3. BCG再接種　*106*
4. BCG接種の副反応　*107*
5. BCG接種の世界の実状　*108*

11 結核症の予防(2)　　化学予防

1. 概説　*111*
2. 化学予防の効果　*112*
   - ①　感染予防／112　②　結核既感染者への化学予防／114　③　小括／117
3. INH化学予防の副作用　*117*
4. 化学予防のいくつかの問題点　*119*
   - ①　INH耐性菌感染例／119　②　多剤耐性結核菌感染例／119　③　化学予防服薬不完全者または中断者対策／119
5. わが国の化学予防の実状と問題点　*119*

12 肺外結核症

1. 概説　*123*
   - ①　肺外結核の現状／123　②　病理発生／123　③　治療／124
2. 結核性胸膜炎　*125*
   - ①　頻度，疫学／125　②　病理発生／125　③　診断／126　④　治療／127
3. 頸部リンパ節結核(肺門リンパ節を除くリンパ節炎)　*127*
   - ①　頻度，疫学／127　②　病理発生／127　③　診断／127　④　治療／128
4. 脊椎結核症，およびその他の骨関節結核症　*128*
   - ①　頻度，疫学／128　②　病理発生／128　③　診断／128　④　治療／128
5. 粟粒結核症(播種性結核症)　*128*
   - ①　頻度，疫学／128　②　病理発生／129　③　診断／129　④　治療／129
6. 腸結核症　*129*
   - ①　頻度，疫学／129　②　病理発生／130　③　診断／130　④　治療／130

7. 膿胸　*130*
　　　1　頻度，疫学／130　　2　病理発生／130　　3　診断／130　　4　治療／130
8. 尿路，性器結核症　*130*
　　　1　頻度，疫学／130　　2　病理発生／130　　3　診断／131　　4　治療／131
9. 結核性髄膜炎　*131*
　　　1　頻度，疫学／131　　2　病理発生／131　　3　診断／131　　4　治療／132

13　わが国の結核の現状

1. 概説　*134*
2. 結核死亡率の推移　*135*
3. 結核罹患率の推移　*136*
4. 結核感染危険率　*138*
5. わが国の結核感染危険率　*139*
6. わが国の現在の結核疫学像　*140*
　　　1　わが国の結核疫学像の特徴／140　　2　結核減少鈍化の要因／142
7. まとめ　*143*

14　わが国の今後の結核対策

1. 概説　*144*
2. 結核疫学像の変貌と対策改革の必要性　*145*
3. 治療　*146*
　　　1　化学療法の進歩に合致した治療，患者管理／147　　2　結核疫学像の変貌に合致した治療，患者管理／148　　3　その他／148
4. 患者発見　*148*
　　　1　定期健康診断／149　　2　有症状検診の重視／150　　3　定期外健康診断／150
5. 予防　*150*
　　　1　BCG 接種／150　　2　化学予防／151
6. おわりに　*152*

あとがき　*155*
索　　引　*157*

1 序説

1 結核症の定義

結核症は抗酸菌属 genus *Mycobacterium* に属する結核菌群の何れかの菌の感染によって起こる感染症である。表1-1にみるように、結核菌 *M. tuberculosis*，牛型(結核)菌 *M. bovis*，*M. africanum*（アフリカ型結核菌），*M. microti*（ネズミ型結核菌）および *M. canetti* の5菌種が結核菌群とされているが，*M. microti* および *M. canetti* はヒトに病原性をもたず，*M. africanum* による結核症はきわめて稀であり，そのうえわが国では報告されてないので，わが国では結核菌または牛型菌による疾患を結核症と考えてよい。ただし，わが国では1901年に「畜牛結核予防法」が制定されて以来，牛型菌感染牛の管理が厳重に行われているので，弱毒牛型菌であるBCGによる副反応を除けば，牛型菌による結核症はきわめて稀である。そのうえ，BCG副反応による疾患は「BCG副反応」とされ通常結核症には含めないので，わが国では実際上，「結核症とは結核菌による感染症」と考えてよい。ただし，欧米では今でも牛型菌による結核症は散発[1)2)]しており，牛型菌による集団感染事例も報告[3)]されている。

牛乳による牛型菌感染がないわが国では，結核菌の感染はほとんどすべて吸入感染なので初感染病変は肺にできるが，結核菌はリンパ行性，血行性，管内性転移により全身の組織・器官のどこへでも広がり病変をつくりうる全身病である。しかし，肺結核症は結核症の80%以上を占め，また，感染源ともなるので中心的課題となる。

わが国では今でも新登録患者数が年間39,000人(2000年)にのぼり，少なくみても国民の25%以上が結核既感染者なので，結核根絶は2060年以後と考えられている。当分の間，わが国で最も多い感染症の1つとしてとどまると考えられる。

2 「結核」という言葉

わが国では結核症は19世紀初めまでは伝屍病，肺癆，癆咳などと呼ばれており，tuberculosis の訳語として「結核」という言葉を最初に用いたのは緒方洪庵だという[4)]。緒方は1857年に刊行した『扶氏経験遺訓　巻の13』で Phthisis tuberculosa を「結核肺癆」と訳したのだった[5)]。Tuberkulose という言葉を初めて用いたのはスイスの Shoenlein(1839年)といわれているので[6)]，Tuberkulose という病名が用いられた後，随分早くからわが国では「結核」という言葉が使われたことになる。ただし，結核という言葉自体は中国明末の『万病回春』で瘰癧などを「結核，たね(核)を結ぶ病気，塊ができる病気」として用いられているので，結核という言葉自体は緒方洪庵の造語ではなかったと考えられている[4)]。明治初期にはいくつかの訳本で tuberculosis が「結核」と訳され，1878(明治11)年の日本医事新報第1号『死刑囚の病理解剖所見』に「肺結核」という記載が

表 1-1 ヒトに対する起病性別にみた抗酸菌菌種

群別	菌群		ヒトに対する起病性		
			+		−
			一般的	まれ	
遅発育菌		結核菌群	**M. tuberculosis** M. bovis*	M. africanum M. microti M. canetti	
	非結核性抗酸菌	I	**M. kansasii** **M. marinum**	M. simiae M. asiaticum M. intermedium	
		II		**M. sctofulaceum** **M. szulgai** **M. gordonae** M. interjectum M. lentiflavum M. bohemicum	M. farcinogenes M. hiberniae M. cookii
		III	**M. avium** **M. intracellulare** **M. xenopi*** M. malmoense* M. haemophilum* M. ulcerans*	**M. shimoidei** M. shinshuense M. celatum M. genavense M. conspicuum M. branderi M. heidelbergense M. triplex M. gastri M. terrae M. nonchromogenicum M. triviale	M. paratuberculosis M. lepraemurium
迅速発育菌		IV	**M. fortuitum** **M. abscessus** **M. chelonae**	M. peregrinum M. mucogenicum M. smegmatis **M. thermoresistibile** M. flavescens M. neoaurum	M. phlei　　M. vaccae M. diernhoferi　M. aurum M. parafortuitum　M. duvalii M. gadium　M. gilvum M. senegalense　M. komossense M. aichiense　M. chitae M. obuense　M. chubuense M. sphagni　M. rhodesiae M. porcinum　M. tokaiense M. pulveris　M. fallax M. agri　M. austroafricanum M. confluentis　M. poriferae M. madagascariense　M. brumae M. chlorophenolicum　M. alvei M. hassiacum　M. holderi

太字：わが国で今まで感染症が報告されたことのある抗酸菌
* ある特定の国・地域でまれならずみられる。M. leprae は培養できないとされている。

あるので，明治初期には結核という言葉はかなり普及していたと考えられる[6]。

岡 治道は Tuberkel と Tuberkulose の何れも「結核」と呼ぶと混乱するので，Tuberkulose という病気を表すときには「結核症」というべきである[7]とし，岩崎もこの考えに従っている。本書でも病気を指す場合にはできるだけ「結核症」という言葉を使い，感染から発病，進展の全体，あるいは，漠然と結核症という病気を表すときには「結核病」または「結核」という言葉を使うように努めた。

3 結核菌について

結核症は結核菌を病原体とする感染症なので，臨床でも対策でも対応策は本質的には他の伝染性疾患と変わるものではない。つまり究極の目的は個々の患者，または，社会から結核菌を駆逐し根絶することにある。したがって，結核菌の性状をよく知って対応策を立てることが重要である。

抗酸菌は一般の細菌と異なり，通常の色素では染まりにくく，染色には石炭酸のような媒染剤を用いて長時間染色するか，加熱するなどしなければならない。しかし，一度染色されると，酸，アルカリなどでも脱色されにくいので，acid-fast bacilli（抗酸菌）と呼ばれている。これは結核菌の細胞壁に多量の脂質が含まれるためであり，この疎水性の細胞壁構造のために宿主体内でも体外でも長時間生き延びる性質をもつ。

抗酸菌 Mycobacterium ミコバクテリウムの Myco は「かび（真菌）」，bacterium は細菌という意味で，液体培地で培養するとカビのように表面に発育するのでつけられた名前といわれる[8]。結核菌は普通長さ $1～4\mu m$，幅 $0.3～0.5\mu m$ の桿菌で，条件がよければ $15～20$ 時間に1回くらい分裂する。

結核菌は $60℃$ で $10～30$ 分，$80℃$ 以上では5分以下で殺菌されるが，低温度では殺菌されない。紫外線，特に $254～260\,nm$ の波長の紫外線は結核菌に対して強い殺菌力をもつので，衣類，蒲団などの消毒には裏表半日ずつ日光消毒をするのがよい。殺菌灯による消毒は殺菌灯の出力・距離・湿度などに大きく影響され，影になれば殺菌されない。結核菌は乾燥には強くなかなか殺菌されない。

結核菌の感染は吸入感染によって起こるので，感染防止には部屋の換気が最も重要であり，個人的には結核菌を通さない N 95 マスクの着用などが重要である。したがって，いわゆる消毒の意義は他の感染症の場合より小さいが，米国の APIC (Association for Professionals in Infection Control and Epidemiology) の意見[9]やわが国の研究成績[10]などを参考にして結核菌に有効な消毒薬をみると表 1-2 のとおりである。手指の消毒には 70％エタノール，医療器具の消毒には 2％グルタールアルデヒドが勧められ，クレゾール石けん液，3％フェノールも広く用いられている。

4 わが国のこれからの結核問題

1943年の結核死亡数は 171,473 人にのぼり，このうちの 80％，136,406 人が 39 歳以下の若年者であったこと，1951 年に実施された結核実態調査成績によれば当時の有病率は 3.4％,全国の結核患者数は 292 万人と推定されていた[11]こと，あるいは，1954 年には結核医療費が国民総医療費の 27.7％にのぼっていたこと[12]などを考えると，1950 年代までのわが国の結核問題はまさに「今では想像もできない巨大な医療・保健問題」であったといえよう。

その頃に比べれば，現在では結核死亡は 2,656 人，10 万対 2.1 となり，わが国で結核死亡率が最も高かった 1918 年の 257.1 の 1/122 である。新登録数でみても 2000 年の 39,384 人，罹患率 10 万対 31.0 は，新登録数が最も多

表 1-2 結核菌に対する消毒薬

消毒薬	効力	備考
消毒用エタノール	++	アルコール濃度60〜90%で有効。95%以上で低下。有機物が多いと効果が低下するので,器具の消毒のときにはまず有機物をアルコール綿で拭き取って消毒する。手指消毒に繁用される。
フェノール クレゾール石けん液	++	フェノールおよびクレゾール石けん液は結核菌に対し殺菌力をもつ。有機物による効力低下は少ない。刺激臭,排水制限がある。ガラス,金属,トイレ,家具,床などに有効。手指消毒にも使われるが,副作用に注意。
グルタールアルデヒド (ステリハイト®)	++	2%水溶液に20分以上浸漬,短時間の消毒では無効,有機物があっても有効。医療器具の消毒に用いられる。皮膚炎,眼の炎症など重篤な副作用があるので,人体への使用は禁忌。
ホルムアルデヒド (ホルマリン®)	+	水溶液,蒸気ともに結核菌に有効だが,癌原性をもつ可能性もあるので長時間の吸入は避ける。金属を腐食しない。
ポビドンヨード (イソジン®)	+	結核菌に対し殺菌作用をもつが蛋白の存在で減弱する。

逆性石けん〔塩化ベンザルコニウム(オスバン®),グルコン酸クロルヘキシジン(ヒビテン®)〕は結核菌には無効。

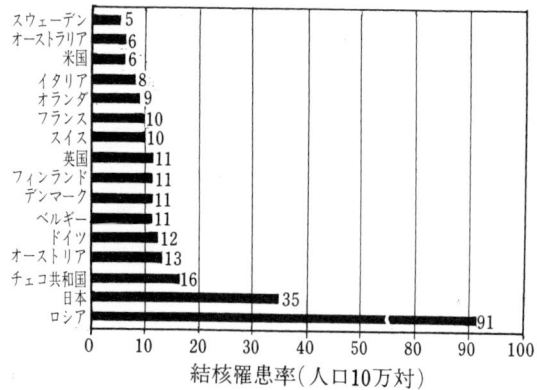

図 1-1 先進国の結核罹患率(1999年)

かった1951年の590,684人の1/15,罹患率698.4の1/23と低くなっている。あるいは,結核医療費は今では国民総医療費の0.34%を占めるのみとなっており,結核事情の改善はまさに隔世の感を抱かせるほどである。

しかし,図1-1にみるように,わが国の結核蔓延状況は先進国の中では最下位グループに属しており[13],米国などに比べると30年以上遅れているといわざるをえない。また,塗抹陽性肺結核症罹患率が10万対0.1を割って結核症が公衆衛生的に問題でなくなるのは2060年より先と推測[14]されている。解決はほど遠い先なのである。そのうえ,数が減り,高齢者やコンプロマイズド・ホストの結核症が増えたためかえって診断が難しくなり,一度診断が遅れれば世間の眼は厳しく,さらに集団感染や院内感染のおそれもある。一般では結核は過去の病気と考えられているため,一度発生すると大きなパニックになることもある。

わが国では日常診療で結核症を無視することはまだ当分できない。まして公的機関として結核対策に当たる保健所などでは,結核から眼を離すことはできない。油断していれば1970年代後半から80年代前半の米国でみられたように,結核の逆襲[15]を招きかねないのである。関係者は以前にも増して結核症について正しい理解をもつことが求められているのである。

● 文献

1) Sauret J, Jolis R, Ausina V, et al. Human tuberculosis due to Mycobacterium bovis : report of 10 cases. Tuber Lung Dis 1992 ; 73 :

2) Cotter TP, Sheehan S, Cryan B, et al. Tuberculosis due to Mycobacterium bovis in humans in the south-west region of Ireland: is there a relationship with infection prevalence in cattle? Tuber Lung Dis 1996 ; 77 : 545-48.
3) Guerrero A, Cobo J, Fortun J, et al. Nosocomial transmission of Mycobacterium bovis resistant to 11 drugs in people with advanced HIV-1 infection. Lancet 1997 ; 350 : 1738-42.
4) 中村 昭.「結核」という訳語について. 日医新報 1995 ; 3711 : 58.
5) 中村 昭. 緒方洪庵『扶氏経験遺訓』翻訳過程の検討. 日医史誌 1989 ; 35 : 229-60.
6) 岩崎龍郎. 結核の語源. 複十字, 1995 ; 243 : 22-3.
7) 岡 治道. 結核症が伝染すると言う意味, 結核病論 上巻. 永井書店, 1950 : p 13-39.
8) Iseman MD. A clinician's guide to tuberculosis. Lippincott Williams & Wilkins, 2000 : p 21.
9) Rustala WA. APIC guideline for selection and use of disinfectants. Am J Infect Control 1996 ; 24 : 313-42.
10) 李 英徹. 諸種消毒薬の結核菌に対する殺菌効果. 結核 1981 ; 56 : 567-76.
11) 厚生省. 結核実態調査 I. 結核予防会, 1955 : p 1-495.
12) 島尾忠男. 経済発展への健康の寄与. 資料と展望 1992 ; 1 : 50-69.
13) Communicable Diseases, WHO. Global tuberculosis control, WHO Report 2001. WHO Geneva 2001.
14) 大森正子. わが国における結核の根絶年の予測. 結核 1991 ; 66 : 819-28.
15) Brudney K, Dobkin J. Resurgent tuberculosis in New York City : Human deficiency virus, homelessness, and the decline of tuberculosis control programs. Am Rev Respir Dis 1991 ; 144 : 745-9.

2 結核の感染

1 概説

結核菌を発見したRobert Kochは，「人口密集地ではほとんどの人が多かれ少なかれ結核患者と接触しているのに感染を受けない」のは，結核の感染は「粘膜上皮の障害，あるいは，分泌物のうっ滞など菌の定着に好適な条件」が満たされるときにのみ起こるからであり，感染が成立すれば発病すると考えていた[1]。ツベルクリンでヒトの結核感染の診断ができるようになると間もなく，1909年にはHamburgerとMonti[2]はウィーンの聖マリア病院に入院している小児でツベルクリン反応（以下ツ反応）検査を行った。この結果，5歳で52.0%，8歳で73.3%，11歳で94.7%というきわめて高い値だったことから「人は大部分が小児期に結核の感染を受ける」という「誤った考え」が世界に広がった。

大部分の人が子どものとき結核の感染を受けるのに，結核症の発病の多くが青年期またはそれ以後にみられるのは，人は再感染を受けて初めて発病するためと考え，「再感染発病学説」が生まれ，この考え方はその後数十年にわたって世界に影響を及ぼすこととなった。実際にはHamburgerとMontiがツ反応検査を行った病院は，貧困者層が集まる病院だったためにツ反応陽性率が極端に高かったのであり，大部分の人が小児期に感染すると考えたことが誤りだったわけである。しかしHamburgerらの成績は再感染発病学説の根拠となり，後々まで大きな影響を及ぼすこととなる。1932年に小林義雄[3]が「ワガ水兵ニ結核未感染者アリ。ツ反応陽転アリ」と書いているのをみてもわかるように，成人に未感染者がいることが不思議と考えられたのである。この頃まで「人は結核に容易に感染するし，感染を避けることはできない」と当然のように考えられていた。

結核の感染様式については，患者が咳をしたときに飛散する飛沫を直接吸入して感染（飛沫感染 droplet infection）するのか，これが一度床などに落ち再び舞い上がって感染（塵埃感染 dust infection）するのか議論されたが，1920年代後半には飛沫感染説が次第に有力となっていったようである[4]。1930年代に入るとWellsら[5]，Rileyら[6]により結核感染について広範な実験が繰り返され，「飛沫感染説」から「飛沫核感染説」へとより具体的な考え方に発展し，1950年代後半には「飛沫核感染説, droplet nuclei infection theory」が確立した。さらに米国では1980年代の終わりから90年代のはじめにかけて，多剤耐性結核菌の院内感染事件が多発し，この感染の実情や感染防止策の研究を通して，結核の飛沫核感染説はさらに確実なものとなり，最近では「空気感染 air-borne infection」という言葉がしばしば使われるようになって今日に至っている。

わが国では1年間に未感染者が結核の感染を受ける確率，結核感染危険率は最近では0.05%程度と推定されており，結核の感染を受けることは「例外的なこと」となった。このた

め，いつ，どこで，どのようにして結核の感染を受け，感染した場合にはどう対応すべきかが，近年，重要な問題となってきているのである。

2 結核の飛沫核感染（空気感染）説

1 飛沫核感染説を支持する基礎的事実

結核感染が成立するためには，結核菌は十数回分岐を繰り返す気管支を通過し，繊毛上皮のない終末細気管支または肺胞まで到達しなければならない。呼吸上皮に付着すれば感染が成立するインフルエンザウイルスなどに比べると，結核菌の感染はずっと起こりにくいのである。

肺の終末細気管支の直径は 0.5 mm 程度なので，0.3 mm くらいの小滴はここを通過することができるし，非常に近くで濃厚に接触した場合，この大きさの飛沫が吸引される可能性は否定できない。この大きさの粒子には 300 個くらいまでの菌を含みうるので，吸入感染によるヒトの感染菌数は 1〜300 個の間というのが Rich の推定[7]であり，感染菌量の最大の幅はこの範囲といえよう。しかし今では，このように大きな「飛沫」による感染は実際にはまず起こらず，大部分はずっと小さい「飛沫核」，おそらく数個以下の結核菌で感染すると考えられるようになった。飛沫核感染説の根拠は後に述べる実験成績と疫学的事実であるが，このように考えられるようになったのは，次の基本的な事実が次第に明らかとなったためである。

① まず第 1 には，結核の感染は，結核罹患牛の牛乳から牛型菌の感染を受ける場合を除けば，ごくわずかな例外を除いてもっぱら「吸入感染」である。初感原発巣がほぼ 100% 肺に認められることからも，このことは疑いない。吸入感染では塵埃感染，飛沫感染，飛沫核感染の 3 種の感染様式が考えられるが，塵埃感染は 1920 年代に既に否定的に考えられていた[4]。このため塵埃感染の有無を検討した成績は最近ではほとんどみられないが，Chapman は，結核患者が入院したために転居した部屋に，このことを知らずに入居してきた家族の小児に，あるいは患者の入院後にも同じ部屋に住み続け，家具や絨毯に付着した結核菌を吸入して感染した例があるか否か，ツ反応検査を繰り返して調べたが，感染例は認められなかったと報告[8]している。塵埃感染は普通は起こらないと考えてよいのである。

② 次の問題は，飛沫感染か，飛沫核感染ということである。飛沫と飛沫核では飛沫のほうが当然大きいが，20 μm 以上の大きさの粒子は終末気管支まで達しえないし，これより小さくてもある程度以上大きければ肺胞まで達して沈着する可能性はきわめて低い[9]。直径 8 μm の粒子でも肺胞にまで達するのは 10% 以下，2〜3 μm の小さな粒子でようやくおよそ 40% が肺胞に達するといわれているので，仮に大きな飛沫または飛沫核を吸入しても，気管，気管支の壁に付着し，繊毛運動で排出されてしまう確率が高い。結核菌を含む大きな飛沫が肺胞に沈着する可能性は低いと考えてよい。

③ さらに，一定以上の大きさの飛沫は速やかに落下してしまうので広い範囲には広がらない。普通，5 μm 以上の飛沫は 1 秒間に 30〜80 cm 落下するといわれている。落下の途中で液体成分が蒸発して小さくなれば落下速度が少しずつ遅くなるにしても，ある程度以上大きい飛沫が長い間空中を浮遊することは考えらないし，もしこれで感染するのなら感染源のすぐ近くの人のみが感染し，少し離れた人は感染しないこととなる。しかし実際にはもっと離れた人が感染した事例はいくらでもある。

④ 飛沫核感染が成立するためには，菌は乾燥に対して強くなければならないが，この点については結核菌は全く問題ない。

しかし，1930 年代後半になって次に述べる実験的な事実が報告されて初めて飛沫核感染説

表 2-1 薬剤感受性，治療歴有無別結核患者のモルモットへの感染性

		実験病室に入院した患者数		相対的感染危険度
		実数（人）	％	
薬剤感受性菌	未治療患者	61	100.0	100
	1匹にも感染させず	53	86.9	
	モルモットに感染させた	8	13.1	
	既治療患者	29	100.0	2
	1匹にも感染させず	28	96.6	
	モルモットに感染させた	1	3.4	
薬剤耐性菌	未治療患者	6	100.0	28
	1匹にも感染させず	4	66.7	
	モルモットに感染させた	2	33.3	
	既治療患者	11	100.0	5
	1匹にも感染させず	10	90.9	
	モルモットに感染させた	1	9.1	

(Riley RL, Mills CC, O'Grady F, et al. Infectiousness of air from a tuberculosis ward. Ultraviolet irradiation of infected air : Comparative infectiousness of different patients. Am Rev Respir Dis 1962 ; 85 : 511-25. より引用)

が広く認められるようになる。さらにその後疫学的な根拠も加わり，結核の飛沫核感染説は確立したのである。

2 飛沫核感染説の実験的根拠

飛沫核の吸入で感染することを最初に証明したのは，「飛沫核感染説」の実験的基礎を築いたWells[5]である。Wellsは結核菌液を噴霧して家兎に吸入感染させる装置を作成し，粒子の大きさを変えて吸入実験を繰り返したが，同じ菌数を噴霧しても，噴霧した粒子が細かいほど家兎の肺にできる結核結節の数は多くなり，粗い粒子の噴霧では結核結節の数は少なく，あるいは，感染が成立しないことを見事に示した。

Harvertの大学時代からWellsに学んだRileyは，BaltimoreのVeterans Administration病院で精力的に実験を開始した。Rileyは1956年11月から2年間にわたり，結核患者を収容している部屋の空気を動物実験室に導き，ここで約200匹のモルモットを飼育して結核病室の空気の感染性の検討を行った[6]。病室は6室の個室からなり，この空気をまとめて病室の屋上に建設した動物実験室に導いて動物に吸入させたのである。この結果，病室の空気を離れたところで吸入させても感染が起こり，モルモットの肺に小さな結核結節が形成されること，菌陽性の患者でも患者により感染性は大きく異なることを示し，患者からの飛沫核感染の事実を初めて証明したのだった。Rileyらはその後も実験を繰り返し，多くの論文を発表しているが，化学療法および耐性の有無別に患者の感染性を観察した結果[10]を示すと表2−1のとおりである。表から明らかなように，菌陽性の患者でもモルモットに感染させたのは一部だけであり，多くは1匹にも感染させなかった。一方，感染を受けたモルモットの半数は，3日間だけこの病室に収容された咳が激しい喉頭結核患者1人から感染していたと報告されている。

Rileyはモルモットの呼吸の際の換気量・回数から，この結核病棟の空気には11,000 ft^{3}に1個の割で結核感染単位が浮遊していると計算した。この量は，病棟に勤務する看護婦のツ反

応が陽転するまでに吸入する空気量と同じだったという[11]。また、病室の空気をモルモットの実験飼育室に導く途中で紫外線照射を行うと感染が防げることを示し、紫外線照射の有効性を初めて報告した。Rileyはこのほか多くの論文、飛沫核感染に関する総説[12]を発表している。

3 飛沫核感染説の疫学的根拠

「飛沫感染」より「飛沫核感染」が問題であることを明瞭に示した結核集団感染は、米国の軍艦 Richard E Byrd 号で発生した事例[13]である。この軍艦では感染源と同じコンパートメントに66人のベッドがあり、81人は感染源と直接の接触はほとんどなかった。寝室が感染源と同じコンパートメントの66人では80%が感染し、直接の接触がなかった81人では54%が感染したが、感染源である患者のいたコンパートメントの空気が3/4混合されて離れたコンパートメントに導かれていたために、接触がなかったのに感染したので、飛沫感染は考えられず、飛沫核感染ということとなる。寝室が同室だった人では80%が感染し、この空気が3/4混合されて供給されていた別のコンパートメントの人の感染率は80×3/4＝60%と計算される。実際にこのグループの54%が感染したので理論的に考えられるとおりの感染率だったことになる。

また、産婦人科病院で感染源である患者の隣室に入院していた新生児の1人が粟粒結核、他の1人が結核性髄膜炎となった大阪の院内感染事件[14]も、飛沫核感染あるいは空気感染を示す典型的な事例である。このほか、結核集団感染や院内感染の報告をみると、飛沫核感染を示す事例は多数見出される。

4 結核の感染がもつ2つの特徴

最近、結核の空気感染説が広く伝わっているため、病院などで塗抹陽性患者が1人発生すると、パニックといってもよいほど病院中が騒ぎになることがある。確かに、自分1人でどんなに注意しても空気感染を防ぐことはできないし、思わぬ離れたところで感染を受けることもありうるので心配となる。結核の感染を考えるとき、飛沫核感染または空気感染という特徴はよく理解していなければならない。

しかし結核の感染のもう1つの特徴は、「思ったより感染は起こりにくい」ということである。結核菌は内壁を繊毛で覆われ、十数回分枝している気管支を通過し、肺の末梢まで到達しなければ感染は成立しない。裸になった結核菌（飛沫核）といえども容易なことではない。1992～97年の6年間に多数への感染の可能性を考えて愛知県が実施した定期外検診では、「20人以上に感染させた」集団感染は4.3%（254件中11件）、「感染者が5人以上19人以下」の小規模感染も13.4%（254件中34件）で、残りの82.2%では何れも起こしていなかったと報告[15]されている。接触者検診、あるいは、集団感染を疑って検診を実施しても、感染者がみられなかったという経験をもつ保健所職員は多いと思う。呼吸上皮に付着すれば感染するインフルエンザや、飛散するウイルスの数がきわめて多い麻疹などに比べると、結核感染はずっと起こりにくい、ということも知っていなければならない。

3 結核の感染源

1 結核患者の排菌量

結核の感染は表2-2に掲げた5因子によって規定される。何れも重要な因子であるが、なかでも排菌量は重要である。肺結核患者の排菌量は患者によって大きく異なる。化学療法以前の結核患者が1日にどのくらいの結核菌を排菌するか調べた成績では、白人の患者では平均1億3,000万個、アフリカ系米人では平均8億

表 2-2　結核の感染を規定する要因

1. 排菌量（喀痰塗抹陽性例が危険）
2. 咳の程度と期間（激しい咳を長期間続けていた例が危険）
3. 接触の程度（近くで，長く接触した場合が危険）
4. 環境条件（密閉された狭い部屋での接触が危険）
5. 被感染者側の問題（コンプロマイズド・ホスト，未熟児，新生児などが危険）

9,000万個排菌しており，最高の排菌者は1日に205億個の菌を排菌していたという[16]。未治療患者では0～200億個まで大きくバラついているわけである。

喀痰塗抹検査では，1ml当たり7,000以上の菌数がなければ陽性とされないといわれる。したがって，塗抹陽性例，特にガフキーIII号以上，または，塗抹（＋＋）以上の例では排菌量がきわめて多いので感染源となる可能性が大きいといえる。一方，塗抹陰性・培養陽性例は感染源としてどの程度危険か，しばしば問題となる。感染にはいくつかの要因が影響するので一概にはいえないが，それぞれの排菌状況の患者の家族で0～4歳の乳幼児の感染率をSepkowitzの総説[17]でみると表2-3のとおりである。何れの感染率も，時代により国により大きく異なるが，全体を総括していえば，塗抹陽性例：塗抹陰性で培養陽性例：培養でも陰性の新発見結核患者の感染源としての危険率の比はおよそ5：2：1といえよう。

喀痰塗抹，喀痰の培養ともに陰性でPCRのみで陽性とか，気管支鏡検査でガフキーII号という例の感染性は，上述の「培養でも陰性」例と同様に考えてよいだろう。

ただし，塗抹成績には検体，検査技術の良否などが大きく影響するので，「塗抹陰性」というためには，検査の精度を高く保つと共に，少なくとも3回の検査を行って，すべてが陰性でなければならない。

2 咳の回数

排菌量と共に感染性に大きく影響するのは，咳の程度と回数である。肺結核症の5大症状といわれる咳，痰，胸痛，発熱，血痰の有無をいくつかの国々で質問した経験によると，日本人は咳以外の症状に敏感で，「痰は出るけれど咳はない」と，咳をあまり気にしない人が少なくない。感染の危険度の推定には咳の程度と回数は重要なので注意深く問診することが望まれる。特別な録音器を作成して肺結核患者の咳の回数を調査したLoudon[18]によると，化学療法開始前には夜11時～朝7時までの8時間の咳の回数は表2-4にみるように平均約100回だったという。

3 感染危険度指数

結核菌陽性患者の発生時には，感染源としての危険度を考えて対応策を進めなければならな

表 2-3　患者の排菌状況別 0～4歳の患者家族のツ反応陽性率

観察地	観察年	塗抹（＋）	塗抹（－）培養（＋）	塗抹（－）培養（－）	対照
フィラデルフィア	1930年代	115/145 (79)	31/108 (29)	15/ 71 (21)	38/210 (18)
オスロ	1940～53	375/644 (58)	115/368 (31)	NA	1/ 61 (2)
英国―地方	1948～52	97/161 (60)	11/ 82 (13)	6/ 83 (7)	12/189 (6)
エジンバラ	1954～55	40/127 (31)	10/ 56 (18)	20/159 (13)	NA
ロッテルダム	1967～69	20/ 40 (50)	2/ 43 (5)	4/ 91 (4)	<1%
サスカチェワン	1966～71	90/309 (29)	11/181 (6)	8/122 (7)	0.7%

（　）内はツ反応陽性率
(Sepkowitz KA. How contagious is tuberculosis? Clin Infect Dis 1996；23：954-62. より引用)

表 2-4 抗結核化学療法開始後各週の夜間 8 時間の咳の平均回数

治療期間(週)	観察した患者数	夜間 8 時間の咳の平均回数		
		治療前	それぞれの週	%
0	20	109	—	100
1	20	109	65	60
2	20	109	38	35
3	15	79	25	32
4	12	94	21	22
5	11	99	27	27
6	10	106	32	30
7	5	92	22	24
8	4	114	17	15
9	2	127	10	8

(Loudon RC, et al. Cough frequency and infectivity in patients with pulmonary tuberculosis. Am Rev Respir Dis 1969;99:109-11. より引用)

表 2-5 オランダでの空洞性肺結核の発生数とこのうち集団感染の感染源となった者の数

	空洞性肺結核新登録数	このうち集団感染*の感染源となった数
総数	4,521 人	44 人
1960 年	1,129	9
1961	1,002	6
1962	912	7
1963	816	15
1964	662	7

* 6 人以上の初感染結核の発病,または 20 人以上に感染させた場合と定義して調査。
(Drion R, et al. Tuberculosis epidemics in the Netherlands. Bull IUAT 1968;41:64-72. より引用)

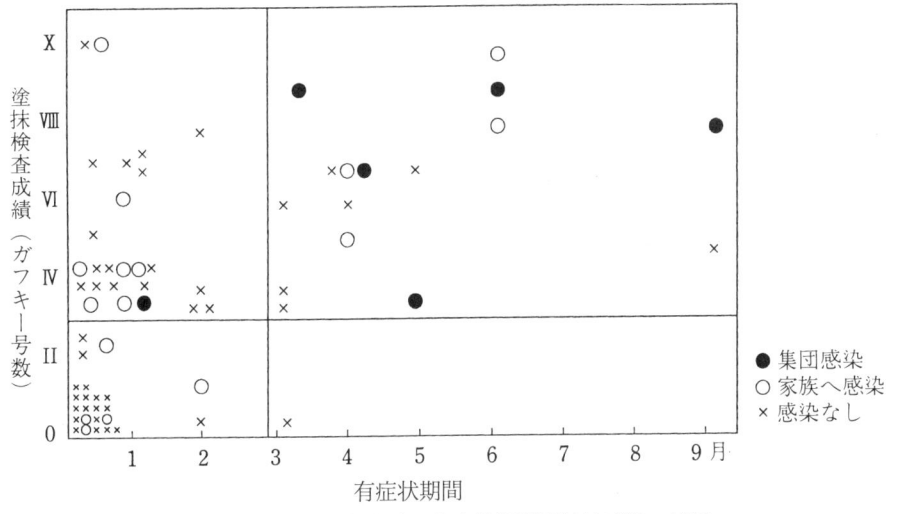

図 2-1 塗抹検査成績・有症状期間別結核感染の状況
(青木正和. 結核感染を巡る諸問題. 結核 1988;63:33-8. より引用)

い。しかし実際には,BCG 接種を全く行っていないオランダで検討した成績(表 2-5)にみるように,空洞性肺結核患者のうち結核集団感染事件の感染源となるのは 1%程度であり,塗抹陽性患者でみても 2%だけで,98%は集団感染を起こしていなかったという[19]。このため,どんな場合に結核集団感染を起こしやすいか,もう一歩踏み込んだ危険度の予測を行いたい。このため,感染を規定する最も重要な因子

である排菌状況を縦軸に,咳の期間を横軸にとって,集団感染発生の状況をみたのが図 2-1 である[20]。このデータは名古屋市が 12 年間にわたって実施した定期外検診の成績を分析したものである。ここで分析した 67 件の定期外検診結果でみると,結核集団感染の感染源となった患者は何れもガフキーⅢ号以上であり,咳の期間は 1 例を除き 2 カ月以上であった。
この成績からヒントを得て,より単純化し,

表 2-6 感染危険度指数
感染危険度指数＝最大ガフキー号数×咳の期間(月)

感染危険度指数	感染源としての重要度
10以上	最重要
0.1〜9.9	重要
0および肺外結核	その他

明確にして作成したのが**表2-6**に示す感染危険度指数[21]である。1992年12月の「結核定期外健康診断ガイドライン」[22]に取り入れられたため全国で広く使われているが，あくまで感染危険度の概略を推定するために簡便化した指標なので，機械的に適用することは避けて使いたいものである。なお，ガフキー号数を使っているのは世界で日本だけであり，かつ，細分し過ぎているため再現性が低いので，今後は次第にガフキー号数は使われなくなると考えられる。この場合，塗抹検査成績の (+)，(++) (+++) はそれぞれガフキー Ⅰ, Ⅴ，あるいは，Ⅸと読み替えた数字で感染危険度指数を計算することとなっている。

4 感染を受ける人

1 結核未感染者

結核の再感染，重感染は普通起こらないので，結核の感染を受けるのは結核未感染者である。しかし今では，**表2-7**にみるように，20歳では約98％，30歳でも約95％は未感染であり，60歳になってもおよそ50％は結核未感染と推定され，全年齢でみても約75％が結核未感染と推定されている。つまり，国民の大部分は結核菌を吸入すれば感染を受ける可能性があるわけである。

わが国ではBCG接種が広範に繰り返し行われているので，ツ反応検査を行っても結核感染の有無の診断はきわめて難しい。このため，**表2-7**の年齢階級別結核既感染率は，復帰までBCG接種が全く行われなかった沖縄県でのツ反応成績を基礎として，まず結核年間感染危険率とその年間減少率を理論的に推定[23]し，1980年以後の年間減少率は結核罹患率減少の鈍化に応じた減少率に改変して推測したものである。しかしこの推定値は，わが国の結核に関する多くの統計数字と対比してみても矛盾せず，大きくは誤っていないと考えられる[24]。

今では世界中どこの国でもこの方法で国民の結核感染率を推定し，対策の基礎としているのである。こうしてみると，現在わが国では国民の大部分が未感染なので，結核菌を吸い込めば誰でも感染を受ける可能性があると考えたほうがよいことがわかろう。

2 BCG既接種者

結核菌とBCG菌はきわめて近い菌である

表 2-7 年齢階級別結核既感染率の推計　(％)

	1990年	1995年	2000年	2005年	2010年
5歳	0.4	0.3	0.2	0.2	0.1
10歳	0.9	0.7	0.5	0.4	0.3
15歳	1.5	1.2	0.9	0.7	0.5
20歳	3.2	2.4	1.8	1.4	1.1
30歳	8.9	6.2	4.4	3.3	2.6
40歳	22.5	14.5	9.6	6.7	4.8
50歳	47.9	35.1	23.1	14.9	10.0
60歳	72.6	60.5	48.3	35.5	23.4
全年齢	31.2	28.2	25.2	22.0	18.8

表 2-8 BCG 既接種者と接種なし群の初期変化群および初感原発巣の大きさの比較

		BCG 既接種者	BCG 接種なし
初期変化群	総数	35 (100.0)	61 (100.0)
	完全な初期変化群	13 (37.1)	51 (83.6)
	不完全初期変化群	22 (62.9)	10 (16.4)
初感原発巣の大きさ	初感原発巣総数	13 (100.0)	51*(100.0)
	～2 mm	12 (92.3)	18 (35.3)
	～3 mm	0 (－)	15 (29.4)
	>3 mm	1 (7.7)	20 (39.2)

* 初感原発巣が複数の例があるため合計が合っていない。
(Lindgren I. The pathology of tuberculous infection in BCG-vaccinated humans. Adv Tuberc Res 1965;14:202-34. より引用)

し、BCG 既接種の大部分の者のツ反応は陽性である。結核の再感染が起こらないのなら「BCG 既接種者も普通は結核感染を受けない」と考えるかもしれない。しかし、BCG 接種後間もない小・中学生でも結核集団感染事件が発生していることからわかるように、BCG 接種では結核の感染を防ぐことはできない。したがって「BCG 既接種でツ反応陽性の人も結核の感染は受ける」と考えなければならない。

BCG 既接種者が結核の感染を受けた場合、病理学的にどのような変化がみられるか、フィンランドの Lindgren[25] が研究を行っている。この成績によると、表 2-8 にみるように、BCG 既接種者では「初感原発巣は小さく貧弱で、また、リンパ節病巣を欠いた不完全な初期変化群となっている例が多かった」と報告されている。初期変化群が小さく、または、不完全なら、結核性髄膜炎や粟粒結核の発生は少ないだろうし、肺結核症の発病も少なくなるだろう。「BCG を接種しても感染は受ける。しかし、発病はある程度抑えられる」という事実の病理学的基礎といってよいだろう。

3 その他の感染に関与する因子

結核は空気感染するので感染源から離れたところで感染することもありうるが、飛沫核（結核菌）は三次元に展開して広がっていくので、距離が離れれば密度は急速に低くなる。したがって、「会話をする程度の距離」で接触した場合に感染を受けることが多い。

HIV 感染者を中心として発生した米国の多剤耐性結核菌による院内感染事件は、コンプロマイズド・ホストがいかに結核感染を受けやすいか、感染を受けた場合発病しやすいかを如実に示した[26]。小児病棟で発生した院内感染事件のときにも、表 2-9 にみるように、曝露時間、接触度とともに免疫抑制状態の小児で感染率が高かったと報告[27]されている。院内感染などの際には注意すべきことである。

4 1 人の感染源は何人に感染させるか？

結核菌の「いわゆる指紋」といわれる RFLP 分析が使えるようになって、オランダ、米国、ノルウェーなどで菌陽性の新発生患者全員の結核菌で RFLP 分析が行われている。この結果によると、RFLP パターンがクラスターをつくり、今回新たに感染し発病したことが確実な例のパーセンテージは国により大きく異なり、オランダでは 33.6%[28]、米国のサンフランシスコでは 23.9%[29]、ノルウェーでは 11.7%[30] などと報告されている。結局、菌陽性新発生患者の何%が感染源となるか、この感染源が平均何人に感染するか、新発生患者の何%が新たに感染して発病した者かなどは、そ

表 2-9　結核感染のリスク因子別感染率

		曝露者総数	発病者数	ツ陽転	合計 (%)
曝露	1～2日	82	7	5	12 (15)
	3～7日	33	9	1	10 (30)
	>8日	14	7	1	8 (57)
免疫状態	免疫抑制状態	23	11	0	11 (48)
	頻回の輸血	31	7	1	8 (26)
	いずれもなし	75	5	6	11 (15)
接触度	少なくとも1日は同室または隣室	66	—	—	21 (32)
	その他	63	—	—	9 (14)
	合計	129	23	7	30 (23)

(George RH, et al. An outbreak of tuberculosis in a children's hospital. J Hosp Infect 1986 ; 8 : 129-42. より引用)

の国の国民の何%が既感染か，社会的に結核感染が起こりやすい状況か否か，菌陽性患者の年齢，職業，患者発見の遅れなど，多くの因子で決定されるので一概にはいえないことが明らかになったといえよう。現在わが国では，感染危険率などから考えて1年間におよそ 64,000 人が感染を受けている[31]と考えられるが，新登録塗抹陽性患者 14,000 人で割れば約 4.5 人となる。結局，菌陽性患者の大部分は1人にも感染させず，一部が1人または2人に感染させ，ごく一部が多くの人に感染させ，平均すれば4～5人に感染させているのであろう。

わが国では今後，結核未感染者の比率が次第に多くなり，大都市への人口集中も進むと考えられるので，新たに感染して発病する者の「比率」は次第に増加する可能性がある。注意すべきことである。

● 文献

1) Koch R. Die Aetiologie der Tuberkulose. Berliner Klinishe Wochenschrift 1882 ; 15 : 221-30.（永坂三夫訳. 結核病因論, 名古屋大学出版会, 1982 年刊が出版されている）
2) Hamburger F. Allgemeine Pathologie und Diagnostik der Kindertuberkulose. Leipzig, 1910 刊, Junker E. Die jaehrlichen Tuberkuloseinfektionsraten in Wien in den Jahren 1902-1958. Prax Pneumol 1972 ; 26 : 115-21 より引用.
3) 小林義雄. 青年期の結核感染と肺結核発病との時間的関係. 結核 1932 ; 7 : 431-49.
4) 岩崎龍郎：結核の病理. 保健同人社, 1951 : p 38-40 より引用.
5) Wells WF. On the mechanics of droplet nuclei infection, 1. Apparatus for the quantitative study of droplet nuclei infection of animals, 2. Quantitative experimental air-borne tuberculosis in rabbits. Am J Hygiene 1948 ; 47 : 1-10, 11-28.
6) Riley RL, Mills CC, Nyka W, et al. Aerial dissemination of pulmonary tuberculosis. A two-year study of contagion in a tuberculosis ward. Am J Hygiene 1959 ; 70 : 185-96.
7) Rich AR. The Pathogenesis of Tuberculosis, 2 nd ed. Springfield, Illinois, Charles C Thomas, 1951. 隈部英雄訳. 結核の病理発生論, 下巻. 岩波書店, 1956 : p 496.
8) Chapman JS, Dyerly MD. Presumably infected premises with respect to conversion of tuberculin test. Am Rev Respir Dis 1964 ; 89 : 197-9.
9) Mitchell RI. Retension of aerosol particles in the respiratory tract : A review. Am Rev Respir Dis 1960 ; 82 : 627-39.
10) Riley RL, Mills CC, O'Grady F, et al. In-

fectiousness of air from a tuberculosis ward. Ultraviolet irradiation of infected air : Comparative infectiousness of different patients. Am Rev Respir Dis 1962 ; 85 : 511-25.
11) Riley RL. The J. Amberson Lecture. Aerial dissemination of pulmonary tuberculosis. Am Rev Tber 1957 ; 76 : 931-41.
12) Riley RL. Transmission and environmental control of tuberculosis. In Reichmen LB, Hershfield ESeditors. Tuberculosis. A comprehensive international approach, Lung Biology in Health Disease, Volume 66, New York Marcel Dekker 1994 ; p 123-36.
13) Houk VN, Baker JH, Soerensen LK, et al. The epidemiology of tuberculosis infection in a closed environment. Arch Environ Health 1968 ; 16 : 26-35.
14) 高松 勇, 亀田 誠, 井上寿茂, ほか. 病院患者間の結核集団感染. 結核 1999 ; 74 : 397-404.
15) 藤岡正信, 船橋香緒里, 犬塚君雄, ほか. 定期外検診成績から見た結核の集団感染. 結核 2000 ; 75 ; 71-7.
16) Pottenger FM. Public health significance of rare tubercle bacilli in sputum. Am Rev Tber 1948 ; 58 : 314-21.
17) Sepkowitz KA. How contagious is tuberculosis? Clin Infect Dis 1996 ; 23 : 954-62.
18) Loudon RC, Spohn SK. Cough frequency and infectivity in patients with pulmonary tuberculosis. Am Rev Respir Dis 1969 ; 99 : 109-11.
19) Drion R, Peters A, Kromsigy GJL. Tuberculosis epidemics in the Netherlands. Bull IUAT 1968 ; 41 : 64-72.
20) 青木正和. 結核感染を巡る諸問題. 結核 1988 ; 63 : 33-8.
21) 青木正和. 改題・前面改定・増補 結核集団感染. 結核管理シリーズ—2, 結核予防会, 1988 ; p 114.
22) 厚生省保健医療局結核・感染症対策室監修. 結核定期外健康診断ガイドラインとその解説. 結核予防会, 1993.
23) 森 亨. 沖縄における結核の疫学的分析 (1) Styblono モデルより見た感染の様相. 結核 1971 ; 46 ; 357-64.
24) 青木正和. わが国における結核感染の最近の様相. 日胸 1979 ; 38 : 674-81.
25) Lindgren I. The pathology of tuberculous infection in BCG-vaccinated humans. Adv Tuber Reseach 1965 ; 14 : 202-34.
26) 青木正和. 多剤耐性結核菌による院内感染. JATA Books No.12 結核野院内感染, 改訂版. 結核予防会, 1998 ; p 38-44.
27) George RH, Gully PR, Gill ON. An outbreak of tuberculosis in a children's hospital. J Hosp Infect 1986 ; 8 : 129-42.
28) Boregdorff MW, Nagelkerke NJD, Haas PEW, et al. Tuberculosis transmission in the Netherlands and its association with sex, age and nationality of source case. Tuberculosis Surveillance Research Unit. Progress Report 2000 Vol 2, 2000 ; p 23-38.
29) Boregdorff MW, Behr MA, Nagelkerke NJD, et al. Transmission of tuberculosis in San Francisco and its association with immigration and ethnicity. Int J Tuberc Lung Dis 2000 ; 4 : 287-94.
30) Heldal E, Caugant DA, Sandven P, et al. Few RFLP cluster of tuberculosis cases with both immigrants and native in Norway. Tuberculosis Surveillance Research Unit. Progress Report 2000 Vol 2, 2000 ; 15-22.
31) 青木正和. 第76回総会特別講演 新世紀の結核戦略—結核根絶にむけて. 結核 2001 ; 76 : 549-7.

3 結核症の発病

1 概説

　Laennec など多くの研究者により 19 世紀には結核症の病理所見はかなり明らかにされ，Koch の結核菌発見で結核の理解はさらに進んだが，その全体像を理解するには Ranke の卓越した考察[1]を待たねばならなかった。全身の各臓器に多様な病変をつくり，あるときは激しく急性に，またあるときはきわめて慢性に治癒と悪化を繰り返すなど，結核症の複雑な全体像の理解は容易なことではなかったのである。Ranke は結核を I 期，II 期，III 期に分け，各病期は必ずしも順に進むとは限らず，各期の同時進行，飛び越えもあるが，こう考えると結核症の全貌を総合的に理解できることを，詳細な病理学的所見の観察から論じたのだった。Ranke 説はその後の結核症の理解に大きな影響を与えた。

　Hamburger ら[2]が Wien の小児で実施したツ反応検査以後，ほとんどすべての人が小児期に結核の感染を受けるが発病する人は多くなく，大部分の人は成人になってから再感染を受けて発病するという「再感染発病学説」が欧米で支配的となっていった。1920 年代には慢性肺結核症の X 線学的研究も盛んに行われ，慢性肺結核症の初期像，進展の様相についての臨床的理解も進んだ。「慢性肺結核症の初発病巣は肺尖部の病巣か，鎖骨下の早期浸潤か」という「旧説」と「新説」の大論争[3]が行われたのもこの時期であるが，再感染発病学説は依然として強く生き続けた。

　これに対し，日本の岡 治道[4]は 175 例の結核屍を病理解剖学的に詳細に検索し，19～30 歳の例でも初期変化群の 46.1％が乾酪化の状態を示しており，感染後短時日のうちに発病していることを確認し，「初感染発病学説」を主張した。その後，小林義雄[5]，千葉保之ら[6]などが優れた臨床疫学的研究を行い，これら多くの研究でわが国では「初感染発病学説」が確立したのである。一方，北欧では Malmros と Hedvall[7]をはじめとする多くの研究者により臨床疫学的研究が行われ，わが国と全く同様な「初感染発病学説」が主張された。

　第二次世界大戦後になっても欧米の学者の大半は「再感染発病学説」を捨てず，米国学派が「初感染発病学説」を受け入れたのは，Stead[8]が老人ホームでの結核集団感染事件での観察などを根拠にして「初感染発病学説」を強く主張してからである。世界で結核の診断と分類のスタンダードとなっている米国 NTA の「結核および他の抗酸菌症の診断基準と分類」が「初感染発病学説」を明瞭に認めたのは 1974 年の改訂版[9]からである。

　1955 年，Chase らによって細胞性免疫の受動移行が確認されて以後，免疫学は飛躍的な発展を遂げ，結核の病理発生についても基礎的研究が急速に発展している。今では，結核免疫における分子生物学的機構，つまり，複雑に絡み合った菌，細胞，サイトカインのカスケードが解明されてきている。1998 年 6 月には結核菌

のゲノムの全塩基配列が明らかにされた[10]。加えて，50年代後半から注目されてきた非結核性抗酸菌症，80年代後半からはAIDS合併結核症の研究も進められるなど，抗酸菌症における菌，宿主の微妙な関係については多くの知見が加えられた。人の結核症の病理発生の免疫学的メカニズム，何故一部の人だけが発病するのか，感染後20年も増殖を止めていた菌が何故突然増殖を始めるのかなど，長い間解明されなかった問題も今後急速に解明されていくだろう。

表 3-1 結核菌に曝露または感染した人の分類

0. 結核患者への曝露なし，感染なし
1. 結核患者に曝露，感染の証拠なし
2. 結核に感染，発病なし
   予防的化学療法の実施状況を記載
3. 結核症：臨床的に活動性
   罹患臓器，排菌状況，X線写真所見，ツ反の結果を記載
4. 結核症：臨床的に活動性ではない
5. 結核症の疑い（診断未定）

(ATS. Diagnostic standard and classification of tuberculosis in adults and chidren. Am J Respir Crit Care Med 2000 ; 161 : 1376-95. より引用)

2 結核の感染と発病

結核感染者のうち発病するのは10～20%に過ぎず，残りは一生無事に送るので，「感染と発病は別である」ことは現在では常識となっている。しかし，「発病とは何か」を厳密に考えると難しい問題である。「臨床，または，X線学的に診断可能となる」，あるいは，「異常が認められ，かつ，臨床的に活動性と考えられれば」発病とするという定義が習慣的に用いられてきた。しかし，抗酸菌検査，画像診断技術が進み，例えば，以前はみつけられなかった小さな異常所見がCTで発見されれば無視できず，治療を始めることとなろう。つまり，以前に比べると感染と発病との間は狭くなっているのである。

ここでは岩崎[11]にならい，「初期変化群の形成」を感染と定義し，初期変化群の形成のみで治癒すれば，「感染を受けたが発病しなかった」と定義することとする。感染者の大部分はこれで占められる。

初感原発巣は滲出性が強く，菌を含む滲出物が接続する気管支に送り出され，気管支病変をつくり，管内性に転移巣をつくる可能性がある。感染後，免疫が形成される以前に菌はリンパ行性に所属リンパ節に運ばれ，多くの場合さらに血行性に肝，脾，肺など種々の臓器に結核菌が散布されると考えられるし，菌が増殖しやすい肺尖部，腎，骨などに小さな病変が形成される可能性も少なくない。あるいは，初感原発巣の何れか，または，両方がX線で診断できるほど大きくなったり，直接進展することもある。岩崎は，発病の定義をはっきりとは述べていないが，初期変化群のまま治りきらず，何らかの進展を示せば将来「結核症」となる確率が高いので「発病」と考えていたようである。確かに上述の事実が臨床的，または，X線学的（CTを含む）に証明されれば「発病」とせざるをえないだろう。

後で述べるように，X線診断の信頼度は決して高いとはいえない。このため，WHOなどは「結核菌陽性例」のみを発病とし，菌が証明されなければ「結核疑い」とするとしているし，この定義は世界的にも広く受け入れられている。

また，米国では現在，表3-1の分類[12]を用いている。結核の「感染」から「発病」まで広く注意を払っており，そのうえ，「菌陽性例のみ」を発病とするほどかたくなではない。感染，発病，不活動性，治癒という現象は連続的に移行しており，ここから発病というように，ある点ではっきりと区別することはできないのである。この米国の分類は感染，化学予防，結核疑い，活動性に現実的に柔軟に対応してお

表 3-2　小児の年齢階級別，病類別，新登録患者数（1998年）

	総数*	肺結核	肺門リンパ節	他リンパ節	胸膜炎	髄膜炎	粟粒結核	その他の結核
総数	274	164	43	35	18	3	10	14
0～ 4歳	119	68	24	13	6	2	7	7
5～ 9歳	67	40	12	11	5	0	1	2
10～14歳	88	56	7	11	7	1	2	5

＊1人で2つ以上の病類をもつ者もいるため，各病類の合計とは一致しない。

り，結核の全体像の理解，あるいは，「結核対策，または，管理」の立場からみても優れた分類といえよう。

次に，「発病」は従来習慣的に用いられてきた考え方に従い，一次結核症，二次結核症に分けて結核症の発病について検討したい。

3　一次結核症（primary tuberculosis）

1　定義

一次結核症は初感染に引き続き，特異的免疫の確立前に発症する結核症で，二次結核症に対する言葉である。臨床的には感染2カ月後のツベルクリン反応陽転の時期から5カ月くらいまでに発症する例が大部分である。実際には感染時期が不明の例が多いので，下記の病型の症例を一次結核症といっている。小児にみられることが多いので小児型結核症とも呼ばれる。BCG既接種者では特異的免疫が付与されているので，典型的な一次結核症をみることは少ない。

2　病類

次に述べる各種の病類が一次結核症の主なものでる。

① 初期変化群の何れか，または両者がある程度以上大きく，臨床的に診断できるもの，肺門リンパ節腫脹，双極性浸潤など。

② 初感原発巣が一次的に崩壊し，管内性に広がったもの，滲出性の強い空洞型結核症など。

③ リンパ節巣が気管支壁を通して崩壊し，管内性に肺野に広がったもの，大葉性肺炎様結核症，リンパ節腫脹を伴う浸潤型結核症など。

④ 初感染に引き続き，連続的に発症した胸膜炎，結核性胸膜炎。

⑤ リンパ節の病巣が次々と進展し，結核菌が血行中に入り発症した粟粒結核症。

⑥ 同様の機序で発症した結核性髄膜炎。

わが国では化学予防例を「初感染結核」「マル初」と呼んでいるが，この大部分は「X線写真で異常なく，最近の結核感染が疑われ，化学予防が必要と判断された者」であり，これは結核予防法上便宜的につけた病名であり，前述の一次結核症とは異なるものである。

3　頻度

わが国では乳幼児期にBCG接種が高率に行われ，かつ，結核感染危険率が低いので，一次結核症をみることは稀である。旧厚生省の結核発生動向調査成績から，1998年の小児の肺門リンパ節結核，粟粒結核などの新登録患者数をみると表3-2のとおりである。診断精度，届出率などの問題があるが，この数字でみれば0～14歳の罹患率は10万対1.4，約7万人に1人ということとなる。ただし，小児結核罹患率の都道府県別地域格差は大きく，最高と最低では約10倍開いていることに注意する必要がある。

表 3-3 年齢階級別，病類別，新登録患者数（1998 年）

	総数*	粟粒結核	髄膜炎	肺門リンパ節	他のリンパ節	胸膜炎	肺結核	その他の結核
総　数	41,033	505	154	136	1,469	5,125	33,981	2,433
0～14 歳	274	10	3	43	35	18	164	14
15～29 歳	4,433	35	22	28	233	546	3,705	151
30～49 歳	7,437	68	37	19	309	811	6,316	379
50～69 歳	14,523	131	51	29	555	1,614	12,044	980
70～79 歳	8,641	126	28	15	237	1,108	7,081	642
80 歳～	5,725	135	13	2	100	1,028	4,671	267

＊1 人で 2 つ以上の病類をもつ者もいるため，各病類の合計と一致しない。

4 成人での「いわゆる primary type の結核症」

　一次結核症の最も典型的な病類と考えられる「肺門リンパ節結核」も，表 3-3 にみるように 1998 年に登録された 136 例のうち 46 例，33.8％は 50 歳以上の年齢の者であった。これらの一部は 50 歳を超えて初めて結核に感染して肺門リンパ節腫脹をきたした一次結核症であろうが，多くは初感染後長年にわたって休眠していた結核菌が，細胞性免疫が何らかの理由で低下したために増殖を始め，リンパ節が再び腫脹したのであろう。またごく一部は，初感染病巣が完全に治癒し，positive anergy の状態となったために再感染を受け，いわゆる Terplan の secondary complex[13] を形成した症例と考えられる。高年齢者の肺門リンパ節腫脹で，腫大したリンパ節の中に石灰化巣が取り込まれていれば前者，石灰化巣が全く離れたところにあれば後者の可能性が考えられよう。これらの中に，初感染に基づく病変が治りきる前に「再感染で再び発病」し，リンパ節腫大を認めた「本来の意味での再感染発病例」がどの程度含まれるか明らかではない。RFLP 分析を用い「再感染発病例」を報告した Small ら[14] は，再感染発病時にリンパ節腫脹が認められたとは記載していないし，RFLP が開発される前に再感染発病がきわめて疑わしい症例を 4 例報告した馬場ら[15] は，X 線写真のスケッチも記載しているが肺門リンパ節の腫脹は記載していない。再感染発病例では X 線写真で認められるほど大きくは肺門リンパ節が腫脹しないことが多いのではないだろうか。

　粟粒結核症 505 例では，29 歳以下の者は 45 例，8.9％のみであった。最近では成人や高齢者でも未感染者の割合が増えてきているので，30 歳以上の者でも一次結核症の粟粒結核症も決して稀ではないだろう。しかし，60 歳以上の粟粒結核症の多くは，「晩期蔓延型の粟粒結核症」で，免疫能の低下のために，どこかの臓器の慢性結核病巣の菌が増殖し血行に入り発症したもので，一次結核症の粟粒結核症とは発病機転が異なると考えられる。

　一次結核症に典型的な病類も今では多くが高齢者にみられるが，これらは post primary tuberculosis であって，一次結核症ではないようである。一次結核症という名称は小児の確実な例に用い，成人では安易に使わないほうがよいのかもしれない。

4 二次結核症（post primary tuberculosis，または，secondary tuberculosis）

1 定義

　「二次結核症とは初感染を経て特異的免疫成立後に発症し，主として管内性転移により進展

表 3-4　年齢階級別，病類別，新登録患者数 (1998 年)

	総数		0～14 歳		15～59 歳		60 歳～	
	実数	%	実数	%	実数	%	実数	%
総　数	41,033	100.0	274	100.0	18,188	100.0	22,571	100.0
肺結核症	33,981	82.8	164	59.9	15,343	84.4	18,474	81.8
塗抹陽性	13,405	32.7	9	3.3	5,854	32.2	7,542	33.4
その他菌（＋）	5,170	12.6	17	6.2	1,884	10.4	3,269	14.5
菌陰性，他	15,406	37.5	138	50.4	7,605	41.8	7,663	34.0
肺外結核	7,052	17.2	110	40.1	2,845	15.6	4,097	18.2
胸膜炎	5,125	12.5	18	6.6	1,987	10.9	3,120	13.8
脊椎結核	385	0.9	2	0.7	133	0.7	250	1.1
他の骨・関節	328	0.8	3	1.1	104	0.6	221	1.0
尿路結核	227	0.6	0	－	100	0.5	127	0.6
性器結核	78	0.2	0	－	41	0.2	37	0.2
腸結核	335	0.8	1	0.4	153	0.8	181	0.8
皮膚結核	100	0.2	3	1.1	34	0.2	63	0.3
耳の結核	25	0.1	1	0.4	18	0.1	6	0.0
眼の結核	12	0.0	0	－	10	0.1	2	0.0
膿胸	251	0.6	0	－	57	0.3	194	0.9
肺門リンパ節	136	0.3	43	15.7	58	0.3	35	0.2
他のリンパ節	1,469	3.6	35	12.8	784	4.3	650	2.9
粟粒結核	505	1.2	10	3.6	140	0.8	355	1.6
髄膜炎	154	0.4	3	1.1	91	0.5	60	0.3
他の臓器	692	1.7	4	1.5	282	1.6	406	1.8

する結核症である」[16]。二次結核症のおよそ 90%（新登録結核の約 82%）は肺結核症であり，その大部分はいわゆる「慢性肺結核症」である。もちろん肺以外の各臓器も二次結核症に罹患し，腎結核症，脊椎結核症などの各臓器の肺外結核症となる。結核の感染から二次結核症の発病までの期間は様々で，感染後 5 カ月くらいから 20 年以上にわたる。

2 病類

表 3-4 に年齢階級別にみた新登録例の病類を示した。パーセンテージは新登録総数中でのパーセンテージであり，二次結核のなかでのパーセンテージではない。15～59 歳では約 85% が肺結核症，15% が肺外結核であるが，60 歳以上では肺結核症は 82%，肺外結核はやや増えて 18% となる。表は省略したが，男性では肺外結核症は約 15% なのに対し，女性では約 22% で肺外結核症の比率が高い。世界中どこも同様であるが，理由はわかっていない。

3 発病の時期

結核感染後，30 年以上にわたって発病状況を観察した千葉の有名な研究[17]によると，感染後の発病状況は次のとおりである。対象者は BCG 接種を受けていない 15～29 歳の青年 1,192 人で，3 カ月ごとにツ反応検査を繰り返して陽転を確認後，初めの 3 年は年 4 回，以後は年 1 回 X 線検査を行って発病状況を観察した。感染後 1 年以内の発病率が圧倒的に高く，一次結核症の発病も含めると初めの 1 年間には感染者の 16% が発病したと報告されている。以後，図 3-1 にみるように発病率は急速に低くなり，10 年後は年 1%，20 年後は 0.3% となったが，感染後 30 年を経てもなお年間 0.1% 程度が発病していた。発病者が認められると周

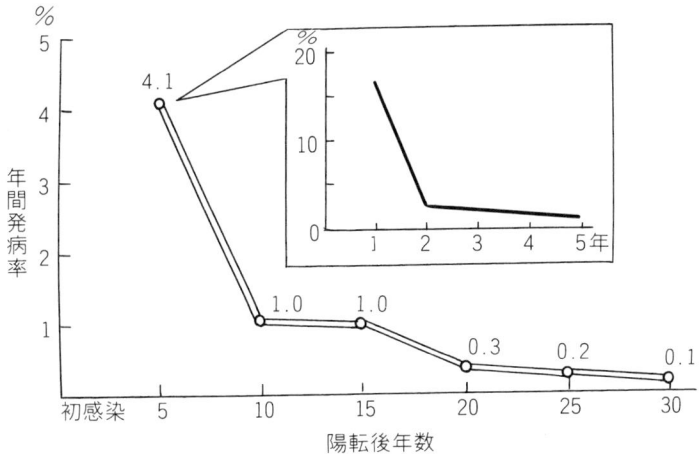

図 3-1 結核感染後 30 年間の発病率の推移
(Chiba Y. Significance of endogenous reactivation, 30 year follow-up of tuberculin positive converters. Bull IUAT 1974 ; 49 : 321-4. より引用)

囲の感染源の有無を検索しているが感染源は発見されないので，発病は再感染によるものではなく，ずっと以前の初感染の再燃と考えられたという。

BCG 既接種で特異的免疫が保持されている若年者では，肺門リンパ節腫脹などの一次結核症の発病はほとんどみられないので，小・中・高校生での集団感染の際にも胸膜炎などの一部を除けば二次結核症の発病状況，時期をみていることになるが，感染後数年までの発病状況をみると図3-2[18]のとおりである。この図は若年者の集団感染時の検診実施時期の決定に役に立つ。感染後5～9カ月に発病する者が多く，数年間の追跡で発病を認めた者の68%（28人中19人），あるいは56%（41人中23人）は感染後5～9カ月の間に発病していた。ただし，2年を超えても散発的に発病を認めることは図3-2にみるとおりである。

結核患者の接触者への化学予防の効果を検討したFerebeeの研究[19]では，10年間追跡したコントロール群の発病者の40%は1年以内，48%は2年以内に発病していたという。また，英国でBCG接種の効果をみた有名な実験[20]のコントロール群でも，15年間の発病者のうち1年以内の発病が54%，2年以内は78%だったと報告されている。

4 発病率

感染者の何%が発病するかは，感染時の年齢，BCG 接種状況，化学予防の実施状況，発病の定義，追跡方法，観察期間など様々な因子により大きく変わるので，一概にはいえない。一般に集団感染事件の際には厳重にフォローアップが行われるので著しく高い発病率が報告されている。化学予防やBCG接種の効果をみるために行った実験のコントロール群や結核集団感染報告例など，多くの報告を参考にして感染時の年齢別，病類別に発病率の概略[21]をみると表3-5のとおりである。

これらのうち，結核菌陽性の肺結核症に限ってみれば，よくいわれているように感染者のうち一生のうちに発病するのは約10%ということになる。

5 発病要因

一次結核症でも二次結核症でも，感染者中の発病者の比率は決して高くないので，どのよう

3. 結核症の発病

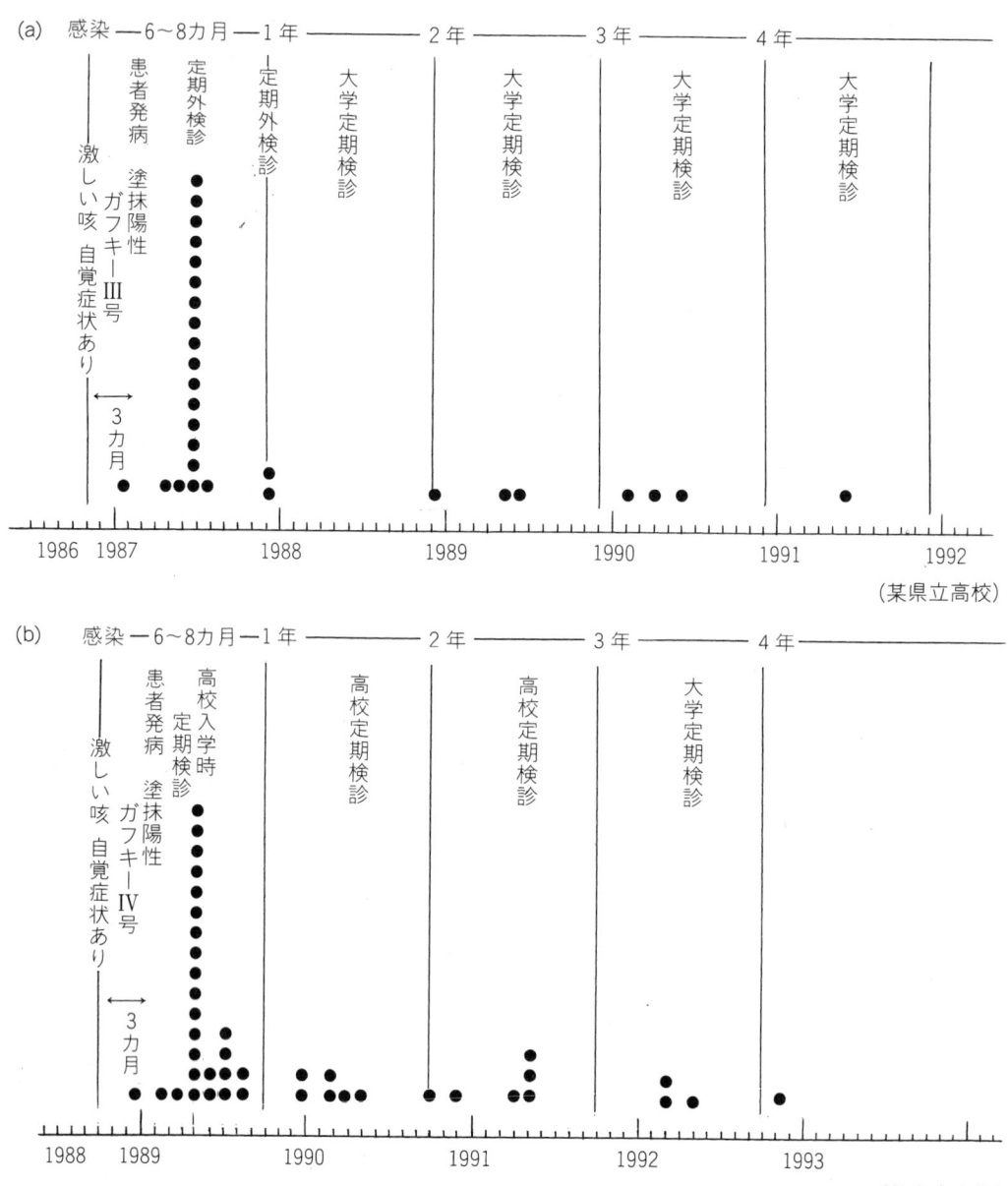

図 3-2 結核集団感染時の発病の時期
(河野泰子, ほか. 高校における結核集団発生とツ反応. 結核 1989;64:250-1. より引用, (b) は私信による)

な場合に発病するのか, 発病のリスク因子が問題となる. 一次, 二次結核症の何れにとっても, ①HIV 感染, ②免疫抑制剤, ③副腎皮質ホルモンなど, 細胞性免疫を減弱させる要因は大きなリスク因子となることはいうまでもない. このほか, 一次結核症では, ④BCG 接種の有無, ⑤感染源の排菌状況, ⑥接触の濃淡, ⑦ツ反応の大きさなどにより発病率が異なるので, これらの因子が重要である. 二次結核症では前述の因子のほか, ⑧線維性病巣 (不活動性またはやや大きい治癒病巣), ⑨糖尿病, ⑩痩せ型の体質, ⑪腎機能不全, 腎透析, ⑫

表 3-5 年齢階級別結核感染者からの発病率の概略

	0～3歳	4～13歳	14～19歳	20歳～
肺門リンパ節腫脹	60%	40～50%	25%	20%
胸膜炎	3%		6～8%	
肺結核症	2～10%		10～20%	
肺外結核	5～10%		2%	

(青木正和. 結核菌発見 100 周年記念総説 発病論. 結核 1993；58：371-8, 407-13. より引用)

表 3-6 結核感染後の発病のリスクの比較

リスク要因	発病率		
	千人年対率（絶対値）	オッズ比（倍）	相対危険度（倍）
感染後 7 年以上経過	0.7		
感染後 1 年以内	10.4		
HIV 感染	79		
AIDS			170.3
治癒後の線維化病巣	2.0～13.6		
けい肺		34	30
頭頸部の癌			16
血友病			9.4
免疫抑制剤治療			11.9
人工透析			10～15
低体重			2.2～4
糖尿病			2.0～3.6
HLA-A 11-B 15		3.6	
HLA-DH 2		1.6	
多量喫煙			2.2
胃切除			5
空調回腸バイパス			27～63

(Rieder H, et al. Epidemiology of tuberculosis in the United States. Epidemiol Rev 1989；11：79-98. より引用)

けい肺，⑬極端な低栄養なども発病因子として重要といわれている．さらに，⑭極端な老齢化，⑮重喫煙などもリスク因子として挙げられよう．前述の大部分の因子を含め，リスクの大きさを多くの文献から Rieder[22]がまとめたのが表 3-6 である．

それぞれの因子のリスクの大きさと頻度を知ることは，結核集団感染の際や接触者検診の実施時，あるいは，高齢者集団でのハイリスク者選定などの際，重要となる．ここでは紙数の都合上，ごく一部のリスクについてごく簡単に述べるにとどめる．

1 感染源の排菌状況と接触状況

喀痰塗抹陽性患者は，培養，気管支鏡検査，あるいは，PCR などでのみ陽性の患者に比べて接触者に感染させやすいことはよく知られているが，塗抹陽性者から感染を受けた人は発病率も高い．表 3-7 は BCG 接種が行われていないカナダでの接触者検診の成績[23]で，初発

表 3-7 感染源の排菌状況別，接触状況別，年齢階級別，ツ反応陽性率および陽性者からの発病率

		濃厚接触者				その他の接触者			
		総数	塗抹陽性	培養陽性	培養陰性	総数	塗抹陽性	培養陽性	培養陰性
総数	接触者数	5,960	3,085	1,693	1,182	10,136	6,206	2,488	1,442
	ツ反陽性者数 ツ反陽性率	1,868 31.3	1,209 39.2	399 23.6	260 22.0	2,335 23.0	1,630 26.3	445 17.9	260 18.0
	発病者数 発病率	197 10.5	181 15.0	13 3.3	3 1.2	105 4.5	91 5.6	14 3.1	— —
	菌(+)発病者数 菌(+)発病率	77 4.1	71 5.9	6 1.5	— —	49 2.1	43 2.6	6 1.3	— —
0〜14歳	接触者数	2,130	1,088	578	464	3,221	1,927	870	424
	ツ反陽性者数 ツ反陽性率	412 19.3	326 30.0	58 10.0	31 6.7	216 6.7	181 9.4	22 2.5	13 3.1
	発病者数 発病率	136 33.0	123 37.7	10 17.2	3 9.7	48 22.2	44 24.3	4 18.2	— —
	菌(+)発病者数 菌(+)発病率	41 10.0	36 11.0	5 8.6	— —	12 5.6	12 6.6	— —	— —
15〜29歳	接触者数	1,405	721	394	290	2,893	1,871	607	415
	ツ反陽性者数 ツ反陽性率	445 31.7	292 40.5	82 20.8	71 24.5	619 21.4	465 24.9	95 15.7	59 14.2
	発病者数 発病率	32 7.2	31 10.6	1 1.2	— —	31 5.0	28 6.0	3 3.2	— —
	菌(+)発病者数 菌(+)発病率	13 2.9	13 4.5	— —	— —	19 3.1	18 3.9	1 1.1	— —
30歳〜	接触者数	2,425	1,276	721	428	4,022	2,408	1,011	603
	ツ反陽性者数 ツ反陽性率	1,011 41.7	591 46.3	262 36.3	158 36.9	1,500 37.3	984 40.9	328 32.4	188 31.2
	発病者数 発病率	29 2.9	27 4.6	2 0.8	— —	26 1.7	19 1.9	7 2.1	— —
	菌(+)発病者数 菌(+)発病率	23 2.3	22 3.7	1 0.4	— —	18 1.2	13 1.3	5 1.5	— —

(Grzybowski S, et al. Contacts of cases of active pulmonary tuberculosis. Bull IUAT, 1975 ; 50 : 90-106. より引用)

患者発見から6カ月までの発病状況をみたものである。塗抹陽性患者との接触者は感染率が高いだけでなく，感染した場合の発病率も培養陽性患者から感染を受けた人より数倍高く，また同じ塗抹陽性患者から感染を受けた人でも，濃厚接触者の発病率はその他の接触者のそれより数倍高いことがよく示されている。これらのことから，接触者検診では塗抹陽性患者との濃厚接触者に重点を置くべきであるという考えが出てくる。

2 ツ反応の大きさ

小児や若年者でみると，感染者の中ではツ反応が大きい人ほどその後の発病率が高い。表3

表 3-8　年齢・ツベルクリン反応強度別にみた結核発病率

(10万対，年平均)

ツベルクリン反応		総数	1～6歳	7～12歳	13～18歳
総　数		90.2	164.8	77.0	94.6
I群	1TU 16 mm～	162.0		133.0	186.1
	11～15 mm	107.8		93.6	119.8
	6～10 mm	89.8		76.9	99.1
	10TU 16 mm～	81.8		85.3	79.5
	11～15 mm	60.7		63.1	59.5
	6～10 mm	33.2		28.6	37.1
II群	10TU 16 mm～	159.9	238.1	123.4	149.2
	11～15 mm	98.2	186.2	88.8	65.1
	6～10 mm	45.7	59.0	40.0	44.0

I群はまず1TUで検査し，それで陽性でないものに10TU検査，II群では直接10TUのみで検査したもの。
(Comstock GW, et al. The prognosis of a positive tuberculin reaction in childhood and adolescence, Am J Epidemiol 1974；99：131-8. より引用)

-8はある時点でのツ反応の大きさ別にその後18～20年間の発病率をみたComstockら[24]の成績である。年齢が小さい者には感染後間もない者が多く含まれているので，年齢別の発病率の比較はできないが，どの年齢でもツ反応が大きいほどその後の発病率が高いことがよく示されている。

ただし最近，「ツ反応の大きさから発病リスクを推定することはできない」という論文[25]も出されたし，同じグループで比較すれば「ツ反応が大きい者ほど発病のリスクが大きいことは事実であるが，グループによってはその差は著明なものではない」という報告[26]もみられている。また，ツ反応が大きいほど発病率が高いのはツ反応陽転後10年くらいまでで，その後はツ反応の大きさと発病率には関係がないという成績が，わが国の旧国鉄職員での健康管理成績から報告[27]されている。

これらの報告を総合すると，ツ反応が大きい人ほどその後の発病率が高いことは事実であるが，両者の関係を過大に考え，「ツ反応がこれほど大きいから発病の危険が非常に高い」とか，「小さいから大丈夫でしょう」とは断定しないほうがよいと結論されよう。

3 低体重

結核と体質との関係は古くから注目され，無力性体質の者が結核に罹患しやすいといわれてきた。わが国では「昭和48年結核実態調査」のとき，Broca指数〔体重(kg)/(身長(m)−1)〕別の結核有病率が観察[28]されているが，指数79以下の痩せ型の人の有病率は，指数120以上の肥満者に比べて6.6倍も有病率が高かったと報告[28]されている。結核発病の結果痩せたのではなく，発病前に痩せていた人の発病率が高いことはEdwardsらの追及調査成績[29]からも明らかである。Edwardは82万人の海兵隊員について入隊時の肥満度別にその後4年間の発病状況を観察したが，表3-9にみるように結核の感染率は太っていても痩せて

表 3-9 肥満度と発病率

	過大	中間*	過小
ツベルクリン反応陽性率	3.45%	3.42%	3.62%
発病率(10万対)			
ツベルクリン反応陰性	16.9	33.5	59.3
ツベルクリン反応陽性	177.6	406.9	608.7

* 標準値の±9％以内。
(Edwards LB, et al. Height, weight, tuberculosis infection and tuberculosis disease. Arch Environ Health 1971 ; 22 : 106-12. より引用)

いても変わらないのに、発病率は3倍以上開いていたのである。

4 糖尿病

結核既感染者が糖尿病を併発すると結核を発病しやすいことはよく知られているが、結核患者の糖尿病合併率は年々高くなっており、1995〜98年には15.6%にのぼったと報告[30]されている。特に40〜79歳の男性では高率なので注意が必要である。

5 その他

以上のほか、表3-6に掲げたリスク因子のうち、わが国では線維性病変(不活動性またはやや大きい治癒病変をもつ者)をもつ者は頻度が高いし、頻度は高くないがHIV感染、腎透析、免疫抑制剤投与患者などは、リスクが著しく高いので注意しなければならない。また、二次結核症のリスク要因とは異なるが、「感染後1年以内の者」の発病率が「感染後7年を超える既感染者」の14.8倍とされていることにも注意しなければならない。

わが国のように既感染者からの発病者の比率が高い国では、これらのリスク因子に注意して対応することが重要である。特に高齢者を長期間収容している施設では、これらの発病要因をもつ者が定期検診からもれないよう注意し、もし呼吸器症状を訴えれば速やかに検査を行うよう注意することが望まれよう。しかし実際には、発病前に個々の例で「発病するか否かを予測すること」は残念ながら不可能であり、発病者でみるとリスク因子をもたない患者が多いことも事実である。今後、結核発病のリスク因子、そのメカニズムの研究が発展し、発病の予測、その危険度、予防策などが解明されることを望みたい。

6 再感染発病

新潟の特別養護老人ホームで27人が発病した結核集団感染事件[31]で、再感染発病が疑われた例が16例みられたと報道されて以来、再感染発病に関する関心がにわかに高まっている。わが国では従来、初感染発病学説一本できたため、再感染発病の有無、頻度、発生要因、対応策など、多くの問題について検討が迫られている。

1 定義

初感染により初期変化群が形成された後、あるいは、その後さらに進展して発病した後に、再び外来性に別の結核菌の感染を受け、この菌によって発病した場合を「再感染発病」という。初感染でできた病巣が長年安定していた後、再び菌が増殖を始めて発病した例を「内因性再感染」という人もいるが、これは「内因性再燃」または単に「初感染発病」と呼ぶべきである。

表 3-10 RFLP 分析で再感染発病が確実と証明された 4 例の臨床事項など

症例番号	年齢	性	人種	HIV	リスク因子	初感染菌 検体	初感染菌 耐性	再感染菌 間隔	再感染菌 検体	再感染菌 耐性	注
1	25	男	アフリカ系	(+)	静注麻薬	リンパ節髄液	感性	9月	喀痰	HR	化療8月目,HRで化療中にカリニ肺炎で再入院,退院の2週後,症状X線写真悪化,再排菌
2	28	男	ヒスパニック	(+)	コカイン中毒	喀痰	感性	3月	喀痰	HR	感染菌の結核で3週入院,6週外来,中断後3週で臨床的に悪化,多剤耐性結核となる
3	52	男	白人	(+)	アルコール多量飲用	喀痰	感性	12月	喀痰	HRZ	初回治療終了時の検尿で菌陽性,この患者は症状ずっと持続,その後9カ月間排菌持続
4	36	男	アフリカ系	(+)	なし	喀痰	感性	7月	尿	HRZ	結核治療中カリニ肺炎で再入院,退院の10週後に多剤耐性菌を排菌,以後排菌持続

(Small PM, et al. Exogenous reinfection with multidrug-resistant M. tuberculosis in patients with advanced HIV infection. New Engl J Med 1993 ; 328 : 1137-44. より作製)

2 再感染発病が確実な例

　初感染時の菌と発病時の菌が異なることを証明するのに,以前は菌の薬剤感受性パターンやファージ・タイプの変化が用いられた。しかし,今ではいわゆる「結核菌の指紋分析」といわれる RFLP 分析ができるようになったので,再感染発病が以前より確実に証明できるようになった。

　Small ら[14]が RFLP 分析で再感染発病が確実とした 4 例の臨床事項の概略は表 3-10 にみるとおりである。1987 年 4 月～91 年 7 月までの 4 年 3 カ月間にニューヨークの Kings County 病院に入院した結核菌陽性の患者 1,318 例について検討したところ,1 年以上離れた時点で排菌がみられた例が 48 例発見された。このうちの 17 例では最初の菌でも後の菌でも RFLP 分析が行われていた。そこでこれらの症例について RFLP パターン,臨床経過などを詳しく検討したところ,表に示した 4 例が確実な再感染発病例と判定されたのだった。初回の菌と 2 度目の菌では RFLP パターンは劇的に変わり,再感染菌は何れも多剤耐性菌であり,再感染発病時には臨床症状,X 線写真所見の悪化がみられ,さらにその後も再感染菌の多量の排菌を認めた。ただしこれら 4 例は何れも HIV 陽性例であった。

　HIV に感染していない例でも,RFLP 分析で再感染発病が確実という報告もある。Shafer ら[32]は 40 歳のアフリカ系女性が両側肺尖の空洞性結核で入院,R 耐性であったが,HRZE 併用で菌陰性となった。退院の 6 週後に発熱,左の新しい胸膜炎で再入院,このとき 4 回培養陽性,RFLP パターンは明らかに異なり,HR 2 剤に耐性の菌で確実な再感染発病例と考えられたという。

　わが国でもいくつかの報告がみられている。中でも馬場の報告[15]は注目に値しよう。馬場は,化療中で菌がまだ完全には消失しないうちの再感染例を 1 例,菌が陰性化し化療を中止し

た1〜21カ月後に再感染で発病したと考えられる3例を報告している。何れも全く使用しなかった4剤以上に耐性の結核菌の持続的排菌を認め，臨床経過からも再感染発病が強く疑われた症例である。もし当時RFLP分析が可能だったら多剤耐性結核菌の院内感染事例としても注目を集めた事例と考えられる。

また，田島[33]は病理所見から再感染発病が考えられた2症例の報告をしている。初感原発巣は石灰化し，他に古い被包乾酪巣はなく，広範な肺炎様病変と新しいリンパ節病巣を認めた症例である。1例は82歳で食道癌もあり，他例は62歳で著しく衰弱し痩せた（31 kg）男性だったという。

3 その他の報告例

このほか，わが国でも再感染発病が強く疑われた事例の報告[34]-[36]は少なくないが，残念ながら前述のような治療後の発病（再発）例ではなく，既往のツ反応が不明のため再感染発病と断定できない。また，外国ではRFLP開発以前にも，薬剤耐性パターン，あるいは，ファージ・タイプの変化を検討して，再感染発病例を熱心に探した報告は少なくない。

最近，Rieら[37]は，南アフリカのケープタウン郊外で結核罹患率が10万対1,000と著しく高く，社会経済的にきわめて貧困な地域での再感染発病例を報告している。短期化学療法を完了した698人中48人（6.9％）が5年8カ月以内に再発したが，再発時の菌のRFLPが判明した16人中12人はRFLPパターンが明らかに違うので，再発ではなく再感染と考えられたという。つまり，12/698＝1.7％が25.5カ月の間の再感染により発病したこととなる。この報告では検査時のコンタミネーションは否定できたので，結核罹患率がきわめて高い地域，つまり結核感染危険率がきわめて高い地域では再感染発病が非常に高率な可能性があるのではないか，と考察している（この報告では化療後，塗抹陰性，培養陽性1回の排菌でも再発としている点，再感染発病時の症状，X線写真上の悪化の有無の記載がない点に疑問が残る。罹患率から計算すると結核感染危険率は20％という高い値となるので，これほど高い地域では再感染発病が多いのだろうか？　なお，当論文には米国のSteadら[38]，オランダのBoerら[39]も意見を提出している）。

また，さらに最近，結核感染危険率が南アフリカのように高くないスペインのカナリア島で，1991〜96年の6年間に治療した例で，治療完了後の再感染発病例が1.2％（682例中8例）認められたと報告[38]された。RFLP分析の結果，化学療法終了後の再発例の44％が「再感染発病」だったという。このような成績をみると，従来，RFPを含む化学療法で治療された例では，再発しても「耐性がついてない」といわれてきたのは，再感染発病例が含まれていた可能性も出てくるが，Boerら[39][40]のオランダでの大規模な観察の結果からは，否定的に考えられる。重要な問題なのでevidenceに基づく研究成績の報告が待たれるところである。

4 再感染発病について

再感染発病の臨床的，あるいは，疫学的研究は実際には難しいことが多い。① わが国ではツ反応検査で結核感染の有無を診断することが困難であり，また，単に高齢だから既感染と考えれば最近では誤る可能性があること，② 塗抹陰性で1回だけ少数菌が培養された例，特にRFLPパターンが同一なときにはfalse positiveの可能性が高い[39]こと，③ X線写真所見から再感染発病と診断することはしばしば困難であり，誤る可能性があることなどのためである。

しかし，前述のように確実な再感染例の報告は決して少なくなく，「再感染発病があること」は確実で疑う余地がない。問題は，頻度はどの

くらいか，どんな場合に起こるのか，などである。再感染発病の報告は，結核患者を収容している病院で大量排菌例と接触した場合や，罹患率が著しく高い地域から多く報告されている。また，再感染を受けるのは何らかの理由で抵抗力が減弱した人の場合が多い。このことから明らかなように，再感染発病は「結核感染のリスクが著しく高いとき，抵抗力が何らかの理由で減弱した場合」にみられることが多いのであって，一般的には滅多に起こらず，以前からいわれるように「再感染発病は possible であるが（起こりうるが），probable ではない（可能性は低い）」と考えてよいのであろうか。De Boer ら[41]はオランダで1986～96年の間に同一患者から結核菌が2回以上分離された546例中，RFLPパターンが変わって再感染例と考えられたのは2例のみだったと報告しているが，この報告のように，推定ではなく，確実な証拠に基づいた検討が重ねられることが待たれるところである。

●文献

1) Ranke KE. Primaeraffekt, sekundaere und tertiere Stadien der Lungentuberkulose, auf Grund von histologishen Untersuchungen der Lungenpforte. Deutsh Arch f klin Med, 1916 : Bd 119 und Bd 129, Ausgewaelte Schriften zur Tuberkulosepathologie von Ranke, herausgegeben und eingeleitet von W und M Pagel.

2) Hamburger F. Allgemeine Pathologie und Diagnostik der Kindertuberkulose. Leipzig, 1910 刊, Junker E : Die jaehrlichen Tuberkuloseinfektionsraten in Wien in den Jahren 1902-1958. Prax Pneumol 1972 ; 26 : 115-21, より引用

3) Der Deutshen Tuberkulose-Gesellshaft. Bericht ueber die 3 Tagung am 31 Mai und 1 Juni 1928, 1928.

4) 岡 治道. 結核初期変化群研究補遺（本邦人肺ニオケル結核初期変化群ニ就イテ）. 結核, 1929 ; 7 : 208-41.

5) 小林義雄. 青年期ノ結核感染ト肺結核発病トノ時間的関係. 結核, 1932 ; 10 : 431-52.

6) 千葉保之, 所沢政夫. 結核初感染の臨床的研究. 保険同人社, 1948.

7) Malmros H, Hedvall E. Studien ueber die Entstehung und Entwicklung der Lungentuberkulose. Tuberkulose - Bibliothek 1938 ; 68.

8) Stead WW. Tuberculosis among elderly persons : An outbreak in a nursing home. Ann Intern Med 1981 ; 94 : 606-10.

9) The Ad Hoc Committee to Revise Diagnostic Standards, ATS. Diagnostic Standards and Classification of Tuberculosis and Other Mycobacterial Diseases. ALA (American Lung Association), 1974（翻訳は青木正和らの訳により1951年, 結核予防会から刊行されている）.

10) Cole ST, Brosch R, Parkhhill J, et al. Decdiphering the biology of M tuberculosis from the complete genome sequence. Nature 1999 ; 393 : 537-44.

11) 岩崎龍郎. 結核初期変化群の経過と発病との関係, 新結核の病理—その新しい展開を期待して. pp 6-11, 東京, 結核予防会, 1994.

12) ATS. Diagnostic standard and classification of tuberculosis in adults and children. Am J Respir Crit Care Med 2000 ; 161 : 1376-95.

13) Terplan K. Anatomical studies on tuberculosis. Am Rev Tuber 1940 ; 42 : Supple 2.

14) Small PM, Shafer RW, Hopewell PC, et al. Exogenous reinfection with multidrug-resistant M. tuberculosis in patients with advanced HIV infection. N Engl J Med 1993 ; 328 : 1137-44.

15) 馬場治賢, 吾妻 洋, 井槌六郎, ほか. 外来性再感染によると思われる4症例について. 結核 1982 ; 57 : 353-6, 393-7, 429-33, 497-502.

16) 岩崎龍郎. ibid, p 27.

17) Chiba Y. Significance of endogenous reactivation, 30 year follow-up of tuberculin positive converters. Bull IUAT 1974 ; 49 : 321-4.

18) 河野泰子, 村山 力, 神崎康至, ほか. 高校における結核集団発生とツ反応. 結核 1989 ; 64 : 250-1, および私信による.

19) Ferebee SH. Controlled chemoprophylaxis

19) trials in tuberculosis : A general review. Adv Tuberc Rev 1970 ; 17 : 28-108.
20) Sutherland I. 島尾忠男編：結核病学, II疫学・管理編. （平成8年一部改定）結核予防会, 1996 ; p 21 より引用.
21) 青木正和. 結核菌発見100周年記念総説　発病論. 結核 1983 ; 58 : 371-8, 407-13.
22) Rieder H, Cauthen GM, Comstock GW, et al. Epidemiology of tuberculosis in the United States. Epidemiol Rev 1989 ; 11 : 79-98.
23) Grzybowski S, Barnett GD, Styblo K. Contacts of cases of active pulmonary tuberculosis. Bull IUAT, 1975 ; 50 : 90-106.
24) Comstock GW, Liveesay VT, Woolpert SF. The prognosis of a positive tuberculin reaction in childhood and adolescence. Am J Epidemiol 1974 ; 99 : 131-8.
25) Zaharani KA, Jahdali HA, Menzies D. Does size matter? Utility of size of tuberculin reactions for the diagnosis of mycobacterial disease. Am J Respir Crit Care Med 2000 ; 162 : 1419-22.
26) Watkins RE, Brennan R, Plant AJ. Tuberculin reactivity and the risk of tuberculosis : a review. Int J Tuberc Lung Dis 2000 ; 4 : 895-903.
27) Chiba Y, Kurihara T. Development of pulmonary tuberculosis, with special reference to the time interval after tuberculin conversion. Bull IUAT 1979 ; 54 : 263-4.
28) 青木正和. 昭和48年結核実態調査成績から. 日胸, 1975 ; 34 : 239-45.
29) Edwards LB, Livesay VT, Aquaviva FA et al. Height, weight, tuberculosis infection and tuberculosis disease. Arch Environ Health 1972 ; 22 : 106-12.
30) 山岸文雄, 佐々木結花, 八木毅典, ほか. 結核患者における糖尿病合併頻度. 結核, 2000 ; 75 : 435-7.
31) 朝日新聞. 1998年7月28日朝刊.
32) Shafer RW, Sigh SP, Larkin C et al. Exogenous reinfection with multidrug-resistant M. tuberculosis in an immunocompetent patient. Tuberc Lung Dis 1995 ; 76 : 575-7.
33) 田島　洋, 三村文蔵, 飯尾正明, ほか. 外来性再感染によると思われる老人肺結核の2剖検例. 日胸, 1975 ; 34 : 314-9.
34) 川田　博, 中西好子, 高原　誠, ほか. 簡易宿泊施設での外来性再感染肺結核と思われる症例の検討. 日呼吸会誌 1998 ; 36 : 353-6.
35) 多田俊彦, 河原　伸, 堀田尚克, ほか. 外来性再感染により発病したと推定される高齢者肺結核の1例. 結核, 1999 ; 74 : 721-4.
36) 倉沢卓也, 佐藤敦夫, 中谷光一, ほか. 再感染発病が示唆された建設作業宿舎内の結核集団発症. 結核, 2000 ; 75 : 389-94.
37) van Rie A, Warren R, Richardson M, et al. Exogenous reinfection as a cause of recurrent tuberculosis after curative treatment. N Engl J Med 1999 ; 341 : 1174-9.
38) Stead WW, Bates JH. Reccurrent tuberculosis due to exogenous reinfection. N Engl J Med 2000 ; 342 : 1050.
39) De Boer AS, van Soolingen D, Borgdorff MW. Reccurrent tuberculosis due to exogenous reinfection. N Engl J Med 2000 ; 342 : 1050-1.
40) Caminero JA, Pene MJ, Campos-Herrero MI, et al. Exogenous reinfection with tuberculosis on European Island with a moderate incidence of disease. Am J Respir Crit Care Med 2001 ; 163 : 717-20.
41) De Boer AS, Soolingen Dv, Borgdorff MW. Recuirrent tuberculosis due to exogenous reinfection. N Engl J Med 2000 ; 342 : 1050-1.

4 結核症の進展

1 概説

結核の感染が成立し初感原発巣が形成されると間もなく，結核菌はリンパの流れにのって所属リンパ節に運ばれ，リンパ節病巣をつくる。リンパ行性転移によって初期変化群が成立したわけである。初感原発巣またはリンパ節病変から連続的に胸膜に炎症が波及し，胸膜炎を発症するように連続的に周辺に広がるのもリンパ行性転移である。

肺門の所属リンパ節病変からリンパ管の流れにより次々とリンパ節が侵され，遂に結核菌が静脈角から血管に入れば，結核菌は体のほかの部分に運ばれ，様々な臓器に結核菌が運ばれ，菌はそこに定着しうる。血行性転移である。肺または他臓器の病巣の壊死が血管壁に直接波及して血行性転移を起こすこともある。

また，結核菌は臓器に備わった自然の管系，つまり肺では気管支系，消化器では胃・腸管，泌尿器では腎盂・尿管・膀胱などを通って広がることもある。管内性転移である。結局，結核の感染が成立すれば，①リンパ行性転移，②血行性転移，③管内性転移の3つの道筋により結核菌は全身どこの臓器にでも広がる可能性がある。しかし，免疫が成立した後には，これらの菌がそこで無制限に増殖することは少ない。上肺野，腎実質，骨端線などに菌が散布されると，そこは結核菌の発育によい環境なので菌は増殖し病変をつくりやすい。病変の程度は軽重様々であり，転移の起こり方も緩急様々である。また，これらの転移が起こるか否か，転移してきた結核菌の数，その後の増殖の程度，形成された病変が進展するか否かなど一概にはいえないので，結核という病気は誠に多種多様であり，複雑である。

この問題を詳細な病理解剖学的検索と当時の免疫学的考え方に基づいて整理し，1つの学説につくり上げたのがRanke[1]である。Rankeは，第1期は初期変化群の時期で，転移はもっぱらリンパ行性転移であり，第2期は過敏症の時期で，すべての経路による転移が何れも起こるが，特に血行性転移が目立つとしている。しかしこの過敏な時期も次第におさまり，第3期になると主として管内性転移で病変は進展し，典型的な肺結核症，泌尿器結核症などの慢性の臓器結核症が成立すると考えたわけである。ただし患者個人でみれば各病期が一段ずつ順番に進むとは限らず，飛び越すこともあり，また複数の病期が同時にみられることもあるとした。

確かに，感染者の大部分は初期変化群の形成のみで治癒，つまり第1期だけで頓挫するし，1期，2期，3期が順番に進行したと考えられる例に遭遇することもある。一方，最近では高齢者で粟粒結核症などの血行性結核症をみることは稀でないので，第3期にも血行性転移がみられることとなり，Rankeの3期説をあまり固定的に考えてはならない。しかし，結核の感染・発病・進展の全体像を理解するにはRankeの考え方は有用である。

結核症の80%以上は肺結核症，つまり

Ranke のいう第 3 期，慢性の臓器結核症である。肺結核症の進展で目立つことは，急に一挙に進展したかと思うと，病勢が安定し，時には治癒の方向に向かい，安定していると思うと再び急に悪化する。このように段階的（schubweise）に進展を繰り返すことである。なぜシューブ（Schub）を起こすか，安定と悪化を繰り返す理由は何か，シューブを起こす要因は何かなどはすべてなお解明されていない。

結核症の感染・発病・進展の全体をみると次の特徴がみられる。すなわち，①結核感染者のうち発病するのは 10～20％に過ぎない，②発病しない人でも結核菌は病巣の中で 10 年，20 年も生残し続けると考えられる，③この持続生残菌がある時突然再び増殖を開始し発病することがある，④肺結核症を発病した人でもそのまま悪化していくわけではなく，自然に治癒する例も少なくなく，進展する例でも安定期，治癒への方向，シューブなどを繰り返す，⑤しかし一方，既感染者が HIV 感染を受け細胞性免疫が破壊されると急性伝染病のように急速に進展する。これらの特徴を考えると，結核菌とヒトとの関わり合いは，新生児，乳児や免疫機能が傷害された場合を除けば，「食うか食われるか」という"格闘"の関係ではなく，むしろ"共生"ともいうべき関係のように思われる。そして，ほかの多くの病原菌のような"毒素"をもたない結核菌による様々な疾患は，ヒトの過剰な反応によって引き起こされる病気のようにも考えられる。

何れにしても謎の多い病気である。

2 肺結核症の自然の経過

今では少しでも活動性の可能性があると考えられる陰影があれば，強力な化学療法で治療されるので，結核症の自然の経過をみることはほとんどなくなった。しかし，臨床的にも公衆衛生学的にも，結核症の自然の経過（natural history）をよく理解して適切な対応をすることが重要である。幸い，化学療法出現前の安静療法を中心に療養していた時代の肺結核症の経過，いわば自然の経過をみた報告はいくつかあるので，これらによって結核症の natural history をみてみよう。

1 小児の初感染結核症

乳幼児，特に 0 歳児は結核菌に対する抵抗力が弱く，感染すれば発病率はきわめて高く，髄膜炎，粟粒結核症を起こす確率も高い。米国 New York の Bellevue 病院の Lincoln は，INH が出現するといち早く「INH による（髄膜炎，粟粒結核などの）発病予防」を提言[2]したが，この論文の中で化療前，INH 出現前，INH 出現後の小児結核患者の予後を報告している。表 4-1 にみるとおりである。患者は 3 カ月～12 歳までの小児で，X 線写真で肺に異常を認める初感染結核症の患者である。追跡期間は報告されていないが，死亡例の 90％は入院後 1 年以内に死亡したと記載されているので長期間の追跡ではないだろう。それでも，化学療法出現前には 21.5％が死亡しており，死亡原因の 60％は結核性髄膜炎，10％は粟粒結核症，残りは遷延性の粟粒結核や肺病変の進展だったという。また，年齢が小さいほど予後が悪く，5～9 歳の小児の予後が最もよかったという。

表 4-1 Bellevue 病院小児科病棟での 1930～53 年の小児初感染結核症の死亡率

年代	総数	治療法	死亡率(%)
1930～46	980	安静のみ	21.5
1947～51	421	35%の患者でSM, PAS, サルファ剤の併用	5.0
1952～53	129	INH を加える	1.5

(Lincoln EM. The effect of antimicrobial therapy on the prognosis of primary tuberculosis in children. Am Rev Tuber 1954 ; 69 : 682-9. より引用)

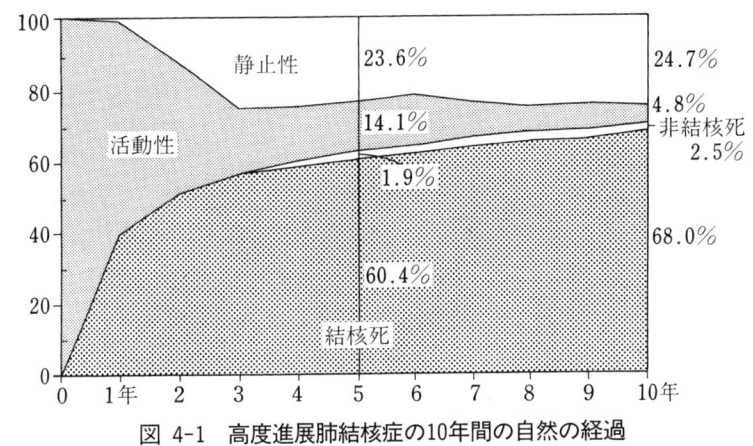

── 4. 結核症の進展── 33

図 4-1 高度進展肺結核症の10年間の自然の経過
(Alling DW, et al. The after-history of pulmonary tuberculosis, IV. Far advanced tuberculosis. Am Rev Tuberc 1954; 70: 995-1008. より引用)

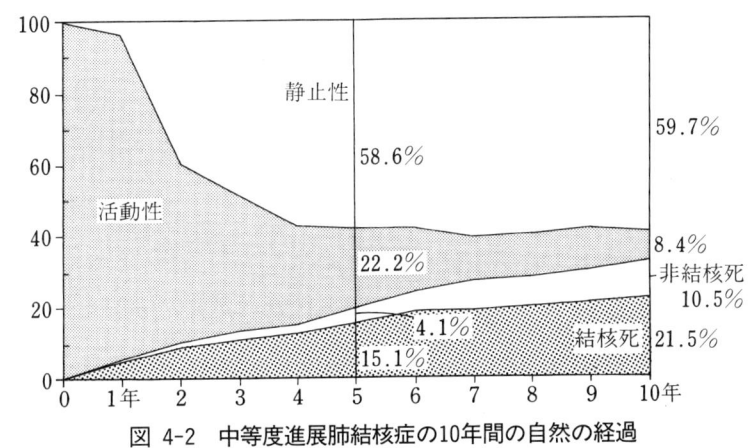

図 4-2 中等度進展肺結核症の10年間の自然の経過
(Alling DW, et al. The after-history of pulmonary tuberculosis, V. Moderately advanced tuberculosis. Am Rev Tuberc 1955; 71: 519-28. より引用)

2 肺結核症

BosworthはNTA分類別に10年間の経過を観察した成績を報告[3)-6)]している。観察はNew Yorkの一定地域に居住している結核患者で，1937～47年の間に初めて肺結核症と診断された患者である。

a) 高度進展例

高度進展例224例の10年間の経過をlife-table法でみると，図4-1のとおりである。このうちの60例，26.8%は人工気胸術を受けているが，残りは安静療法のみで，いわば自然の経過といえよう。図にみるように，5年後に は62.3%が死亡（1.9%は非結核死），14.1%は活動性のままであり，23.6%は病勢が安定して「静止性，arrested」になっていたという。10年後までには70.5%が死亡し，4.8%は活動性，24.7%は静止性になったと報告されている。

b) 中等度進展例

中等度進展例269例では図4-2にみるとおりである。この中にはX線所見では中等度進展であるが，「静止性」と考えられた例も58例（21.5%）含まれていた。活動性中等度進展例211例では79例（37.4%）が人工気胸を受けている。これらの患者でみると，5年後までの

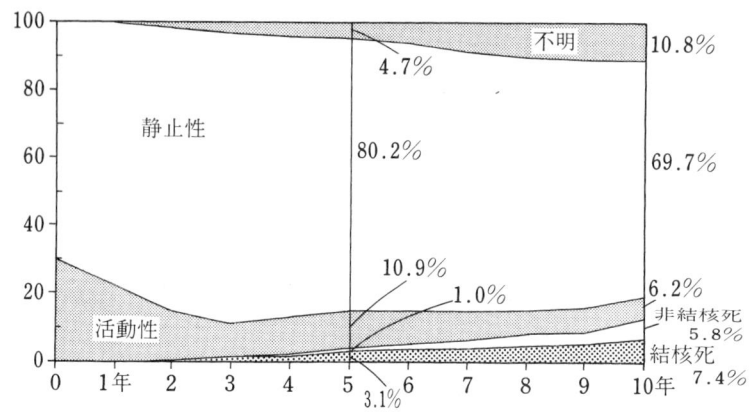

図 4-3 軽症肺結核症の10年間の自然の経過
(Lincoln NS, et al. The after-history of pulmonary tuberculosis, III. Minimal tuberculosis. Am Rev Tuberc 1954;70:15-31. より引用)

死亡は 19.2%（うち 4.1% は非結核死），22.2% は活動性のままであったが，58.6% は「静止性」になっている．10年後までには 32.0% が死亡（うち 10.5% は非結核死），活動性のままだったのは 8.4% で，59.7% は静止性になっていたという．中等度進展なので病変の広がりが「2」，または空洞のある例であるが，それでもおよそ 60% は自然の経過で安定して「静止性」となっているのである．

c) 軽症

軽症の 448 例でみると図 4-3 のとおりである．観察開始時 134 例 (29.9%) は活動性，314 例 (70.1%) は「静止性」とされているが，「静止性」の 30.9% では少なくとも 1 回は排菌を認めたと記載されているので，「静止性」といってもかなり活動性の例が多かったと考えられる．5年後までの死亡は 4.1%（うち非結核死は 1.0%），活動性にとどまったものは 10.9% で，80.2% は静止性（4.7% は追跡不能）になっていたという．10年後の観察では死亡 13.2%（非結核死 5.8%），活動性 6.2%，静止性 69.7%（追跡不能 10.8%）と報告されている．10年後には5年後より静止性が少なくなっているのは，追跡不能および非結核死が増えているからで，これらを除いてみれば，結局約 84% が静止性になっていたわけである．

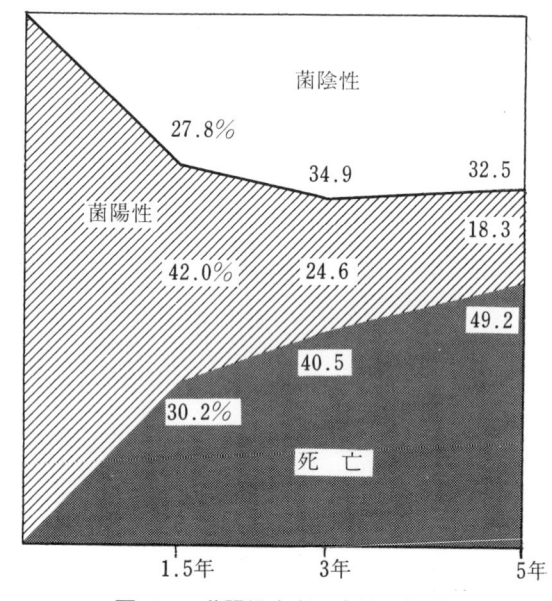

図 4-4 菌陽性患者の自然の経過
(National Tuberculosis Research Institute, Bangalore. tuberculosis in a rural population of South India : a five-year epidemiological study. Bull WHO 1974;51:473-88. より引用)

d) 菌陽性患者

菌陽性肺結核患者の自然の経過を観察した研究で有名なのがインドの国立結核研究所の報告[7]である．国立結核研究所からそれほど遠くない南インドの一農村で 1961〜68 年の間に行われた研究であるが，この地域では結核対策の手は届かず，実質的に自然の経過が観察されたものである．図 4-4 にみるように，126 例の

表 4-2 肺結核死例の発見から死亡までの期間（1994年）

	総数	～2月	2月～	7月～	1年～	2年～	3年～	5年～	10年～	15年～	20年～	不明	平均
例数	330	107	25	4	13	13	18	23	12	11	98	6	16.5年
%	100.0	32.4	7.6	1.2	3.9	3.9	5.5	7.0	3.6	3.3	29.7	1.8	―

（厚生省国立療養所死亡調査班．全国国立療養所における結核死亡調査―平成 6 年（1994年）．資料と展望 1998；24：49-71．より引用）

菌陽性肺結核患者のうち約半数が 5 年間で死亡しているが，一方，約1/3 は菌陰性になっていたという．ただし，菌陰性となった患者も1.5～2 年の間に約10%が再発し7%が死亡，つまり陰性を持続したのは1.5 年後または 3 年後の調査で菌陰性とされた例の83%で，17%は再び菌陽性になるか死亡しているので，実際の経過は図 4-4 よりやや悪いこととなる．

e) 予後に影響する要因

肺結核症の自然の経過に最も大きく影響する要因は，化学療法を除けばNTA 分類（病変の性状・広がり）である．上述ですでに明らかなように，高度進展例では予後はきわめて悪く，10 年のうちに約70%が死亡し，静止性になった者は 4 人のうち 1 人以下であるが，逆に軽症の者では不明および非結核死を除けば80%以上が自然に治癒していた．わが国で1953～63年の間に行われた 3 回の結核実態調査で発見された患者を 1968 年に追跡して調べた成績[8]でも，実態調査時に学会分類III$_1$だった者は大半が治癒しており，しかも治癒した者の半数以上は治療なしに治癒していた．

患者の年齢も予後に影響するようである．1930～40 年間にTrudeau療養所に入院していた大部分が50 歳以下の若い患者で，20 年間フォローした成績をみると，15～23 歳の患者の悪化率は43.9%にのぼったが，24～33 歳では36.8%，34 歳以上では19.4%で，15～23 歳の青少年の悪化率が最も高かったという[9]．しかし，60 歳以上の高齢者を多く含んだ集団で観察した成績[5]では，60 歳以上の患者の死亡率は15～39 歳の 2 倍以上高かったという．つまり若い年齢層と高齢者層で高いU 字型の分布をしている．

性による結核症の経過の差は大きくないようである．また，空洞の有無・大きさで予後を観察した報告[5]もあるが，NTA 分類が同じなら影響がなかったという．安静の有無・期間も予後には影響しなかったという[5)9)]．

3 化学療法時代の結核患者の死亡

化学療法で治療した患者の経過は「化学療法」の章で述べるので，ここでは最近の結核死亡の様相についてのみ述べることとする．強力な化学療法時代を迎えた今日でも結核死亡者は年間 3,000 人近くにのぼり後を絶たない．化学療法以前の結核死亡の直接原因は，急速な肺病変の進展，喀血，合併した腸結核による全身衰弱などが主なものだったが，化学療法の発展以後はどうなっているのか．この疑問を解明するために 1959 年以後 5 年ごとに国立療養所結核死亡調査[10]が繰り返されてきた．

この成績によると1994 年の 1 年間に国立療養所で死亡した結核患者（非結核性抗酸菌症などの関連疾患を含む）688 例のうち 330 例（48.0%）は肺結核死，325 例（47.2%）は非結核死で両者ほぼ同数であり，このほかは肺外結核死 7 例（1.0%），手術死 3 例（0.4%），非結核性抗酸菌症死 4 例（2.0%）であった．

肺結核死の直接死因は，慢性心肺機能不全47.6%，全身衰弱19.1%，急速な肺病変の進展による死亡は20.9%で，このほかは喀血死7.0%，気胸その他が2.7%であった．注目す

べきことは肺結核症で死亡した患者の発見から死亡までの期間の分布である。**表4-2**にみるように，32.4%は発見から2カ月未満で死亡しており，今でも重症で発見された患者，特に高齢者では非常に短期間で死亡している例があることがわかる。一方，29.7%は発見から20年以上を経て死亡している。この中には20年以上入院を続けて死亡した例もあり，結核死亡は以前に比べて激減したとはいえ，依然として大きな問題であることを示している。発見～死亡の期間はこのように早期の死亡ときわめて長期間の治療の後の死亡の2つで2峰性の分布をしている。このため平均値をとることは正しくないが，あえて計算をすれば発見から死亡までの平均期間は実に16.5年となるのである。

●文献

1) Ranke KE. Primaeraffekt, sekundaere und tertiere Stadien der Lungentuberkulose, auf Grund von histologishen Untersuchungen der Lungenpforte. Deutsh Arch f klin Med 1916 : Bd 119 und Bd 129, Ausgewaelte Schriften zur Tuberkulosepathologie von Ranke, herausgegeben und eingeleitet von W und M Pagel.
2) Lincoln EM. The effect of antimicrobial therapy on the prognosis of primary tuberculosis in children. Am Rev Tuber 1954 ; 69 : 682-9
3) Bosworth EB, Alling DW. The after-history of pulmonary tuberculosis, I.Methods of evaluation. Am Rev Tuberc 1954 ; 69 : 37-47.
4) Lincoln NS, Bosworth EBl, Alling DW. The after-history of pulmonary tuberculosis, III. Minimal tuberculosis. Am Rev Tuberc 1954 ; 70 : 15-31.
5) Alling DW, Lincoln NS, Bosworth EB. The after-history of pulmonary tuberculosis, IV. Far advanced tuberculosis. Am Rev Tuberc 1954 ; 70 : 995-1008.
6) Alling DW, Lincoln NS, Bosworth EB. The after-history of pulmonary tuberculosis, V. Moderately advanced tuberculosis. Am Rev Tuberc 1955 ; 71 : 519-28
7) National Tuberculosis Research Institute, Bangalore. tuberculosis in a rural population of South India : a five-year epidemiological study. Bull WHO 1974 ; 51 : 473-88.
8) 結核研究所. 過去の結核実態調査で要医療と判定されたものの追及調査. 結核文献抄録速報 1970 ; 21 : 349-356.
9) Mitchell RS. Late results of modified bed rest in active uncomplicated minimal pulmonary tuberculosis. Am Rev Tuberc 1953 ; 67 : 402-20.
10) 厚生省国立療養所死亡調査班. 全国国立療養所における結核死亡調査—平成6年（1994年）. 資料と展望 1998 ; 24 : 49-71.

5 結核症の診断(1)
感染の診断(ツベルクリン反応検査)

1 概説

　Koch は結核菌発見の 8 年後の 1890 年，結核の治療薬として「魔法の薬 Zaubermittel」の開発を世界に報告し[1]センセーションを巻き起こしたが，治療薬としては失敗。一方，ツベルクリン発表の数カ月後には獣医たちによりその診断学的意義が検討され，1892 年には牛の結核感染の診断に有用と理解され始めた[2]。ヒトへの応用はやや遅れ，1907 年に von Pirquet[3] によりツ反応検査の意義が報告されてからである。現在世界で広く使われている皮内注射法は 1908 年，Mantoux により初めて試みられた。

　1934 年には Florence Sibert[4] が PPD を開発して Koch 以来の old tuberculin から初めて一歩踏み出し，1941 年には彼女により世界の標準ツベルクリン，PPD-S がつくられた。

　ツ反応で最初に問題となったのは偽陰性の問題である。結核の治癒痕と考えられる石灰化巣をもつ人の多くが陰性のため偽陰性が問題とされたのだが，1943 年に Palmer ら[5] により石灰化巣はヒストプラズマ感染によることが明らかにされて解決した。

　次いで問題となったのは偽陽性の問題である。Palmer ら[6] は，250 TU の高濃度ツベルクリン液を用いると非結核性抗酸菌感染者でツ反応が陽性となることを報じ，さらに，1969 年に Edwards ら[7] は 7 万人にのぼる海軍新兵で大規模なツ反応検査を実施し，硬結 4～12 mm は非特異的反応の可能性があること，非結核性抗酸菌でつくった PPD を用いた検討の結果，これは非結核性抗酸菌感染の可能性が高いこと，非結核性抗酸菌感染には地域差が著明にあることなどを明らかにし，偽陽性の問題解決に向け一歩前進させた。これらを通じ，ツ反応検査は一定濃度，一定方式で実施し，かつ，硬結を計測して定量的に計測・判定しなければならないという考え方が理解されるようになった。WHO が設立されると間もなくコペンハーゲンに TRO (Tuberculosis Research Office) を設立し，PPD-S 5 TU を用いて Mantoux 法でツ反応を行い硬結で判定する方法を標準法とし，アジア，アフリカなどで広汎にツ反応検査および BCG 接種を行い，その研究を精力的に進めた。

　1955～79 年には TRO などが中心となり，ツ反応のブースター現象についての研究[8]が大きく進展した。これとは別に，1970 年代に結核療養所をすべて閉鎖し結核患者を一般病院に収容するようになった米国では結核院内感染が問題となり，職員の結核感染の診断のために，結核感染とブースター現象を鑑別する二段階ツ反応検査法が 1979 年に提唱[9]された。

　日本では 1910 年に伊東祐彦[10]がツ反応を行って以来散発的に実施され，1927 年には小林義雄，1948 年には千葉・所沢らがツ反応を用いた大規模な疫学研究を行ったことはよく知られている。1941 年，野辺地，柳沢らによりツ反応の判定方法の研究[11][12]が行われ，発赤で

判定するわが国の方法の基礎がつくられた。わが国では戦後もずっとOT（old tuberculin）が用いられてきたが，1968年になって初めてPPDに切り替えられた。PPDを使用した場合の判定方法の検討は室橋ら[13]によって行われている。

従来，わが国ではツ反応というと小児でのツ反応，とりわけBCG接種の要否が議論されることが多く，結核感染の診断のためのツ反応，成人でのツ反応についてはあまり検討が行われてこなかった。このため，接触者検診や集団感染が疑われたときなどに「結核感染の有無」診断のためツ反応検査が行われることが多くなった現在，ツ反応結果の解釈はしばしば混乱し，誤って理解されることも少なくない。BCG接種率が高いわが国では解決は難しいことであるが，ツ反応についての正しい理解が広まることが強く望まれる。

2 PPD

現在世界で使われているPPDは精製ツベルクリンと呼ばれるが，結核菌の菌体成分や分泌蛋白など多くの成分を含んでいる。Schoel[14]は結核菌が分泌する蛋白を400以上に分画し，ツ反応陽性者から得たT細胞をこれら分画で刺激して活性を調べたが，強い反応を示す分画は個人によりかなり異なっていたので，単一のツベルクリン活性蛋白が存在するとは考えられないという結果を得ている。したがって，単一の化学的成分によるツベルクリンは望めないし，結核菌と牛型菌はきわめて近い類縁の菌種なので，BCG接種による反応と結核感染による反応を分別するツベルクリンの出現はなかなか望めないだろう。

わが国で用いているPPDは青山B株を培養して作成した日本独特のものである。一般診断用（$0.05\mu g/0.1ml$）は世界的標準PPD-Sのおよそ3TUに相当[15]し，米国などで使用しているPPD 5 TUよりやや弱い。強反応者用はその1/5，確認診断用は10倍量に相当する。強反応者用，確認診断用のツベルクリンを使用したときの判定基準は確立していないので使用は勧められない。

世界的に広く使用されているツベルクリンRT 23や米国で市販されているPPDには，溶解後に有効成分が管壁に吸着されることを防ぐためTween 80が加えられているが，Tween 80が反応をやや修飾することを嫌ってわが国のPPDには加えられていない。このため有効成分が管壁に吸着されやすいので，溶解後はできるだけ早く使い切るようにしなければならない。

3 ツベルクリン反応の感度・特異度

何の検査でもいえることであるが，検査成績を解釈するときにはその検査の感度・特異度を考えなければならない。感度100％，特異度100％という検査であれば問題はないが，そういう検査はまずないので，実際には頻度に応じて陽性予測値を考えて解釈することになる。感度・特異度などの定義を示せば**表5-1**のとおりである。

ツ反応の感度・特異度は，使用しているツベルクリンが違うので国により異なるし，非結核性抗酸菌の感染頻度，BCG接種状況で大きく変わり，さらに対象者の性，年齢などでも異なるので一概にはいえない。BCG接種が全く行われず，非結核性抗酸菌感染が特に多いといわないでもよい米国で多数の海軍新兵でツ反応を検討した成績[16]では，感度は94％，特異度は99％だったという。この感度・特異度を用い，結核既感染率が10％および1％のときの陽性予測値を計算すると**表5-2**のとおりである。感度・特異度がこれだけ高くても，頻度が低くなれば陽性予測値は50％を割ってしまうのである。同様に計算し，既感染率が10～0.01％ま

表 5-1 検査成績の分析

	状況あり	状況なし	合 計
陽性	a	b	a+b
陰性	c	d	c+d
合計	a+c	b+d	N=a+b+c+d

1. 感度＝a/(a+c)：その状況があるとき，陽性を示す確率（％）
2. 特異度＝d/(b+d)：その状況がないとき，陰性を示す確率（％）
3. 頻度＝(a+c)/N：その状況が認められる頻度
4. 陽性予測値＝a/(a+b)：その検査が陽性のとき，その状況がある確率（％）
5. 陰性予測値＝d/(c+d)：その検査が陰性のとき，その状況がない確率（％）
6. 相対的偽陽性率＝b/(a+b)：検査で陽性例中の偽陽性率（％）
7. (絶対的) 偽陽性率＝b/(b+d)：その状況がないのに，陽性を示す確率（％）
8. 相対的偽陰性率＝c/(c+d)：検査で陰性例中の偽陰性率（％）
9. (絶対的) 偽陰性率＝c/(a+c)：その状況があるのに，陰性を示す確率（％）

表 5-2 感度94％，特異度99％のときの陽性予測値など

頻度10％のとき			
	感染あり	感染なし	合計
ツ反陽性	9.4	0.9	10.3
ツ反陰性	0.6	89.1	89.7
合計	10	90	100

陽性予測値＝9.4/10.3＝91.3％
陰性予測値＝89.1/89.7＝99.3％

頻度1％のとき			
	感染あり	感染なし	合計
ツ反陽性	0.94	0.99	1.93
ツ反陰性	0.06	98.01	98.07
合計	1	99	100

陽性予測値＝0.94/1.93＝48.7％
陰性予測値＝98.01/98.07＝99.9％

表 5-3 感度94％，特異度99％のツ反応の陽性予測値など

頻度	陽性予測値	陰性予測値
10％	91.3％	99.3
5％	83.2	99.7
1％	48.7	99.9
0.50％	32.1	100
0.01％	8.6	100

でのときの陽性予測値を示すと表5-3のとおりである。この表をみれば，米国で小学生のツ反応検査を大分前から中止している正当性が理解できよう。

このような考えから米国では，感染を見逃さず，過剰に診断することを可能な限り避けるため，陽性，陰性を分ける硬結径のカットオフ値を3つ設け，状況に応じ5mm，10mm，または15mmとしているのである[17]。

4 ツ反応判定法

ツ反応は日本以外ではどこでも48～72時間後に硬結の大きさを測定して判定している。硬結は局所の細胞浸潤，浮腫，膠原線維の膨潤などツ反応の本質的な変化を反映しているのに対し，発赤は遅延型アレルギー反応に伴ってみられる副次的反応に過ぎず，国際的には発赤の判定は意味がないとされている。また，多くの国で陽性とするカットオフ値は地域の実状に応じて，6mm，10mmなどと種々に決められている。

わが国では48時間後の発赤長径（二重発赤があれば外発赤の長径）を測定し，10mm以上を陽性とし，硬結の有無，副反応の有無など

で弱陽性（+），中等度陽性（++），強陽性（+++）に分けている。わが国でツ反応を発赤で判定するのは，野辺地，柳沢らの研究[11][12]以来の伝統であり，PPDに切り替えるときに室橋ら[13]によって再検討されたが，結論は同様で今日に至っている。諸外国がすべて硬結で判定しているのに，わが国だけが発赤で判定しているのは主として次の理由による。① 発赤は硬結とよく相関し，何れで判定しても大きくは変わらない。② 硬結を測定すると判定者間の変動が大きいので，発赤で判定したほうが信頼性が高い。③ 硬結，発赤，あるいは二重発赤を病理組織学的に検討すると，量的な差がみられるだけで質的には変わらない[18]ので，測定が容易な発赤でみたほうがよい。④ ツ反応の判定方法について全国の医師の研修を今になって実施することは事実上不可能なので，今，発赤から硬結に変えることはできない，などである。

野辺地ら[11]は「二重発赤も相当あったが，外側の比較的境界の不判明のものは赤暈（roter Hof）として有無のみを記載するにとどめ」内発赤の大きさを発赤径としており，室橋ら[13]も二重発赤がある場合にも内発赤径で陽性のカットオフ値を検討していた。このようなわが国の研究者の意見に基づき，結核予防法では昭和26(1951)年6月の「結核予防法施行規則（厚生省令第26号）」[19]で「発赤の長短径（二重発赤あるときは外径）の算術平均をとり，10 mm以上を陽性とする」と規定した。「結核集団検診の実際」（昭和26年3月発行）[20]にはツ反応判定法が詳しく解説してあるが，これによると発赤は内発赤としており，やや混乱しているようである。その後，昭和48(1973)年10月の「結核予防審議会答申」[21]で，発赤の長短径の平均で判定する方法を改め「発赤の長径（二重発赤のあるときは外径）により判定する」と決められた。過剰なBCG再接種を避けるには賢明な改正であった。しかし，二重発赤を的

確に計測することは困難と早くからいわれ[22]，また気温・体動などによって変動し，きわめて不安定であるとも報告[23]されていることを考慮する必要があろう。

わが国では従来，BCG接種の要否決定のためにツ反応検査を行うことが圧倒的に多く，BCGの再接種を過剰に繰り返さないために，ツ反応は大きく判定する傾向がみられたが，これによる大きなマイナスは認められなかった。しかし今は結核感染の有無を判断するためにツ反応検査を行うことが多いので，以前とは状況が大きく変わった。そのうえ，BCG接種技術の向上のためBCG接種でかなり大きな反応を示す例が少なくない。

確かに，今になってわが国のツ反応の判定方法を発赤から硬結に変えることは困難だろう。また，発赤での判定は結核予防法で決められている事項である。わが国のこのような状況，諸外国の実状，学問的な事実を考えると，判定は発赤で行うが，硬結も正確に測定し，学問的な報告，特に外国で発表するときには硬結の大きさを必ず記載すること，化学予防の要否の判定の場合などには硬結の大きさも考慮して判断することなどが勧められる。

5 BCG既接種者のツ反応

BCG接種の4～6週後にはツベルクリン・アレルギーが発現するが，発赤または硬結は一定の大きさを中心とする正規分布を示す。このため，10 mmを境にBCGが適切に接種された，あるいは，接種されなかったと分けられる分布ではない。したがって，BCG接種後のツ反応を陽性率○％と表現するのは正しくないとWHOは強く主張[24]している。ただし，この反応自体は結核菌感染の場合と質的には全く同じ反応である。以前はBCG接種者では弱反応者が多いと考えられたが，最近では接種技術の向上などのため強い反応を示す者も少なくな

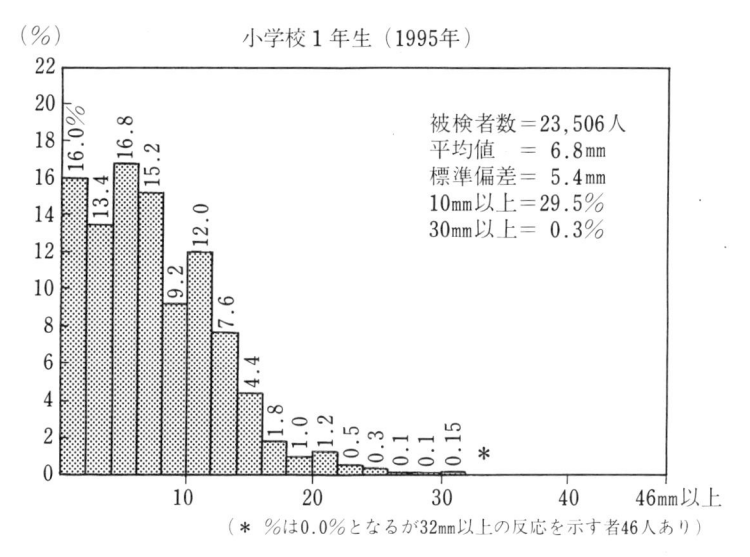

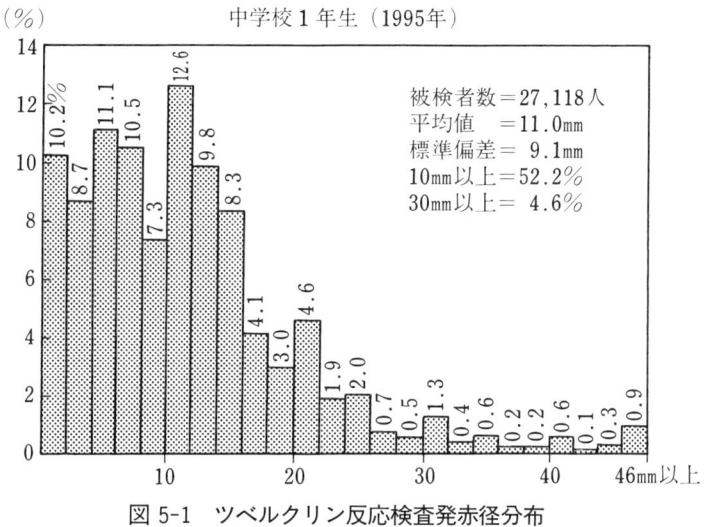

図 5-1 ツベルクリン反応検査発赤径分布
(結核予防会北海道支部)

く,また両者の反応を鑑別することはきわめて難しく,しばしば不可能である。

BCG 接種後のツ反応の大きさの分布は,接種技術の差,接種後の時間,再接種か否か,中間のツ反応によるブースターの有無,性,年齢など多くの要因の影響を受けるので様々であり,標準的な分布は示せない。技術レベルが比較的高い地域での小学 1 年生,中学 1 年生のツ反応の大きさの分布をみると図 5-1 のとおりである。1993 年に結核予防会の全国の支部が実施したツ反応検査成績では,小学 1 年生で 30 mm 以上の発赤を示す者は 1.6%,中学 1 年では 13.0% であった。

高校生以上ではツ反応検査は通常は実施されないので,30 mm 以上の者が何%みられるかよくわかっていない。最近,看護学校生徒のツ反応が各地で実施されているが,東京都が都内の看護学生で実施したツ反応の成績[25]は図 5-2 のとおりである。ほかの看護学生または病院職員でのいくつかの成績[26][27]をみても,発赤で 30 mm 以上の反応を示す者は 18〜24% くらいみられ,病院職員では 40% 以上が 30 mm 以

看護学生等のツベルクリン反応径の分布

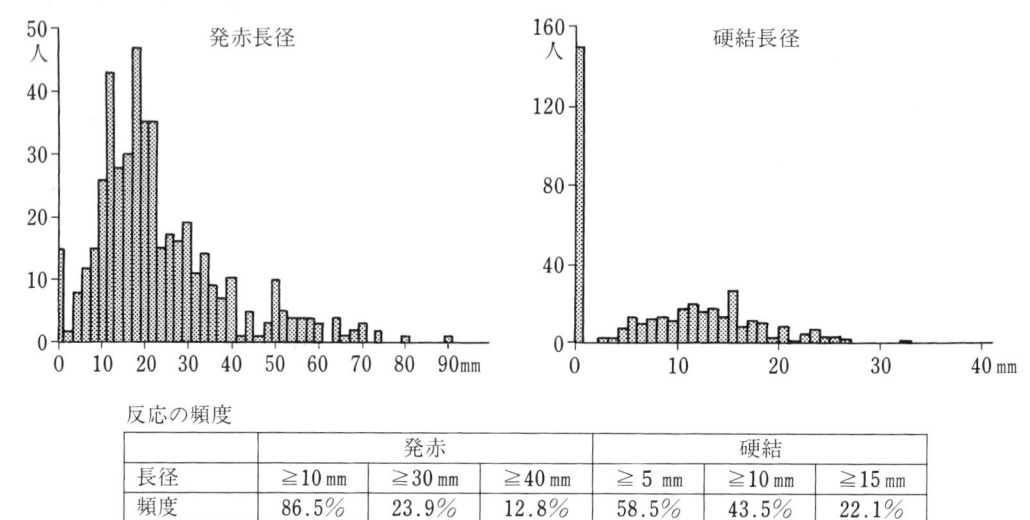

反応の頻度	発赤			硬結		
長径	≧10 mm	≧30 mm	≧40 mm	≧5 mm	≧10 mm	≧15 mm
頻度	86.5%	23.9%	12.8%	58.5%	43.5%	22.1%

図5-2 看護学生等のツベルクリン反応径の分布
(東京都衛生局医療福祉部結核感染症課.一般病院を中心とした結核感染予防マニュアル.2000年8月発行.より引用)

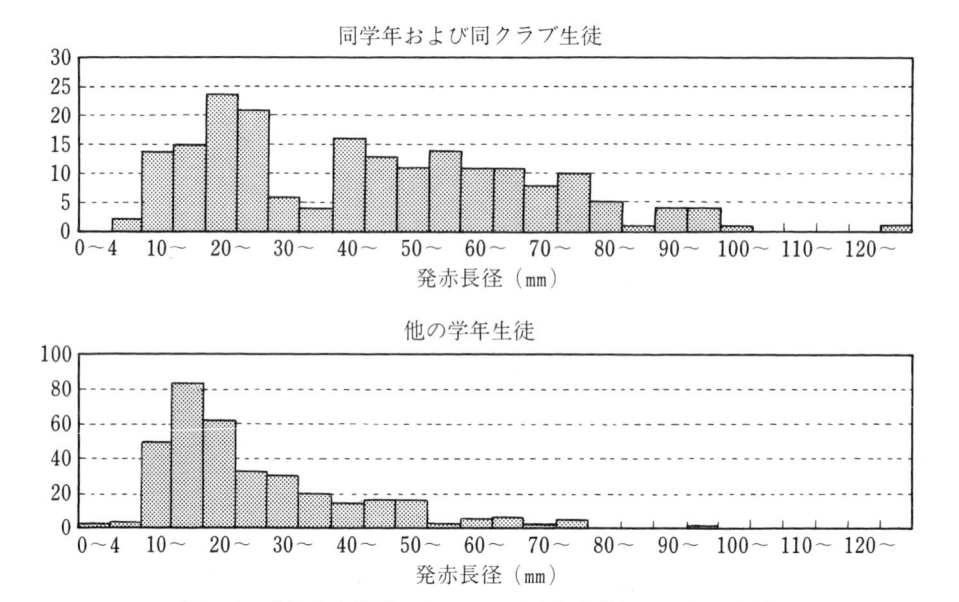

図5-3 高知市中学校におけるツ反応発赤長径の分布の比較
(豊田 誠:高知市の中学校結核集団感染事件.複十字,No.269,5-7,1999年9月発行.より引用)

上という報告[28]もある。

さて,このような人が結核菌の感染を受けるとツ反応はどうなるか? 集団でみれば図5-3[29]にみるように2峰性の分布を示すので,右の山に属する人の大部分が感染したと考え化学予防の対象とするのが普通である。しかし,感染者が数%だったり,集団そのものが小さければ,この方法では判定はできない。このため,「BCG既接種者で塗抹陽性患者と接触した者では,ツ反応発赤が30 mm以上の者を感染の可

表 5-4 感度55％，特異度80％，頻度10％としたときの陽性予測値など

	感染者	非感染者	合計
≧30 mm	5.5	18	23.5
<29 mm	4.5	72	76.5
合計	10	90	100

陽性予測値＝5.5/23.5＝23.4％
陰性予測値＝72/76.5＝94.1％

能性が大きい者とする」とするのが一般的である。

この判定方法の信頼性をみるため陽性予測値を計算すると次のとおりである。まず，間違いなく結核菌に感染した者（結核菌陽性の患者）のツ反応発赤径をみると30 mm以上の発赤を示した者は55％と報告[15]されている。この数字を用い，看護学校生徒の10％が感染したときの陽性予測値を計算すると表5-4のようになる。つまり，化学予防が指示された者のうち実際に感染している者は約1/4で，3/4は感染を受けていないのに化学予防が指示されたこととなる。一方，感染者のうち化学予防対象とされるのは55％だけで，約半数は対象となっていない。感染率が5％なら陽性予測値は12.6％とさらに低い値になってしまうのである（ただし，BCG既接種の若い人が感染すれば図5-3でみたように多くの者が30 mm以上を示す可能性もある。もし90％が30 mm以上を示すとすれば陽性予測値は35.7％とやや改善する）。

小・中学生でツ反応の陽性予測値を検討するため，①小・中学生が結核感染を受けると「90％が30 mm以上を示す」と陽性予測値が高く出るように甘く仮定し，②未感染のBCG既接種者では1.6％あるいは13％が30 mm以上の反応を示し，③15％あるいは5％の者が感染したと仮定して陽性予測値を計算すると，小学生では陽性予測値は90.8％または74.8％とほぼ受け入れられる数字であるが，中学生では55.0％または26.7％と低い値となり受け入れ

にくい。現状で「化学予防の適応基準」を機械的に適用すると，過剰に化学予防者を出してしまうことがよく理解できよう。高校生以上ではさらに受け入れにくい陽性予測値となる。

BCG既接種者で，どのような基準で判定すれば結核菌に感染した者を選別できるか研究した報告もいくつかみられる。欧米の研究なので当然，硬結で判定されているが，結局，どんな基準を用いても鑑別できなかったと報告[30)31)]されている。

このような現実の中で，前もって二段階法（two step testing）でツ反応が行われておらず，ツ反応の大きさの分布図を描くほど人数が多くない場合，どうすべきか，誠に難しい問題である。結局，Menzies[32)]も述べているように，①感染源の排菌状況，咳の状況，被感染者側の年齢，BCG接種その他の状況，接触状況など，臨床・疫学的状況を十分に検討して感染のリスクの程度をまず考え，②ツ反応の大きさ，もしわかれば可能な限り以前のツ反応の大きさと比較し，③その状況での陽性予測値のおおまかな値を推定して，慎重に判断するほかはないだろう。ただし，既に発病者が出ている場合には多少オーバーに考えたほうが安全であろう。

6 ツ反応のブースター現象および二段階ツ反応検査法

結核の感染を受けた人でも長時間の後にはツ反応は減弱するが，非結核性抗酸菌の感染やBCG接種後のツ反応は，結核菌感染の場合よりずっと早く減弱する。これらツ反応が減弱した人にツ反応（最初のツ反応なのでT1と呼ぶ）を行った1～2週後に再びツ反応（T2と呼ぶ）を行うと，T2はT1よりかなり大きくなっている人が多い。T1がブースターとなり，減弱したツベルクリン・アレルギーが再び元の大きさに戻ったため，T2が大きくなった

表 5-5 ツベルクリン反応のブースター現象のまとめ

1. BCG 接種後のツ反応は 1〜2 カ月後に最強となり，以後は徐々に減弱していく。
2. したがって，BCG 接種後年余を経てツ反応検査（T 1）を行うと弱い反応を示す者が多い。
3. T 1 の 1〜3 週後に再びツ反応検査（T 2）を行うと，ツ反応は多くの人で大きくなっている。元の大きさに戻るためと考えられている。これを T 1 のブースター効果（回復効果）でブースター現象が認められたという。
4. T 2 の後，ツ反応を繰り返してもそれ以上は大きくならない。
5. T 1 の効果は 2 年程度残ると考えられているが，数年後には再びツ反応は減弱している。したがって，小学 1 年時のツ反応の影響は中学 1 年時にはなくなっており，再ツ反を行えばブースター現象が再び認められる。
6. T 1 と T 2 の発赤径の差は平均 8〜10 mm，標準偏差は 6 ないし 8 mm 程度である。
7. 非結核性抗酸菌の感染の場合にも，ツ反応の減弱は比較的早く，したがって T 2 でブースター現象が認められるといわれている。結核菌感染の場合でも長年月を経てツ反応が減弱していれば，T 2 でブースター現象が認められる。
8. 結核病院に勤務している職員は，知らぬ間に結核菌を吸入し，これがブースターとなって強いツ反応を示すことが多い。結核病院勤務者でのツ反応の解釈は難しいことが少なくない。

わけである。ブースター現象と呼ばれている。

ブースター現象については現在かなりのことが明らかになっているが，主な事項を列挙すると表 5-5[33]のとおりである。T 2 は平均 8〜10 mm 大きくなり，標準偏差は 6〜8 mm 程度なので，T 2 はブースター現象により T 1 より 20 mm 程度まで大きくなることがあるといえる。したがって，結核患者と接触した人で直後と 2 カ月後の 2 回ツ反応検査を行った場合，20 mm 以上大きくなれば，ブースター現象ではなく，感染を受けた可能性が高いと診断することができる。

病院職員で毎年ツ反応検査を繰り返して結核感染をモニターする場合，採用 1 年後または毎年のツ反応の解釈をブースター現象で誤ることを避けるため，米国では新採用のツ反応陰性者には二段階法検査を行うように勧めている。T 1 の 1〜3 週後に T 1 から 5 cm 以上離れた場所に T 2 を行う方法である。

T 2 でも陰性の者は未感染者と考えられ，その後のツ反応が陽性の基準を満たせば「ツ反応の陽転」とし，結核の感染あるいは非結核性抗酸菌の感染を疑うとしている[34]。

わが国ではツ反応陽性の若年者の大部分が BCG による反応と考えられるので，T 1 が強陽性のものを除き，1〜3 週後に T 2 を行い，大きいほうの反応をベースラインの反応としてその後の診断に役立てることとしている。ただし，わが国では米国と異なり未感染者を確定するのではなく，BCG 既接種で一定の反応を認める人が「感染のため反応が有意に大きくなったか否か」を判断するためのベースラインとなるツ反応の大きさを把握するために実施しているので，米国とは大きく異なっている。そのうえ，二段階法の経験が少ないので，ベースラインの発赤の大きさと比べて何 mm 以上大きくなれば陽転とすべきか，はっきりした基準はない。現在のところ米国がいうように以前の反応に比べて「硬結で 10 mm 以上大きくなった場合に感染を疑う」か，あるいは，大体これに合わせて，「発赤で 15 mm〜20 mm 以上大きくなった場合に感染を疑う」というのを一応の基準とし，今後検討を重ねていくのが 1 つの方法だろう。

7 わが国で早急に検討が必要な事項

BCG 接種がこれだけ広く繰り返し行われているわが国では，ツ反応で結核感染の有無を診断することはきわめて難しい。そのうえ，乳幼

表 5-6 ツ反応検査で結核感染の有無を正確に診断できないための不利益

1. 結核診断の妨げ，特に小児，若年者
2. 化学予防対象者診断の妨げ
3. 結核集団感染が疑われるときに過剰反応を起こしやすいこと
4. 病院などで結核感染リスクが高い部署の判定が不能
5. 結核感染危険率の観察が不能となること
   このため学問的基盤の上に立つ結核対策樹立困難

児での結核感染率はきわめて低いのでBCG未接種の乳幼児のツ反応検査でも陽性予測値が低いなど，ツ反応の判定をめぐって多くの問題が出てきている。このためのマイナスも大きく，主なものだけを列挙しても表5-6のとおりである。

これらの問題を解決するため，早急に取り組むべき課題を簡単にまとめると次のとおりである。

1 感染診断のためのカットオフ値を作成すること

a) 0歳児での基準

現在，BCG未接種の乳児で発赤10 mm以上なら2カ月以内に再ツ反を行い，2回目も10 mm以上なら感染とし，化学予防が行われている。旧厚生省が1984年に実施した乳幼児のツ反応実態調査成績によると，BCG未接種の0歳児の0.56%（6カ月未満0.26%，6月～1歳未満0.82%）[35]が10 mm以上の発赤を示したと報告されている。この0歳児の平均月齢を6カ月，結核感染危険率を0.05%とし，1回目のツ反応で10 mm以上の者を感染としたときの陽性予測値を計算すると4.5%という低い値で，陽性とされた者の95.5%は実際には感染していないこととなる。したがって，感染のおそれがあまり高くない乳児でツ反応検査を行うことはできるだけ避け，検査を行った場合には濃厚接触者など感染のおそれが高い者では陽性のカットオフ値を10 mm，これ以外の者ではカットオフ値を15 mmとするのも一案だろ

う。結核予防会沖縄県支部でのツ反応結果によれば1歳未満で15 mm以上の発赤を示したのは0.2%みられたので，カットオフ値を15 mmとしても感染率が低ければ陽性予測値は依然としてかなり低いのである。

b) BCG既接種の小学1年，中学1年生での化学予防適用基準

現在，BCG既接種で塗抹陽性患者と接触がない中学生以下の者では発赤40 mm以上の者を化学予防の対象としているが，最近ではBCG接種技術が向上したので40 mm以上を示す者はかなりの数にのぼっている。結核予防会が1993年に各県支部の成績を集めた結果でも小学1年で0.64%，中学1年生では5.04%が40 mm以上の発赤を示していたので，今ではさらに高率だろう。この年齢の結核感染者のツ反応の発赤径分布がわからないので正確な陽性予測値は計算できないが，全年齢の成績を用いて陽性予測値を計算すると，小学生では20.5%で何とか許容できるが，中学生では6.2%，つまり93.8%は過剰診断となってしまう。BCG既接種の中学生以上の者で塗抹陽性患者と接触がない場合には，発赤径が40～50 mmあるいはそれ以上であっても念のため胸部X線検査を行えば十分で，化学予防は行わなくてよいのではなかろうか。

c) 大学生でのツ反応成績

最近，東北大学学生5,517人のツ反応検査成績が報告された[36]。対象者の大部分は18～27歳であるが31歳以上の人も2.3%含まれている。図5-4にみるように強陽性は20.1%，発

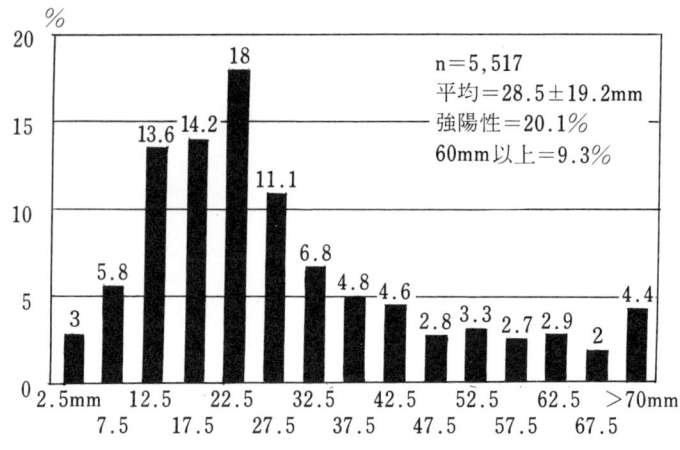

図 5-4 東北大学学生のツ反応検査成績
(野城孝夫, ほか. 青年期におけるツベルクリン反応の実態—平成10年度東北大学全学生結核検診報告. 結核 2000；75：363-8. より引用)

赤 60 mm 以上の者は 9.3% 認められたという。これらの学生には胸部 X 線検査が行われたが，発病者は 1 例もなかったと報告されている。

病院などで塗抹陽性患者が発生し，この患者との接触を否定できないので，多くの職員にツ反応検査を行うことがある。このような場合，例えば発赤 60 mm 以上の者がこの程度（あるいはそれ以上）認められることは普通であると認識していないければ，不必要に化学予防が行われ，騒ぎが大きくなる。心すべきことである。

d) 高齢者でのカットオフ値

青壮年とは逆に，60 歳以上の高齢者ではツ反応は小さく，菌陽性の結核患者でも男性では 8.6%，女性では 11.5% が発赤 10 mm 未満と報告[15]されている。したがって実際には 60 歳以上ではカットオフ値を例えば 7 mm に小さくすることが必要であろう。

最近，島根県の老人保健施設入所者 211 人のツ反応成績が報告[37]されたが，65 歳以上の高齢の男性ではツ反応発赤径は 12.10±12.20 mm，女性ではこれより小さく 8.61±8.39 mm だったという。また，10 mm 以上の者は男女合計して 35.0% に過ぎなかったが，6.2% は 30 mm 以上の反応を示していたという。ただし，60 歳以上といっても今では未感染者が多く含まれている可能性を考えなければならないので，既感染者の何％が 10 mm 未満の反応を示すかはこの報告からは判断できない。

2 二段階法で検査されているときの感染の診断基準の作成

結核感染診断のゴールドスタンダードがないため，感染の基準づくりは簡単ではない。わが国では最近，医療関係者を中心にこれだけ多くの人で二段階法検査が行われているので，診断基準作製は急務である。

3 乳児期に 1 回のみの BCG 接種の検討

BCG 接種を 0 歳児期に 1 回行うだけとすれば，5 歳を超えれば BCG 既接種者でも結核感染の診断は可能という報告[32)38)39]が少なくない。ただし，この場合判定は硬結で行わなければならない。これが事実か否か，わが国での調査が必要であるが，もし事実なら BCG 接種の最大のマイナスを避けることができるわけである。BCG 再接種継続の要否を考える場合には真剣に考慮すべきことだろう。

4 硬結での判定の併用

わが国で今から硬結による判定を全国的に導

入することは確かに困難であろう。しかし，硬結による判定も併用し，重視し，次第に世界で共通の方法に切り替えていくのも1つの方法であろう。

以上述べたことは，何れもわが国で50年以上実施されてきた方法の改定なので，改変は容易でないことは理解できるが，現在の混乱も看過できない。感染の診断は結核病学で最も基本的で重要なことである。結核感染の実状を正しく把握し，学問的な基盤の上に立った診断・治療・対策を進めなければならないのである。

● 文献

1) Koch R. Ueber bakteriologische Forschung. Dtsch Med Wochenschr 1890 ; 16 : 756 (Snider DE. The tuberculin test, Am Rev Respir Dis 1982 ; 125 Supple 108-18. より引用).
2) Pearson L. Tuberculin as a diagnostic agent. Med News 1982 ; 60 : 358-359. (Snider DE. The tuberculin skin test, Am Rev Respir Dis 1982 ; 125 Supple 108-18. より引用，なお，このSnider の論文はツ反応の歴史的発展を詳しく報告している).
3) Pirquet von C. Der diagnostische Wert der kutanen Tuberkulinreaktion bei der Tuberkulose des Kindesalters auf Grund von 100 Sektionen. Wien kl Wochenschr 1907 ; 1123-8.
4) Sibert FB, Glenn JT. Tuberculin purified protein derivative : preparation and analyses of a large quantity for standard. Am Rev Tuberc 1941 ; 44 : 9-25.
5) Palmer CE. Nontuberculous pulmonary calcification and sensitivity to histoplasmin Public Health Rep 1945 ; 60 : 513-20.
6) Palmer CE. Tuberculin sensitivity and contact with tuberculosis, Further evidence of nonspecific sensitivity. Am Rev Tuberc 1953 ; 68 : 678-94.
7) Edwards LB, Aquaviva FA, Livesay VT, et al. An atlas of sensitivity to tuberculin, PPD-B and histoplasmin in the United States. Am Rev Respir Dis 1969 ; 99 : 1-132.
8) Narain R, Nair SS, Rao GR, et al. Enhancing tuberculin allergy by previous tuberculin testing. Bull WHO 1966 ; 34 : 623-38.
9) Atkinson ML, Farer LS. TB testing for hospital employees : New recommendation. Hosp Med Staff 1979 ; 16-20. Snider DE : The tuberculin skin test. Am Rev Respir Dis 1982 ; 125 ; Supple. 108-18. より引用.
10) 伊東祐彦. 小学児童の結核調査, 第1回報告. 児科雑誌, 1910 ; 127. 岩崎龍郎. 明治20年以後のわが国の結核予防, 診断, 治療の諸問題に関する史的展望. 結核 1982 : 57 ; 357-362, 399-407 より引用.
11) 野辺地慶三, 柳沢 謙, 益子義教, ほか. ツベルクリン反応検査方法について(第1報). 厚生科学 1940 ; 1 : 16-33.
12) 野辺地慶三. ツベルクリン反応検査方法について(第2報). 厚生科学 1941 ; 2 : 41-61.
13) 室橋豊穂, 前田道明, 内田 裕. 精製ツベルクリンPPD-sによる反応の判定基準に関する研究. 結核 1958 ; 33 : 639-44.
14) Schoel B, et al. Heterogenecity of the repertoire of T cells of tuberculosis patients and healthy contacts to M tbc. antigens sepatrated by high-resolution techniques. Infect Immun 1992 ; 60 : 1717-20.
15) 森 亨. ツベルクリン反応検査. JATA Books, No.7, 1-103, 結核予防会, 1995
16) Rust P, Thomas J. A method estimating the prevalence of tuberculosis infection. Am J Epidemiol 1975 ; 101 : 311-22.
17) ATS : Targeted tuberculin testing and treatment of latent tuberculosis infection. Am Rev Respir Crit Care Med 2000 ; 161 : Supple. S 221-S 47.
18) 日置治男, 小方健次, 明石成子. 人体皮膚におけるツベルクリン皮内反応の組織学的細胞学的研究 (第一報). 綜合医学 1953 ; 10 : 854-65.
19) 昭和26年6月12日. 結核予防法施行規則, 厚生省令第26号.
20) 隈部英雄編. 結核集団検診の実際. 結核予防会, 1951.
21) 結核予防審議会 (答申). 結核健康診断及び予防接種の実施方法について, 1973 (昭和48年) 10月9日.
22) 太田良海, 相澤秀雄, 岡 治道. Mantoux氏「ツベルクリン」皮内反応に就いて, 其の1, 反

応計測について. 結核 1932；10：410-6.
23) 本間日臣. ツベルクリン皮内反応における二重発赤の時間的変動について. 臨床医報, 1948；2：1-5.
24) WHO Tuberculosis Research Office. Certain characteristics of BCG-induced tuberculin sensitivity. Bull World Health Organ 1955；12：123-41.
25) 東京都衛生局医療福祉部結核感染症課. 一般病院を中心とした結核感染予防マニュアル. 2000.
26) 重藤えり子. 看護学生と病院職員における2段階ツベルクリン反応検査. 結核 2000；75：27-31.
27) 藤野忠彦, 阿部良行, 宮田篤志, ほか. 看護学生におけるツベルクリン反応成績の検討. 結核 1999；74：493-7.
28) 重藤えり子. 医療従事者のツベルクリン反応—職場・年齢によるツ反応分布の差. 日胸臨 1999；58：888-94.
29) 豊田 誠. 高知市の中学校結核集団感染事件. 複十字, No.269, 5-7, 1999年9月発行
30) Baas JB. Tuberculin test, preventive therapy, and elimination of tuberculosis. Am Rev Respir Dis 1990；141：812-3.
31) March-Ayuela de P. Choosing an apropriate criterion for true or false conversion in serial tuberculin testing. Am Rev Respir Dis 1990；141：815-20.

32) Menzies D. Interpretation of repeated tuberculin tests. Boosting, conversion, and reversion. Am Rev Respir Crit Care Med 1999；159：15-231.
33) 青木正和. ヴィジュアルノート, 結核院内感染防止ガイドライン, 1-88, 結核予防会, 1998.
34) ATS. Diagnostic standards and classification of tuberculosis in adults and children. Am J Respir Crit Care Med 2000；161：1376-95.
35) 厚生省公衆衛生局結核難病課. 昭和59年乳幼児結核免疫付与実態調査成績. 厚生省 1985.
36) 野城孝夫, 佐藤 研, 佐藤 博, ほか. 青年期におけるツベルクリン反応の実態—平成10年度東北大学全学生結核検診報告. 結核 2000；75：363-8.
37) 三上真顕, 河崎雄司. 老人保健施設における二段階ツベルクリン反応検査の検討. 結核 2000；75：643-8.
38) Lockman S, Tappero JW, Kenyon TA, et al. Tuberculin reactivity in a pediatric population with high BCG vaccination coverage, Int J Tuberc Lung Dis. 1999；3：23-30.
39) Rumisha D, Baratedi J, Chimidza N et al. Tuberculin skin test survey in a pediatric population with high BCG vaccination coverage---Botswana,1996, MMWR (Morb Mortal Wkly Rep) 1997；46：846-51.

6 結核症の診断(2)
発病の診断

1 概説

　肺結核症の古典的診断学はLaennecの間接聴診法（1816），Kochの結核菌染色，培養法（1882），von Pirquetによるツベルクリン反応検査の確立（1907），Graeffらによる肺結核症病理所見とX線所見との比較検討（1923）の4つの研究により画期的に進んだ。これらの診断方法の概略は1930年にはおおむね完成していたが，X線機器はもちろん，顕微鏡も高価だったためその普及は遅々たるものであった。しかしこれら肺結核症の診断方法，あるいは，その考え方は結核の領域にとどまらず，間もなく内科診断学全般に大きな影響を与えながら発展したことは，結核病学の歴史の輝かしい一面である。さらに1936年には古賀ら[1]により間接撮影法が完成し，1930年代には結核症の感染，発病，進展についての臨床的・疫学的研究がこれらを駆使して目覚ましく発展した。

　戦後，国際交流・国際共同研究が進むにつれ「結核症の診断」の実情が国により大きく異なることが明らかとなり，共通の診断基準，病型の制定が望まれた。しかし，X線診断のinter-individual，intra-individual variationは予想以上に大きく，読影結果の一致率は期待したより低いので，再現性のある「世界共通の肺結核症病型」を設定することは不可能という結論に達した[2)-4)]。

　1964年，WHOの結核専門委員会は，かの有名な「第8回報告」[5]を発表し，「結核患者とは細菌学的に確認された症例をいう」と明言し，X線診断に頼っていた世界の結核医に大きな衝撃を与え論議を巻き起こしたが，10年後の「第9回結核専門委員会」[6]でも前回の委員会の正しさを確認した。その後，臨床的にも疫学的にも「菌陽性患者」を重視し，これを中心として対応すべきであるという考え方が次第に受け入れられ，今では世界に広く浸透してきている。

　一方，戦後の生物学の目覚ましい進歩を受け，1980年代の後半から90年代には抗酸菌の細菌学が長足の進歩を遂げ，新しい抗酸菌検査法が続々と登場した。なかでも，自施設で実施すれば数時間で微量菌も検出できる遺伝子診断，遺伝子の分析で菌種を短時間で正確に同定できる菌種同定法，あるいはRFLP分析による菌株の異同の診断などは画期的で目覚ましい進歩といわねばならない。Kochが結核菌を発見してから1981年までの100年と80年代後半からの15年を比べると，この15年のほうが遙かに実り多かったといってよいほどである。

　これらの抗酸菌検査法の発展に加え，気管支鏡検査の普及，CTの著しい発展，結核症についての疫学的考え方の進歩，非結核性抗酸菌症および結核以外の呼吸器疾患の著明な増加などのため結核症の診断は以前とは様変わりし，CTの開発前には考えられなかったほど詳細になった。また，周囲への感染を防ぐために，以前にも増して早期の診断が求められるようになり，さらに，診断精度の向上，接触者検診など

表6-1 患者の訴えによる咳の持続期間別肺結核症有病率

	観察数	菌陽性例数	%
総数	622	44	7.1
1週	241	1	0.4
2週	106	6	5.7
3〜4週	96	12	12.5
5〜8週	42	7	16.7
9〜13週	25	5	20.0
14〜26週	29	6	20.7
27〜52週	36	4	11.1
≧53週	47	3	6.4

(Baily GVJ, et al. Potential yield of pulmonary tuberculosis cases by direct microscopy of sputum in a district of South India. Bull World Health Organ 1967 ; 37 : 875-92. より引用)

を有効に実施するためにも結核菌の証明が重視される時代を迎えている。

わが国の結核蔓延状況にはまだ多くの問題が残されているが，以前に比べればずっと少なくなった。このため，ともすれば「受診の遅れ」「診断の遅れ」が起こり，「集団感染」「院内感染」などの問題が発生して注目を集めている。さらに，結核の疫学像の変貌から，「高齢者の結核」「コンプロマイズド・ホストの結核」「多剤耐性結核」など診断時に注意しなければならない症例も増加してきている。

そのうえ，「伝染病である結核症」の診断の遅れ，誤診に対する世間の目はますます厳しい。少なくとも他人への感染源となるおそれが高い喀痰塗抹陽性肺結核患者の診断が遅れないようにすることは不可欠のことである。結核症の診断には以前にも増して注意しなければならない時代になっているのである。

2 結核症を疑うべき症例

結核症は多様な症状・経過を示すので常に油断してはならず，すべての例で一応疑うべきであるといわれる。しかし，罹患率から計算すれば結核が最も多い60歳以上でも約1,250人に1人，20〜59歳では4,000人に1人，0〜19歳では約35,000人に1人の割で毎年発生している程度である。医療機関に来る患者ではこの2倍あるいは3倍としても，常に「全患者で結核を疑え」といわれても現実には難しい。このため，最もよくいわれることは感染源となる患者に受診を勧め，また，診断に注意するための「長引く咳は赤信号」という標語で，15日以上咳が続く患者を疑うという方法である。

2週以上咳を訴える患者で結核が高率にみつかるという考えは，インドのBailyらの研究[7]に根ざしている。この研究での咳の期間は，患者の訴えに基づいているので約1週，約2週，3〜4週とやや漠然としているが，表6-1にみるように，咳の持続が2週以内の場合には大部分が風邪などで結核の可能性は低く，15日を超えると10％以上の高い率で結核がみつかり，1年を超えると喫煙者やCOPDの患者が増加してまた低くなるという。途上国でのわれわれの経験でも有症状者の喀痰検査でおよそ10％程度結核患者が発見されるので，まさにこのとおりである。わが国ではこれよりずっと低率になるだろうが，やはり15日以上咳を訴える患者には注意が必要である。

わが国の現状では，最終的に結核症と診断された例の半数近くは，初めは結核が疑われていない[8]。また，結核集団感染，特に院内感染事

表 6-2 肺結核症を疑って検査を勧めるべき症例

1. 15日以上長びく咳を訴える患者
2. 抗生物質に反応の悪い不明熱
3. 1年以内に塗抹陽性患者と接触した人
4. 他疾患の治療中に咳，発熱が出現し治り難い例
5. 他医で結核疑いとされた症例

例の感染源となった患者などをみると，悪性腫瘍などの原疾患の最終段階で結核症を併発した例，抗生物質に反応しない不明熱が続いた例など診断の難しい例が少なくない。このため文献や経験から「結核を疑うべき例」を列挙すれば表 6-2 のとおりである。こうして疑うべき例の頻度，その何%が菌陽性の結核だったかを，定量的に示せなかったことは残念であるが，1 つの参考になろう。これら疑うべき例に遭遇した場合には画像診断，菌検査を勧めるが，初診時の結核疑いの程度別に最終診断の方法を詳細に検討した成績[8]が表 6-3 である。初め喀痰塗抹検査陰性，あるいは，他の疾患が疑われた例でも，結核症が否定されない限り喀痰塗抹検査，培養検査などを繰り返すことの重要性がよく示されている。

ただし最近では，新たに診断された抗酸菌陽性例中の非結核性抗酸菌症の比率はますます高くなってきていることにも十分に注意することが必要である。表 6-4 は全国の国立療養所 13 施設で，新たに入院した抗酸菌陽性例中の非結核性抗酸菌症の比率を地域別にみたものである[9]が，中国・四国・九州地方では抗酸菌陽性例の 25%以上が非結核性抗酸菌症であり，近畿以東でも 22〜23%にのぼっているので，菌陽性例を初めて診断したときには同定検査を欠くことはできない。

3 画像診断をめぐって

わが国では胸部 X 線検査が結核症診断の第一歩となるのが普通なので，X 線診断の特徴，限界などを正しく理解することも重要である。

1 岡，隈部の結核症の X 線診断法

岡 治道，隈部英雄ら[10]は剖検例の肺全体を 3〜5 mm くらいの厚さに切り，その上にガラス板を置いて病変，気管支，血管などを正確に写し取り，さらにハトロン紙に写し取ったうえで血管，気管支，病理所見を詳細に立体的に再構成し，X 線写真像と比較検討するという手間と時間がかかる「トレース法」で X 線写真像を検討し，わが国独自の胸部 X 線写真読影法を完成させた。この読影法は結核症の病理発生，進展の理論に根ざして進められ，この考えに基づいてつくられた X 線病型が「岡分類」[11]である。1955 年頃まで X 線診断の対象となる肺疾患の 90%が肺結核症だったので，結核症の感染，発病，進展の理論に基づき，予後も考

表 6-3 初診時の結核症疑いの程度別確定診断の方法

	総数	喀痰塗抹(+)	BALF塗抹(+)	喀痰PCR(+)	喀痰培養(+)	胃液培養(+)	生検診断	臨床診断
結核の疑い 早期に塗抹陽性	15	14	1	—	—	—	—	—
結核の疑い 初期は塗抹陰性	22	9	2	2	2	1	1	5
結核以外の疾患疑い 肺炎など感染症	29	18	1	4	2	—	1	3

(仲本 敦, ほか. どうしたら結核の患者を見逃さないか. 日胸 2000；59：827-48. より引用)

表 6-4 地域別，国立療養所入院抗酸菌陽性例中の非結核性抗酸菌症の比率

		1999年	2000年
全国	結核症（A）	2,383	1,974
	NTM症（B）	565	631
	B/(A+B)	23.7%	24.5
近畿以東	結核症（A）	2,057	1,619
	NTM症（B）	453	498
	B/(A+B)	22.0%	23.5
中国以西	結核症（A）	326	355
	NTM症（B）	112	133
	B/(A+B)	25.6%	27.3

(国立療養所非定型抗酸菌症研究班)

えさせるこの分類は，当時はきわめて有用な分類であった。

しかし非結核性肺疾患の比重が重くなるにつれ，肺結核症を中心に考えたこの読影法は当然次第に忘れられ，米国学派を中心とする純粋に放射線医学的な読影法が中心となった。これはいうまでもなく重要な進歩，発展であるがここでは省略して多くの成書に譲り，X線診断についての概論的な記述にとどめることとする。

2 X 線診断は肺結核診断の第一歩

1955年以後になると，結核症以外の肺疾患が急速に増加し，結核症の病型分類より「他疾患との鑑別」が重要な課題となった。そのうえ，肺結核症のX線像は多様で，あらゆる所見をとりうるし，非結核性抗酸菌症のように菌の同定以外では鑑別できない疾患が増加し，さらに，診断確定には結核菌の証明が必須と考えられるようになったので，誤診を避けるためには「胸部X線で異常を認める例はすべて菌検査が必要」という考えが一般的になっている。

しかし，1回の塗抹検査では感度は75～85%程度，2回でも95%くらいなので3回の検査が必要だし，培養や遺伝子診断では時間的・経済的問題，健康保険上の問題も無視できない。さらに，欧米には結核を疑って菌検査をしているなら結果がわかるまでisolation roomに収容すべきであるという考えもあり，菌検査成績がわかる前にある程度の見当をつけたい。院内感染は防がねばならないし，誤診や診断の遅れもなくさなければならないからである。このような考えから欧米では隔離室に収容すべき培養陽性患者をできるだけ早く正確に診断するにはどうすればよいか，いくつかの研究が行われている。

周知のようにWHOは結核の感染を防ぐために「有症状者の喀痰塗抹検査」をまず行うよう強く指導しているが，先進国では培養検査も同時に行われるので，最初から菌検査を行うより「X線検査をまず行い」，必要な者で菌検査を実施したほうが経済的であるという[12]。最終的に培養陽性となる者を100%確実に選び出し，しかも不必要な検査をできるだけ少なくするにはどうすべきか検討した結果では，結局X線所見が最も有効で，次いで体重減少などの症状が鑑別に有効だったという[12]-[16]。これらで用いられているX線所見分類は「空洞の有無」「肺上野病変か否か」など簡単なものである。ただし，診断の遅れをなくすためにX線読影時の医師の明察力の向上が必要という報告[17]ももちろんみられる。

El-Solh[18]は症状，X線所見に関する簡単な

表 6-5 培養陽性肺結核鑑別のための質問表と当研究で認められたそれぞれの事項陽性の頻度*

	培養（＋）例の頻度**	培養（－）例の頻度**
咳の有無	81%	77%
盗汗の有無	55	27
2週以上続く発熱の有無	70	59
10%を超える体重減少の有無	64	27
胸痛の有無	—	—
呼吸困難の有無	—	—
PPD陽性の記録の有無	68	12
HIV陽性の記録の有無	51	59
CD4数が200以上か否か	—	—
糖尿病の有無	19	2
X線写真は正常か？	—	—
（正常なら以下の質問は省略）	—	—
肺上野の浸潤の有無	66	16
肺下野の浸潤の有無	—	—
肺上野の空洞の有無	—	—
肺下野の空洞の有無	—	—
肺門腫脹の有無	—	—
粟粒状陰影の有無	4	0
胸膜肥厚の有無	—	—
胸膜貯水の有無	9	8
両側の胸水貯溜の有無	—	—

* El-Solh の論文に記載されている頻度。—印は記載されてないもので0の意味ではない。
** 培養（＋）47例，培養（－）516例，何れも結核の疑いのため隔離室に収容された症例。
(El-Solh AA, et al. Predicting active pulmonary tuberculosis using an artificial neural network. Chest 1999 ; 116 : 968-73. より引用)

質問にマークをすると，感度100％，特異度は72％程度で医師の判断よりずっと正確に，効率的に培養陽性例を選別できるプログラムを開発し，コンピューターでの問い合わせに応じている。質問項目，あるいは，X線所見分類は表6-5にみるとおりきわめて簡単なものである。表にはこのプログラムの開発に使った菌陽性47例および対照例516例（何れも一時隔離室に収容した例）のそれぞれの出現率も示した。わが国の患者でもこの方法で有効に「振り分け」ができるか否か検討が必要であるが，わが国でもこのような研究が行われることが強く望まれる。

喀痰塗抹検査では陰性であるが胸部X線写真で異常を認める場合，気管支鏡検査に進むか，一応肺炎として治療を開始するか，感染防止を考えなくてよいかなど，迷う例が少なくないからである。

3 菌陰性例の診断

結核菌が証明されない例では結核症と診断してよいか否か悩む。わが国では新登録肺結核患者の43.0％（15,573例，1999年）が菌陰性と報告されておりきわめて多いが，菌陰性の結核

症は次の3群に分けて考えられるだろう。すなわち，① 小児結核，粟粒結核など菌が証明できない例が多い疾患，あるいは，基礎疾患が重篤な結核症の疑い例で結核菌が証明されない場合。これらは臨床家にとっては重大な疾患なので菌が証明されないと診断が正しいか否か悩むこととなる，② 化学療法終了後の経過観察中にX線像の動きを認めるが菌陰性の症例，③ 軽症例，または，不活動性結核の可能性があるが化学療法の既往のない例，または，結核性とも非結核性とも断定できない症例の3群である。

粟粒結核では喀痰からの塗抹陽性率は46.4%，培養陽性率は76.8%と報告[19]されているので結核菌を証明できない例も少なくないが，粟粒結核を疑いさえすれば臨床症状，肺や脳のCT所見，あるいは，眼底所見などから診断はそれほど困難ではないだろう。小児結核は頻度が少なくなったので患者家族以外では疑いをもつこと自体が難しい。小児結核例で菌陽性となるのは喀痰，胃液の塗抹では13.5%，培養でも26.9%と報告[20]されているので，結核と診断するのが難しい例が少なくない。このため安全をみて結核症と診断する例も少なくなく，1998年に全国で登録されていた小児結核例268例の検討[21]では，登録情報の分析だけで33例，12.3%はマル初，21例，7.8%は肺炎，非結核性抗酸菌症など結核症以外の疾患とされ，合計20.1%は活動性結核症から除外されている。小児結核例では感染源との接触の有無，BCG接種歴，ツ反応などを参考にしながら診断する以外ないだろう。諸外国では様々な情報を入力して点数法で診断する方法などが試みられているが，信頼できる方法は確立されていない。

これら臨床的に重大な症例では，気管支鏡的検査などが勧められるが，診断目的の結核化学療法，場合によってはオーバーダイアグノージスも容認されるだろう。

化学療法完了後の経過観察中にX線所見の動きがあった例，臨床症状が出現し患者が不安を訴える例などは，3日間の連続検痰で陰性が確認されれば一般抗生物質で対応し，結核の化学療法を再開せず，様子をみたほうがよいだろう。もし結核化学療法を再開したとしても，培養で陰性が確認できれば化学療法を中止してよい。治療完了例では化学療法を追加しても再発率が下がるわけでもないので，菌が確認されない限り再治療を行うことはできるだけ避けたい。

例数が最も多いのは第3のグループである。わが国では結核検診，肺癌検診，その他の機会に胸部X線検査が行われることが多いので，塗抹陰性の軽微な陰影が発見されやすい。① 異常影が結核性か否か，② 結核性だとして治療が必要か，化学予防が勧められるか否か，2つのことが問題となる。このような症例の鑑別診断には高分解能CT（HRCT）所見の分析がしばしば有用である。管内性転移で進展する肺結核症では，細葉性，小葉性の散布性陰影，あるいは分岐状影が認められることが多い。Imら[22]はこのような陰影を"tree in bud appearance"と呼んで注目しているが，安藤ら[23]も「木の枝から芽がふくように，数カ所の枝分かれを有する分岐状影」と訳して肺結核症に特徴的な所見として注目している。なお，菌陰性の軽微な陰影で最大の関心事はいうまでもなく肺癌との鑑別であるが，孤立性陰影の鑑別診断はこれだけで大きすぎる問題なので他の成書に譲りここでは省略する。

肺癌が否定でき結核の可能性があれば，異常影の広がり，最大陰影の大きさが，その後の悪化，進展のリスクに大きく関係するので，これらと，糖尿病，腎透析などのリスク因子の有無で方針を決めることとなる。決め難いときには，化学療法を開始するが，6ないし9カ月の治療で完了し，長期治療は絶対に避けるようにしたい。

表 6-6 X線写真読影の不一致指数

	何らかの異常	石灰化巣	石灰化以外の異常
呼吸器の異常	33	48	32
肺の異常	30	42	31
胸膜の異常	37	26	38
リンパ節の異常	60	60	43

不一致指数：全員の読影が一致すれば 0,「異常の有無」を完全にランダムに答えたとすれば 100 となる。つまり値が小さい程，一致率が高い。
(Nyboe J. Results of the international study on X-ray classification. Bull IUAT 1968 ; 41 : 115-24. より引用)

4 X線診断の見落とし，誤診

見逃し，あるいは，誤診という言葉は非常に嫌な言葉である。X線写真はいつまでも残っているので問題とされることが少なくないが，病気は動き，進展するので，後からみれば見逃し，誤診とされる例は決して少なくない。米国の放射線医の読影が病理所見または正解と異なっている率は何れの研究でも約 30% と報告されており，この率で誤りがあるとすれば"米国では毎年 4,300 万件"の誤り（見逃しと誤診）が発生していることになるという[24]。この論文は「誤診とは何か」，「どこまで許容されるべきか」を真剣に論じている。

ノルウェー成人の集団検診で発見された治癒，不活動性，軽症患者，異常なし，あるいは登録患者など 1,099 枚の 70 mm のテストフィルムを作製し，欧米の専門医 90 人に読影を依頼して検討した WHO と IUAT の共同研究の結果[2)-4)]では，表 6-6 にみるように残念ながら一致率は期待より低かった。特に肺門部の読影の一致率が低い。この研究では回答が完全に一致すれば 0，全くランダムに回答されれば 100 となる不一致指数で不一致の可能性を表現した。「臨床的対応が必要か否か」の問いへの不一致指数は 31 で，X線写真の異常の有無の不一致指数とほぼ同じだったが，対応の重要度についての答えの不一致指数はやや高く，「きわめて重要と判定するか否か」では 41,「重要度は低い」ものでは 55，さらに，「X線写真で追跡が必要」では不一致指数は 59 と高く，一致率は低かった。基本的な点についての不一致指数がこのようだったので，WHO，IUAT は結核症の国際的分類の作成を諦めたのである。

20 数年前のことであるが，英国の高名な結核学者が結核研究所にみえたとき，「日本で結核が多い 1 つの理由は，日本の医師のX線写真読影がオーバーだからだ」といわれたことがある。もしこれが事実だとすれば大変なことなので早速テストフィルムを 30 枚つくり，結核研究所に講義のために来る欧米の医師，一般の外国人医師 計 12 人，日本の結核病学会の高名な医師，一般の医師 計 53 人に読影を依頼し，英国の学者の指摘が正しいか否か検討[25)]したことがある。結果は，① 外国人医師と日本人医師の読影は全く変わらず，② 何れも読影結果の一致率はかなり低いといわざるをえなかった。さらに，③ 何カ月かして再読影をしてもらうと前回と大きく異なる読影をする医師も少なくなく，外国の高名な医師の再来日の際に読影してもらっても同様であった。日本人でも外国人でも全く差を認めなかったので両者を一緒にし，菌陽性例 14 例と 3 回の喀痰検査がすべて陰性だった 16 例に分けて結果を示すと表 6-7 のとおりである。このなかには誰がみても「異常なし」「治癒」と診断すると考えた

表 6-7 内外 65 人の医師による 30 枚のテストフィルムの読影結果

番号	菌	活動性		不活動性		治　療		OB・非結核	
1		39	60.0	18	27.7	3	4.6	5	7.7
4		42	64.6	17	26.2	1	1.5	5	7.7
6		60	92.3	2	3.1	0	—	3	4.6
10		62	95.4	1	1.5	1	1.5	1	1.5
11		55	84.6	8	12.3	0	—	2	3.1
12		44	67.7	17	26.2	2	3.1	2	3.1
14		64	98.5	0	—	0	—	1	1.5
15	＋	50	76.9	2	3.6	0	—	13	20.0
19		53	81.5	5	7.7	3	4.6	4	6.2
20		35	53.8	20	30.8	9	13.8	1	1.5
21		60	92.3	0	—	0	—	5	7.7
22		57	86.4	2	3.0	2	3.0	5	7.6
29		49	76.6	12	18.8	3	4.7	0	—
30		58	90.6	6	9.4	0	—	0	—
計		728	80.1	110	12.1	24	2.6	47	5.2
2		9	13.8	10	15.4	38	58.5	8	12.3
3		46	70.8	16	24.6	1	1.5	2	3.1
5		41	63.1	16	24.6	0	—	8	12.3
7		4	6.2	4	6.2	9	13.8	48	73.8
8		20	30.8	24	36.9	8	12.3	13	20.0
9		27	41.5	28	43.1	3	4.6	7	10.0
13		27	41.5	21	32.3	7	10.8	10	15.4
16		30	45.5	28	42.4	2	3.0	6	9.1
17	－	6	9.4	30	46.9	20	31.3	8	12.5
18		28	43.1	23	35.4	10	15.4	4	6.2
23		21	32.3	13	20.0	10	15.4	21	32.3
24		29	44.6	22	33.8	1	1.5	13	20.0
25		38	58.5	7	10.8	2	3.1	18	27.7
26		63	98.4	0	—	0	—	1	1.6
27		29	45.3	27	42.2	3	4.7	5	7.8
28		31	48.4	27	42.2	3	4.7	3	4.7
計		449	43.3	296	28.5	117	11.3	175	16.9
合計		1,177	60.5	406	20.9	141	7.2	222	11.4

回答記載なしが 4 例認められた。

写真（No.2，No.7，No.17）も含まれていたが，表にみるように全員が「異常なし」あるいは，「治癒」とした例は1例もなかった。また，菌陰性の「No.8」や「No.13」などは答えがばらばらで，何を正解とすべきか決めようがなかった。

実際に診察するときには臨床経過，症状，必要なら追加 X 線，その他の検査結果などを参考にするし，最近は CT 撮影を行うと空洞や小陰影，散布巣などがきわめて明瞭にみられるので，1枚の写真だけで診断した上述の結果と大きく違うことはもちろんである。しかし，今で

6. 結核症の診断(2) 発病の診断

表 6-8 最近 10 年間の主要な抗酸菌検査法などの進歩

1983	BACTEC 法による抗酸菌迅速検出法 (Robert GD)
1987	DNA Probe による抗酸菌同定法 (Drakes TA)
1988	DDH 法の開発 (Ejaki T)
1989	PCR 法を利用した結核菌検出法 (Brisson-Noel A)
1989	Accuprobe 法による抗酸菌同定法 (Arnold LJ Jr)
1990	MB チェック開発 (日本ロシュ), 今は Septi-chech AF 13 といわれている.
1990	RFLP 分析法の開発 (Hermans PWM)
1991	DDH 法による抗酸菌同定キット完成 (Kusunoki S)
1993	MTD キットの完成 (中外製薬)
1994	Amplicor キットの完成 (日本ロシュ)
1994	MGIT 法の完成 (Hanna BA)

(Nyboe J : Results of the international study on X-ray classification. Bull IUAT 1968 ; 41 : 115-24. より引用)

も診断の第一歩は X 線写真のことが多いので，X 線写真読影の際には「誰でも見落とす可能性があり，かなりのエキスパートでも読影結果はバラつく」という事実を承知して，「写真の質にも注意を払い，必要なときには 2 人読み，比較読影，それでも決定できない場合には再撮影（できれば姿勢を少し変えて）」などを行い，慎重に読むことが望まれる。胸部 X 線写真の読影は肺結核症診断の第一歩だからである。

4 抗酸菌検査法の進歩

1 診断・治療は菌検査成績中心の時代

表 6-8 にみるように最近 20 年間の抗酸菌検査法の進歩は目覚ましく，誠に目を見張るばかりである。検体も喀痰，胃液，体腔液などのほか，気管支（肺胞）洗浄液，（生検）組織，血液など様々な検体が使われている。また，非結核性抗酸菌症の増加で同定検査が不可欠となり，耐性菌増加の傾向もみられるので薬剤感受性検査もますます重要になってきている。このため抗酸菌検査はより重要，より多様，より複雑になってきているのでいつ，どの検査を依頼すべきか，矛盾する結果が報告されてきたときどう解釈すべきかなど，迷うことも少なくな

表 6-9 抗酸菌検査結果報告日の目標 (CDC, 1994 年)

結核菌検査にかかわる検査施設は臨床医に下記の時間内に報告することを目標とする。
1. 抗酸菌塗抹検査は 24 時間以内
2. 分離培養，同定は 10〜14 日以内
3. 薬剤感受性試験は 15〜30 日以内

い。

そのうえ，結核症は結核菌による伝染病なので，菌陽性例の診断は遅れてはならず，治療を適切に行うためには薬剤感受性検査も欠かせない。また，保健所での患者管理も菌所見に応じて的確に対応をしなければならない。菌検査成績の正確な把握なしの診断，治療，患者管理は今では考えられない。菌検査中心の時代なのである。

米国の CDC は 1994 年に菌検査施設に表 6-9 に示す目標を提示した。わが国の実状はまだこの目標達成に程遠いが，今の医学の進歩の実状からいえば MGIT を使った薬剤感受性試験さえ導入されれば，達成不可能な目標ではない。1 日も早く，どこでもこの目標が達成できるようになることを望みたい。

2 それぞれの検査法の長所と短所

現在わが国で通常使われている抗酸菌検査法

表 6-10　各種の抗酸菌検出法の長所と短所

	喀痰塗抹	小川培地	MGIT 法	抗酸増幅法
長所	・迅速 ・感染源としての危険度の診断に有用・慣れればどこでも容易にできる。 ・安価	・操作が簡単 ・安価 ・排菌量，コロニー数がわかる ・非結核性抗酸菌と結核菌の混在例も診断可能	・培養期間短い。平均8.5日 (2日〜20日) ・感度が高い ・薬剤感受性試験も短時日で可能 (現在認可されていない)	・迅速 ・感度が高い ・菌検出と同定が同時にできる。
短所	・感度が悪い ・菌種の同定不能 ・菌の生死不明 ・偽陽性の存在	・感度やや低い ・時間がかかる，平均22日 (14〜56日) ・特に陰性の判定には8週必要	・操作やや煩雑 ・菌陰性の判定には6週を要する。	・菌の生死の判定不能 ・費用がかかる。 ・塗抹陰性例では感度がやや低い ・操作が煩雑
註	・わが国で長く使われていたガフキー号数は使わず，新しい方法になった。	・前処理を NALC・NaOH 法で行えば成績はかなり改善する。	・米国では L-J 培地と共に最も広く使われている。	

表 6-11　鏡検における検出菌数記載法

記載法	蛍光法 (200 倍)	チール・ネールゼン法 (1,000 倍)	備考* (ガフキー号数)
−	0/30 視野	0/300 視野	G 0
±	1〜2/30 視野	1〜2/300 視野	G I
1+	2〜20/10 視野	1〜9/100 視野	G II
2+	≧20/10 視野	≧10/100 視野	G V
3+	≧100/1 視野	≧10/1 視野	G IX

*相当するガフキー号数

　それぞれの長所，短所などをまとめて表にすると**表 6-10** のとおりである。喀痰塗抹検査は患者の感染性の診断のためにきわめて重要なので今でも欠かせない。初診時には必ず3回実施すること。塗抹検査成績はわが国では「ガフキー号数」が長い間使われてきたが，あまり細か過ぎて再現性に疑問があること，日本以外では使っている国がないので国際的に通用する記載法のほうがよいことなどのため改められることとなった。今後使われる記載法と従来のガフキー号数との関係を示すと**表 6-11** にみるとおりである。

　小川培地による培養は，操作の簡便性，経済性などから捨て難いが，感度がやや低く，判定に時間がかかる点が欠点である。しかし，前処理を「NALC・NaOH 法」にし，2％小川培地を使用すれば，小川培地の成績もずっとよくなるといわれている。

　MGIT 法は感度がよく，判定がずっと早くできるので優れた方法である。米国では L-J 培地と MGIT 法を併用し，次第に MGIT 法に移行するようである。MGIT 法で薬剤感受性試験も可能で既に製品もできているので，健康保険で使用できるようになれば耐性の有無がずっと早くわかり，利益が大きいだろう。

　遺伝子診断にはアンプリコア (PCR) 法と

MTD法の2つの方法があるが，何れも感度は70%以上（多くの場合82～89%），特異度は96%以上で，自施設で検査を行えば数時間で結果が得られ，そのうえ，菌の同定まで完了するので，きわめて優れた方法といえる。しかし，塗抹陰性例では感度が40～70%と低いため，1999年秋までは米国では塗抹陽性例に対してのみこの検査を認めていた。最近，米国のFDAは塗抹陰性でも呼吸器科医が結核症を強く疑った場合，MTDの使用を初回に限り許可しているという。

薬剤感受性試験は，従来，わが国では諸外国に比して耐性基準がやや高く，また，完全耐性，不完全耐性という判定をしていたが，わが国の基準も1999年12月，結核病学会の意見を入れて改正された。表6-12にみるように，INH以外は1濃度とし，この濃度の培地での発育が対照培地の1%未満なら感受性（S），1%以上なら耐性（R）と判定することとなった。これでわが国の薬剤感受性検査成績も国際的に通用するようになったわけである。

3 実際にはどう使うべきか

これだけ多くの優れた検査法が使えるようになった現在，日常臨床で実際にどう使うべきか，今のところ定説は確立していない。対象患者，患者の周囲の状況などで異なるので，ケース・バイ・ケースであるといえばそのとおりであるが，結核症が疑われる患者の初診時の検査での1つの考え方は図6-1のとおりであろう。

まず，喀痰塗抹検査を3日間実施することには異論はないだろう。陽性なら，結核菌か非結核性抗酸菌かでその後の対応が大きく違うし，非結核性抗酸菌症の頻度が24%（近畿以東）～27%（中国以西）と大きくなってきているので，検査機関に依頼しても4日目には結果がわかるアンプリコア，または，MTDで結核菌か否かを確認することが望まれる。

表 6-12 小川培地による薬剤感受性試験に用いる薬剤の試験濃度

抗結核薬	略号	試験濃度（μg/ml）
イソニアジド	INH	0.2*，1.0
リファンピシン	RFP	40
ストレプトマイシン	SM	10
エタンブトール	EB	2.5
カナマイシン	KM	20
エンビオマイシン	EVM	20
エチオナミド	TH	20
サイクロセリン	CS	30
パラアミノサリチル酸	PAS	0.5
レボフロキサシン	LVFX	1.0

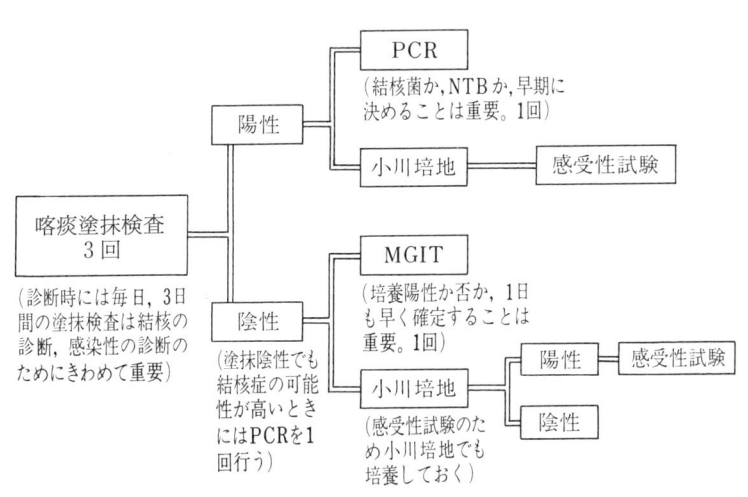

*基準値

図 6-1 抗酸菌検査の流れ（私案）

塗抹検査が陰性の場合，結核症が強く疑われれば1回は核酸増幅法で検査したほうがよいだろう。塗抹陰性例では感度が低いといわれているので，この検査を繰り返しても利益はあまり大きくなく，健康保険の制約もあるので1回のみの検査としたほうがよい。塗抹陰性例では少なくとも1回はMGIT法で培養を行い，1日でも早く培養結果を得るようにする。

菌陽性例では薬剤感受性検査も非常に重要である。現在のところMGIT法による感受性検査は一般にはできないので，感受性検査に備え小川培地での培養も当分は欠かせない。

4 False positive の問題

培養で結核菌が陽性という報告を受ければ，たとえ1回でも，菌数が1コロニーでも臨床家としては無視できず，症例によっては疑問をもちながら治療を行うのが普通である。しかし，最近，RFLP分析で菌株の同定ができるようになってみると，培養のfalse positive例がときたまみられることが明らかとなってきた。例えば，技術的に決して低いとはいえないニューヨーク市の衛生研究所で，1994年10月から約8カ月間の培養成績をRFLP分析などを用いて詳細に検討したところ，少なくとも45例のfalse positive例が認められた[26]という。この期間におよそ18,000件の培養を行っているので，false positiveの頻度は0.25%であったが，この期間の培養陽性例の実に25.4%が偽陽性だったこととなる。この検査室では培養を始めるとき，$H_{37}Ra$を陽性コントロールとして培養していたが，この際にcontaminationが起こったと考えられたという。他人の喀痰の培養検査の際にcross contaminationが起こったfalse positive例の報告はこのほかにも少なくない。わが国でも複十字病院から報告[27]されている。この事例は，胸部X線およびCTで異常を認めないのに培養で陽性なので偽陽性が疑われて調査が実施された。当日，喀痰培養は99件実施されていたが，ガフキー7号の喀痰の培養に続く5例が塗抹陰性，培養で1〜8コロニー陽性であり，RFLP分析でガフキー7号の菌とパターンが同じでcross contaminationと判定された事例である。この論文ではcross contaminationの文献的総説も行われており参考となるだろう。

結核菌が1回でも，少数でも陽性なら診断上の意義は大きいので，軽々しく偽陽性といってはならないことはもちろんである。しかし，報告されている事例をみると，しっかりした検査室でもcross contamination，ラベルや記載の誤り，あるいは，陽性，陰性の境界域の値のために偽陽性とされる例などが0.02〜0.3%程度の頻度ではみられている。特にNivin[26]やSmallら[28]もいっているように，塗抹陰性で培養が1回だけ陽性の場合（negative smear, one positive, NSOPという）には注意が必要である。また，CDC[29]は最近，①結核と考えられないのに菌陽性の例，②塗抹陰性で培養が1回のみ陽性の例，③同時に他の菌陽性例の培養が行われ，疫学的連携がないのにRFLPが同じ場合，④菌検査室の陽性コントロール菌と同じRFLPを示すとき，⑤培養陽性までの期間が30日を超えるときの何れか1つ以上を満たすときにcross contaminationが疑えるとしている。菌検査結果をみるとき，注意すべきことである。

5 わが国の肺結核診断の評価と問題点

肺結核症診断の実状は，疫学的には「発見の遅れ」と「新登録肺結核患者中の菌陰性例の％」で，臨床的には「診断の正確度」で評価することができる。

1 発見の遅れ

「発見の遅れ」（発病〜登録の期間あるいは，

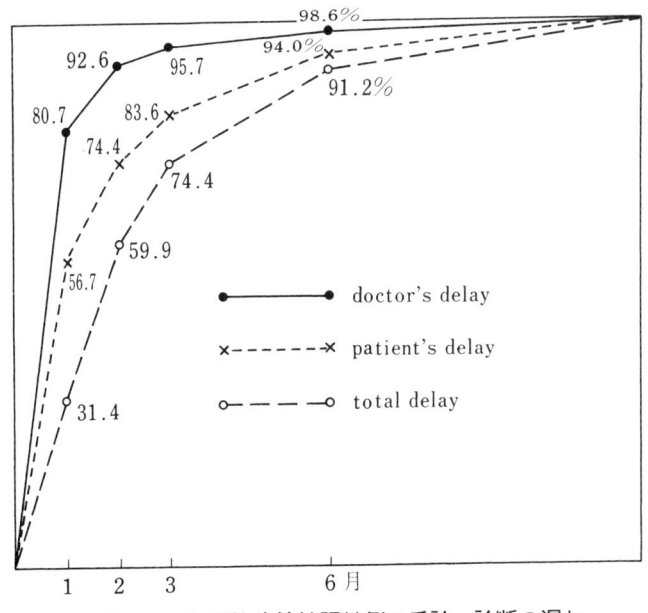

図 6-2 初回治療塗抹陽性例の受診・診断の遅れ
(1998年結核発生動向調査)

total delay ともいう)は「受診の遅れ」(発病〜初診の期間，patient's delay)と「診断の遅れ」(初診〜登録の期間，doctor's delay)の2つから成り立っているが，1998年に登録された塗抹陽性初回治療例でこれらをみると図6-2のとおりである。doctor's delay が3カ月以上だった者は4.3%，全国では406人(不明，症状なしを除く，以下同じ)，patient's delay が3カ月以上だった者は6.0%，全国で1,335人，total delay が3カ月以上だった者は実に25.6%，2,090人認められている。

これらの期間はわが国では1987年から結核サーベイランス情報に含まれているので12年間の状況が明らかであるが，最近になってこれらの期間が次第に延長しているという傾向はみられず，国民あるいは医師の結核に対する油断が広がっているとは考えられない。また，これらの期間をオランダの報告と比較してもほぼ同様であり，オランダに比べてわが国の医師の診断が特に遅いということはない。

2 菌陰性例の比率

わが国では1975年から登録時の排菌状況の統計がとられている。肺結核症の診断をもっぱらX線に頼っていた当時，保健所の排菌成績の把握が悪かったこともあって，全結核新登録例の12.7%だけが菌陽性で，87.3%は陰性，または検査中，検査せずとされていた。その後今日まで，新登録例の菌陽性例の%は年々上昇し1999年には肺結核新登録例の44.2%(喀痰塗抹陽性は40.0%)となっている。

WHOは塗抹陽性肺結核を重視しているため，新登録患者数と共に塗抹陽性肺結核新登録数を世界各国から集めている。この資料から，主要先進国のこれらの数字をみると表6-13のとおりである。日本の結核診断はレントゲンに頼り過ぎているので菌陰性例が多いといわれてきたが，最近では表にみるように世界的にみても特に菌陰性例が多いわけではない。国により外国人の結核の比率が50%を超えており，途上国の人では肺外結核が多く，塗抹陽性患者の

表 6-13 主要先進国の 1998 年の新登録結核患者数とその中の喀痰塗抹陽性患者数，その比率

国	新登録結核患者総数 (A)	うち，喀痰塗抹陽性患者 (B)	B/A×100
イタリア	5,727 人	2,361 人	41.2%
ベルギー	1,055	418	39.6
フィンランド	508	188	37.0
米国	18,199	6,630	36.4
ロシア	121,434	42,219	34.8
日本	41,033	13,405	32.7
ドイツ	10,440	3,124	29.9
デンマーク	506	132	26.1
スイス	749	165	22.0
ノルウェー	223	49	22.0
スウェーデン	447	97	21.7
オランダ	1,212	254	21.0

英国など，WHO への報告が遅れている国は含まれていない。
(WHO, Communicable Dislases: WHO Report 2000, Glpbal Tuberculosi Control より引用)

比率を低くしているなどの問題があるので正確な比較とはいい難いが，「わが国の結核診断が特に偏っていることはない」ことは確かだろう。なお，この表から先進国の年間発生患者実数をみると，ロシアを除きわが国の結核新登録患者がいかに多いか理解できよう。

3 診断の精度

上述のように全般的にみればわが国の結核診断は世界の先進国並みといえるが，問題がないわけではない。1996 年と 97 年に高知県，島根県で，県，医師会などと共同して新登録患者の診断精度の検討[30)31)]を行ったが，この成績をみると表 6-14, 6-15 のとおりである。県下で 3 カ月間に登録された全例について，登録時および 3 カ月後の X 線写真，断層写真，CT などすべて複製写真をつくり，菌検査成績など診断の参考になるデータは可能な限り集めて検討した。約 10 人の医師を委員に指名し，初め登録時に利用できる写真，データだけを示して討議を行いながら各委員が診断を行い，次いで 3 カ月後までのすべての資料を示して討議のう

表 6-14 新登録肺結核患者診断の判定結果
（高知県）

	1996 年		1997 年	
	実数	%	実数	%
判定総数	76	100	63	100
1. 菌陽性，活動性	31	40.8	20	31.7
2. 組織学的に確認	0	0	1	1.6
3. 微量菌陽性例	8	10.5	7	11.1
4. 胸膜炎	4	5.3	5	7.9
5. 菌陰性肺結核	9	11.8	9	14.3
活動性計	52	68.4	42	66.7
6. 化学予防	0	0	4	6.3
7. 不活動性	5	6.6	1	1.6
8. 非結核性抗酸菌症	12	15.8	12	19
9. 非結核の疑い	6	7.9	4	6.3
10. 異常なし	1	1.3	0	0
活動性なし 計	24	31.6	21	33.3

（文献 30）より引用）

え，再び各委員が診断を行った。これらはすべて主治医など関係者に公開し，誰でも自由に発言できるようにして行われた。

表にみるように，登録後 3 カ月までに得られた資料をすべて参考にし，3 カ月の経過をみて

表 6-15 新登録肺結核患者診断の判定結果

	1996年		1997年	
	実数	%	実数	%
判定総数	54	100	40	100
1. 菌陽性, 活動性	16	29.6	20	50
2. 組織学的に確認	4	7.4	2	5
3. 微量菌陽性例	5	9.3	3	7.5
4. 胸膜炎	5	9.3	3	7.5
5. 菌陰性肺結核	11	20.4	1	2.5
活動性 計	41	75.9	29	72.5
6. 化学予防	0	0	0	0
7. 不活動性	2	3.7	2	5
8. 非結核性抗酸菌症	5	9.3	1	2.5
9. 非結核の疑い	6	11.1	8	20
10. 異常なし	0	0	0	0
活動性なし 計	13	24.1	11	27.5

(文献31) より引用)

判断すると, 高知県ではおよそ30%, 島根県ではおよそ25%が活動性として治療を行わないでもよかったと判定された。もちろんこれは後になって得られた資料を参考にし, 3カ月の経過をみて判断しているので最初の診断が誤診だったというつもりは毛頭ない。しかし, 山形県で行われた同様の検討でも27.4%が活動性とはいえなかったと報告[32]されているし, 1977年の某県の成績[33]では53.5%が「活動性結核なし」とされている。

前述したように, わが国の肺結核診断は世界的にみても決して劣ったものではないが, 個々の例ではなお改善の余地があろう。結核診査協議会が指導性を発揮することも望まれよう。

● 文献

1) 古賀義彦. レ線深部写真法及び間接撮影法の応用. 結核 1936;14:447-9.
2) Springett VH. Results of the study on X-ray reading of the Ad Hoc Committee for the study of classification and terminology in tuberculosis, and Conclusions. Bull IUAT 1968;41:107-9, 125-9.
3) Waaler HT. Description of the study material and organization of the study. Bull IUAT 1968;41:110-4.
4) Nyboe J: Results of the international study on X-ray classification. Bull IUAT 1968;41:115-24.
5) WHO Expert Committee on Tuberculosis: Eighth Report. WHO Technical Report Series No.290, WHO Geneva 1964.
6) WHO Expert Committee on Tuberculosis: Ninth Report, WHO Technical Report Series No.552, WHO Geneva 1974刊. (なお翻訳は, 岩崎龍郎訳. WHO結核専門委員会第9回報告. 結核予防会, 1974)
7) Baily GVJ, Savic D, Gothi GD, et al. Potential yield of pulmonary tuberculosis cases by direct microscopy of sputum in a district of South India. Bull World Health Organ 1967;37:875-92.
8) 仲本 敦, 斉藤 厚. どうしたら結核の患者を見逃さないか. 日胸 2000;59:827-48.
9) 坂谷光則. 平成11年, 12年の国療共同研究報告. 第33回非定型抗酸菌症研究協議会報告. 2000年4月. 沖縄県宜野湾市.
10) 隈部英雄. 肺結核のX線読影, 病理形態学と臨床との比較研究. 文光堂, 1954-6.
11) 岡 治道. 肺結核の分類, 岡 治道. 結核病論 上巻. 第4版. 永井書店, 1955;75-96.
12) Wilcke JTR, Kok-Jensen A. Diagnostic strategy for pulmonary tuberculosis in a low-incidence country: Results of chest X-ray and sputum cultured for Mycobacterium tuberculosis. Respir Med 1997;91:281-5.
13) Scott B, Schmid M, Nettleman MD. Early identification and isolation of inpatients at high risk for tiberculosis. Arch Intern Med 1994;154:326-30.
14) Block NN, McGowan JE, Ahn J, et al. Clinical predictors of tuberculosis as a guide for a respiration isolation policy. Am J Respir Crit Care Med 1996;154:1468-72.
15) El-Solh A, Mylott J, Sherif S, et al. Validity of a decision tree for predictiog active pulmonary tuberculosis. Am J Respir Crit Care Med 1997;155:1711-6.
16) Tattevin P, Casalino E, Fleury L, et al. The validity of medical history, classic symptomes, and chest radiographs in prediction

pulmonary tuberculosis. Chest 1999;115:1248-53.
17) Mathur P, Sacks L, Auten G, et al. Delayed diagnosis of pulmonary tuberculosis in city hospitals. Arch Intern Med 1994;154:306-10.
18) El-Solh AA, Hsiao CB, Goodnough S, et al. Predicting active pulmonary tuberculosis using an artificial neural network. Chest 1999;116:968-73.
19) 永井英明. 肺外結核症はどう診断し, どう治療するか, A 粟粒結核症, 毛利昌史, 四元秀毅, 倉島篤行編. 結核 Up to Date. 南江堂, 1999; p 130-5.
20) 高松　勇. 今村賞受賞記念講演, 小児結核の予防と治療に関する研究. 結核 1999;74:809-15.
21) 厚生労働省. 平成12年度結核緊急実態調査報告書, 2001.
22) Im G, Itoh H, Shim YS, et al. Pulmonary tuberculosis:CT findings early active disease and sequential change with antituberculosis therapy. Radiology 1993;186:653-60.
23) 安藤正幸, 管　守隆, 一門和哉. どのような場合肺結核を疑うか. 臨と研 2000;77:677-80.
24) Berlin L. Does the "Missed" radiographic diagnosis constitute malpractice? Radiology 1977;123:523-7.
25) 青木正和. 結核管理技術シリーズ12, 結核患者発見方策─結核健康診断の今後のあり方. 結核予防会, 1982.
26) Nivin B, Fujiwara PI, Hannifin J, et al. Cross-contamination with M tuberculosis:An epidemiological laboratory investigation. Infect Control Hosp Epidemiol 1998;19:500-3.
27) 伊藤邦彦, 高橋光良, 吉山　崇, ほか. 病院検査室における結核菌培養の Cross-contamination. 結核 1999;74:777-88.
28) Small PM, McClenny N, Singh SP, et al. Molecular strain typing of M tuberculosis to confirm cross-contamination in the Mycobacterium laboratory and modification of procedure to minimize occurrrence of false-positive culture. J Clin Microbiol 1993; 31:1677-82.
29) CDC. Misdiagnosis of tuberculosis resultion from laboratory cross-contamination of M tuberculosis culture─New Jersey, 1998. MMWR, 2000;49:413-6.
30) 高知県健康福祉部. 平成8年度結核対策特別促進事業, 結核分析調査事業報告書, 高知県健康福祉部, 1997年3月刊. 高知県健康福祉部. 平成9年度結核対策特別促進事業, 結核分析調査事業報告書, 高知県健康福祉部, 1998年3月刊.
31) 島根県健康福祉部. 平成8年度結核対策特別促進事業, 結核分析調査事業報告書, 島根県健康福祉部, 1997年3月刊. 島根県健康福祉部. 平成9年度結核対策特別促進事業, 結核分析調査事業報告書, 島根県健康福祉部, 1998年3月刊.
32) 阿彦忠之. 平成8年日本公衆衛生学会発表. 1996.
33) 小山国治. 結核管理の制度について. 複十字, 1977;137:2-5.

7 結核症の治療(1)
原則的事項

1 概説

　医学は20世紀に目覚ましく発展した。その中で今世紀後半の結核化学療法の進歩は特筆に値するものである。救命した患者は全世界では計り知れぬ程多いし、臨床対照実験を繰り返して併用療法の原則、安静療法の意義、初期強化と継続期治療という考え方など、化学療法の原則を確立し、この結果に基づいて治療方式、治療期間などを明らかにしてevidennce based medicineを世界で広く展開してきた功績はきわめて大きい。

　1890年にKochがシアン化金の試験管内抗菌力を発表してから、数知れぬ程多くの金属化合物、油脂、色素剤、アルカロイドなどの抗結核作用が検討され、挫折と失望が50有余年にわたって繰り返された[1]。自然治癒など結核症の経過の多様性のため、これらの薬の正確な評価は難しく、例えば1924年に有効と報告されたサノクリジンは多くの患者に使用されていた。これに対し、今からみれば割り当て方法などやや不完全な臨床対照実験で、しかも治療群12例、コントロール群12例という少数例での研究であったが、非常に注意深く詳細に観察されたAmberson[2]のコントロールを置いた臨床実験で、サノクリジンの有効性は1931年になって初めて明確に否定されたのであった。

　1944年にSMが開発された翌年には、Hinshowらによって24人の肺結核患者でその見事な効果が示された[3]。そして48年には進行性肺結核患者107例を2群に分けた臨床対照実験の成績[4]がBMRCから発表されたが、この研究ではSMの優れた効果とともに、SMの副作用、耐性出現も明らかにされた。この研究は今でも臨床対照実験のモデルといわれている。こうして結核化学療法時代は華々しく開幕したのである。わが国では1957年に砂原らにより国立療養所化学療法共同研究班（国療化研）が組織され、結核の臨床対照実験が初めて実施された。

　その後、PAS（1946年）、INH（1952年）、PZA（1952年）、TH（1956年）、KM（1957年）、EB（1961年）、RFP（1965年）と有効な抗結核薬が次々と開発され、これらの有効性は世界中で実施された数知れぬ臨床対照実験で評価され、今日の「結核化学療法学」が確立したのである。この発展の道筋は表7-1のようにまとめられる。

　結核化学療法でこのように多くの臨床対照実験、あるいは、共同研究が各地で実施できた主な理由は、①対象となる結核患者の数が多く、②細菌学的所見およびX線像上の所見で対象を明瞭に規定できるという肺結核症そのものの特徴のほか、③目覚ましい抗結核薬が次々と1つずつ開発され、それぞれの効果を研究し確定する喜びと、ちょうどよい時間があったこと、④あるいは、効果判定を菌陰性化率と再発率という客観的で信頼できる指標で行うことができたことなど、多くの条件が揃っていたことが幸いしたといえよう。またさらに、⑤抗結核

表 7-1 結核化学療法の発達

1. SM の開発。結核化学療法の幕開け (1944年)
2. 耐性菌の出現を阻止する「併用療法」の導入 (1946〜50年)
3. INH 開発による優れた治療法の確立 (1952〜55年)
4. 外来と入院で治療成績，周囲への感染に差なし (1959年)
5. 服薬を確実にするための監視下の間歇療法の導入 (1959年)
6. RFP 導入による短期化学療法の試み (1972年)
7. WHO，DOTS 戦術を提唱，途上国で広がる (1995年)

薬の有効量と副作用出現量との間隔が狭く実験を実施しやすかったこと，⑥国内にも国際的にも結核だけを対象とする専門的な学会や組織があり，ここに集う研究者を組織して共同研究を行いやすかったこと，⑦結核治療法の確立は社会的にも強く広く支持されていたことなども挙げられよう。何れにしても，世界の結核研究者が協力して50年の間にこれだけの成果を上げてきたのである。

結核化学療法が確立したといっても，今でも十分には理解されず，受け入れられていない問題も少なくない。①安静は本当に必要ないのか？ ②X線で空洞が残存していても，菌所見だけで治療期間を決めてしまってよいのか？ ③6カ月または9カ月の短期化学療法をほとんどすべての患者に適用して安全か？ などの問題である。

未解決，あるいは，さらに改善したい問題も少なくない。多剤耐性結核症に有効な新薬を開発できないか，6カ月よりさらに短期間の療法，例えば3カ月療法，さらに，one shot therapy，あるいは，10日間で完了する治療法を開発できないか，より安全で副作用が少ない新薬を開発できないか，慢性排菌例を治す方法を考案できないか，などである。

しかし考えてみるとSMの開発（1944年）からわずか28年で短期化学療法の臨床対照実験（1972年）[5]が試みられている。今では科学の進歩はますます加速している。今後10年，20年の進歩が楽しみであるといえよう。

2 結核化学療法の原則

1 結核菌に対する作用

化学療法剤を投与すると咳，発熱などの症状は治まり，やがて X 線所見も改善するので，化学療法剤がこれらの作用をもつと錯覚しがちである。しかし抗結核薬はあくまで結核菌を殺菌し，増殖を止める薬剤であり，この結果，症状やX線所見の改善が得られるのである。したがって，患者の病巣内の結核菌そのものの性状およびそれぞれの薬がどのような菌にどの程度の抗菌力をもつかをよく理解することがまず必要であり，重要である。

空洞壁の結核菌数はおびただしい数にのぼるが，好気性菌である結核菌はここでは最適の条件で増殖を続ける。しかし，こういう条件でも結核菌の増殖は16時間ないし20時間に1回程度であり，治療が始められれば分裂はずっと遅くなる。このため，抗結核薬の投与は1日1回で十分なのであり，一般抗生剤治療のように1日に何回も服用する必要はないし，同じ量を服用するなら朝晩に分けて服用するより朝1回に服用したほうが効果が優れているということは早くから確認[6]されているのである。病巣内の結核菌は普通表7-2に示す4つに分けられている。

結核菌のもう1つの特徴は，抗結核薬と接触したことのない自然のままの菌でも一定の割合でごくわずかな数の自然耐性菌が含まれていることである。表7-3にみるように，例えば

表 7-2　病巣内の結核菌

A．（空洞壁などで）盛んに分裂している結核菌
B．（乾酪壊死巣などで）ときどき分裂する結核菌
C．細胞内に貪食されている結核菌
D．（古い乾酪巣などにみられる）持続生残菌（persister）

表 7-3　各種抗結核薬に対する自然耐性菌

薬剤（濃度）	変異発生率	自然耐性菌の頻度
INH （0.2 μg/ml）	$1.84×10^{-8}$	$3.5×10^{-6}$
RFP （1.0 μg/ml）	$2.2×10^{-10}$	$1.2×10^{-8}$
SM （2.0 μg/ml）	$2.9×10^{-8}$	$3.8×10^{-6}$
EB （5.0 μg/ml）	$1.0×10^{-7}$	$3.1×10^{-5}$

(David HL. Probability distribution of drug-resistant mutants in unselected population of M. tuberculosis. Appl Microbiol 1970；20：810-4. より引用)

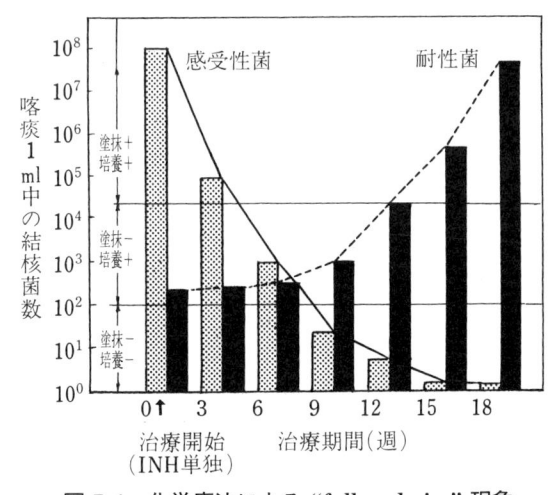

図 7-1　化学療法による "fall and rise" 現象
(Toman K. Tuberculosis case-finding and chemotherapy. Questions and answers. WHO Geneva 1979. より引用)

INHでみると1億回分裂すると1.84個の耐性菌が突然変異で発生するが，ずっと以前から分裂を繰り返してきた自然界の結核菌では100万個に3.5個の割合で耐性菌が存在していると推定[7]されている。このため抗結核薬の単独投与を行えば，図7-1にみるように感受性の菌のみが殺菌され，あるいは増殖が抑えられ，結局，"fall and rise"現象[8]で容易に耐性菌にとって代わられる。このことは1947年1月に開始されたBMRCの最初の臨床対照実験で，4カ月間のSM治療（1日2g投与）群で治療開始後の菌の感受性試験が実施できた41例のうち35例（85％）という高い率で耐性菌が出現した[4]ことからもうかがえよう。単独治療を行うときめて速やかに耐性になってしまうのである。病巣内の結核菌数が，ある程度以上多いときには単独治療は絶対に避けなければならない。

2 各薬剤の抗菌作用

現在，結核予防法で認められ，実際に使用されている抗結核薬は10種類あるが，これらのうち，INH，RFP，PZA，SM，EBの5剤は抗菌活性の強さ，副作用の出現頻度の低さの何れでみても結核化学療法の中心的な薬剤であり，KM，TH，PAS，CS，EVMより遙かに優れている。このほか，結核予防法では認められていないLVFXが用いられることも少なくないが，初めに記載した5剤とは別に考えなければならない。中心的抗結核薬である5剤の作用機序，抗菌活性などの概略を，WHOのガイドライン[9]，米国の公式勧告[10]などを中心にしてまとめると表7-4のとおりである。ただし作用機序については最も代表的な意見を簡単に記載したのみで，このほかの意見もあり未解明の部分もあるし，最小発育阻止濃度なども培地や測定法で多少異なる報告も少なくないので，この点は注意してみていただきたい。

表にみるように，中心的な5剤でも薬剤により有効に作用する菌の種類，抗菌作用の強さは大きく異なるので，耐性や副作用など明らかな理由がない限り，主目標となる菌の種類，抗菌

表 7-4 主要抗結核薬の作用機序，抗菌作用など

		INH	RFP	PZA	SM	EB
作用機序		主として細胞壁のミコール酸合成を阻害	RNA合成を阻害	弱酸性で菌に毒性をもつ物質に変換される	リボソームの蛋白合成阻害	細胞壁のアラビナンの形成を阻害
各菌への抗菌作用	盛んに分裂する菌(A^+)	最も強い	強い	弱い。酸性では強い	中等度。アルカリ性環境で強い	弱い。大量投与で殺菌力あり
	耐性菌の出現阻止	強い	強い	弱い	中等度	中等度
	ときに分裂する菌(B)	中等度	最も強い	強い	中等度	弱い
	細胞内の菌(C)	弱い	中等度	最も強い	弱い	弱い
最小発育阻止濃度		0.05〜0.2 μg/ml	0.5 μg/ml	20 μg/ml (pH 5.5)	8 μg/ml	1〜5 μg/ml
吸収		胃腸からほぼ完全に吸収される	胃腸から容易に吸収される	胃腸からの吸収ほぼ完全	筋注で吸収はよい	胃腸から容易に吸収される
血中濃度		1〜2時間後ピーク 5 μg/ml	1.5〜2時間後にピーク 6〜7 μg/ml	2時間後にピーク 30〜50 μg/ml	1時間後にピーク 40 μg/ml	2〜4時間後にピーク 4 μg/ml
代謝・排泄		24時間以内に不活性代謝物として尿中に排泄	肝で脱アセチル化されると糞便中に排泄	主として肝で代謝され尿中に排泄	活性のまま尿中に排泄	一部は肝で代謝され，一部はそのまま尿に排泄
その他		INHの代謝型は遺伝的に決められ，日本人ではrapid in activatarが多い	炎症のない髄膜は通過し難い	初め2カ月の急性炎症性変化があるときに特に有効，PZAを用いれば治療期間の短縮，再発の減少に有効	炎症があるときにのみ髄液に移行	髄液への移行は炎症があっても低い

力を考えて選択し，これらの何れかの薬剤を2〜4剤併用すべきである。

3 併用療法の原則

表7-3でみたように，薬剤と接触しないでも突然変異で耐性菌が出現する。しかし突然変異で耐性菌が出現する率はきわめて低く，例えばINHとの接触なしに1%の菌が自然に耐性となるには5,000年から10,000年かかると計算されているのに，INH単独で治療すれば200日，実験的に選択した場合にはたった5〜6日で1%の菌が耐性になってしまう[11]。したがって，病巣内の結核菌数が多く，盛んに増殖しているときには単独治療は絶対に避けねばならないし，治療開始後，特に排菌が止まらないとき，あるいは，症状が持続するなど治療効果が思わしくないときに，併用薬剤を1剤ずつ変更したり，1剤だけ追加したりしてはならない。使用中の薬剤に対して耐性になっていれば，単独療法となってしまうからである。病巣中の結

表 7-5　初回治療例の標準治療方式

日本	2 HRZS (HRZE)/4 HR (E) 6 HRS (HRE)/3〜6 HR 6〜9 HR	
WHO	2 HRZE (HRZS)/6 HE 2 HRZE (HRZS)/4 HR 2 HRZE (HRZS)/4 H_3R_3 2 HRZ/6 HE 2 HRZ/4 HR 2 HRZ/4 H_3R_3	｝菌陰性かつ重篤でない例
米国	2 HRZ/4 HR 2 HRZE (HRZS)/4 HR 0.5 HRZS (HRZE)/0.5 $H_2R_2Z_0E_2$/4 H_2R_2 6 $H_3R_3Z_3$ ($H_3R_3Z_3S_3$)	INH 耐性頻度＜4%の地域 INH 耐性頻度≧4%の地域 間歇療法はすべて DOT で 間歇療法はすべて DOT で

H：INH，R：RFP，Z：PZA，S：SM。2,3 などの数字は投与月数（ ）内でもよい。H_2R_2，H_3R_3 などは週2回または3回の間歇療法，その他は毎日投与。
DOT：Direitly observed Treatment の略。

核菌数が少ないと考えられる「予防内服」の場合以外は，「併用療法」の原則は常に確実に守らなければならない。

4 初期強化治療と継続期治療

未治療患者の空洞壁には何億〜何百億，あるいはもっと多くの結核菌が存在し，盛んに増殖を続けている（表7-2のAの菌）。この菌に対して最も有効な抗結核薬は表7-4でみたようにINHであり，RFP，SM，EBがこれに続く。PZAは単独投与ではAの菌に対する作用はきわめて弱い[12]が，初めの2カ月間，PZAを加えた場合にのみ6カ月の短期療法が可能となり，治療終了後の再発が少なくなる[13]ことが明らかになったため，6カ月の短期化学療法が世界で広く使われるようになったのである。PZAは弱酸性の環境で強い抗菌力を示すので，炎症初期の酸性に傾いた局所の菌や，細胞内の菌に有効なためと考えられている。この治療初期2カ月の治療は初期強化治療 (initial intensive treatment) と呼ばれ，普通，最強力のINH，RFP，PZA，EBまたはSMの4剤が併用されている。これによって盛んに増殖している結核菌の大部分を殺菌することができる。

初期強化治療が終わる頃には病巣内の菌はほとんどすべて「時に分裂する菌，つまり表7-2のBの菌」となる。この菌に有効な抗結核薬はRFPとINHの2剤なので，この2剤併用が原則となる。わが国ではEBも加えた3剤併用が行われることが多いが，この菌にはEBはあまり有効ではないと考えられるので，わが国以外ではこの時期にはEBを加えることは少ない。継続期治療 (continuation phase, 維持期の治療ともいう) といわれ4カ月が原則であるが，糖尿病合併例では4カ月の継続期治療では再発率が高くなるので継続期治療を6カ月とし，初期強化治療と合わせた全治療期間を8カ月とする[14]ことが勧められている。

このように結核症の治療を初期強化治療と継続期治療の2つに分けて考えることはきわめて理論的，かつ，重要であり，世界的な常識となっている。

わが国，WHOおよび米国の初回治療例に対する標準治療方式を示すと表7-5のとおりである。わが国の現在の医療基準は1996年4月

から施行されているものであるが，当時，わが国では未治療患者でのINH耐性の頻度は1.5%程度とされていたので，初期強化療法期にも2剤または3剤の併用でよいと考えられていたが，2000年になって1997年の日本結核療法研究協議会（療研）の成績[15]が明らかになってみると，未治療患者のINH耐性の頻度は4.4%であることが明らかとなり，米国の基準でいえば初期強化治療は4剤併用で行うべき地域となる。したがって，病巣内の結核菌数が少ない「活動性か不活動性か迷うような例」を除けば，2剤併用は勧められないし，菌数が多いと考えられる例の初期強化治療は4剤併用としたほうが安全と考える。

3 結核治療の原則について

結核化学療法についての原則的な事項は，基礎的な研究とともに，この50年間に世界中で何百回と繰り返し実施された臨床対照実験で確認されながら確立してきたものである。したがって学問的に疑ったり，あるいは，さらに安全をみた治療をする必要はないが，絶対に失敗または再発がないとはいえないし，失敗や再発がゼロという治療法はないので，実際に患者をみる立場に立つと疑問や不安を感ずることも少なくない。米国の医師が受け入れに難渋した問題は，①安静は本当に不要か，②治療終了時に空洞が残存していてもこれを無視してよいか，③大部分の例の治療を機械的に6カ月で終了してよいか，という3つの問題といわれている[16]が，わが国でも同様であろう。わが国で今でも長期治療，長期入院例が少なくない大きな理由は，主としてこれら3つの問題に起因していると考えられる。

1 安静は本当に不用か？

Dettweilerによって1876年に大気，安静，栄養の3本を柱とするサナトリウム療法が確立されてからおよそ100年の間，医師も患者も安静療法を結核治療で最も重要なことと信じてきた。このため化学療法が実施されるようになっても入院・安静は重要なことと考えられ，入院して初めて化学療法剤の投与が行われ，外来で投与することは誰も考えなかった。当時は欧米でも結核ベッドは不足していたので，入院待ちの間に死亡する例もみられたが致し方ないことと考えられていた。

こういうときに外来での化学療法を初めて試みたのは英国のTyrrell[17]である。彼は新たに結核症と診断された患者を1人ごとに順番に入院と外来に割り振り，INHとPASの併用療法を行った。この結果はそれまでの常識を打ち破るもので，表7-6にみるように入院と外来で治療成績は変わらず，違ったのは入院群の患者の体重増加が著明なことだけだった。この結果は短い論文にされ"Lancet"に発表されたが，これをみて直ちに反応したのは米国のVeterans Administration病院の医師たち[18]で，今度は全員を入院させたうえで，患者を絶対安静群と1日8時間の運動群の2群に無作為に割り振り，治療成績を比較したのだった。この結果も表にみるように両群で差を認めなかった。

これに対し，治療成績に差がなくても外来で治療をすれば家族など接触者が感染を受ける危険が高くなるという反論が一般的だったが，イギリスのFoxはインドのマドラスで入院・外来の治療成績を詳しく比較するとともに，家族の発病状況も追及して，かの有名な臨床対照実験[19]を行い，両群で差がないことを明らかにした。家族や周囲の者に結核を感染させるのは主として診断前であり，診断されて治療が開始されれば，①喀痰中の結核菌数は急速に減少し，②激しい咳は治まり回数も次第に減り，③患者は結核を自覚すれば咳をするときには注意するようになるため，このような成績が得られたと考えられている。

表 7-6　安静群と非安静群の化学療法効果比較の臨床対照実験

報告者 (国, 年)	比較	化療方式	安静群・菌陽性率					非安静群・菌陽性率				
			例数	前	3月	6月	1年	例数	前	3月	6月	1年
Tyrrell[17] (英, 1956)	入院安静と外来治療	H_2S_2	72	87.3	25.4	22.2	—	70	90.0	27.1	19.6	—
Wier[18] (米, 1957)	軍病院入院で安静と運動	HS_2	95	64.2	5.3*	3.2	0.0**	108	68.5	0.0*	1.9	0.0**
Tb. Chemoth. Centre, Madras[19] (印, 1959)	入院安静と外来治療	HP	79	98.7	30.4	5.1	7.6	81	98.8	44.4	13.6	16.7
Wynn-Williams[20] (英, 1960)	入院で安静と自由	3HSP/ HP	29	100.0	27.6	3.4	0.0	33	100.0	13.1	0.0	0.0
Bell[21] (西アフリカ, 1960)	3カ月入院と外来治療	HS	33	100.0	18.2	—	—	56	100.0	14.3	—	—
Tb. Society. Scotland[22] (英, 1960)	入院または自宅安静と就労	HP	49	***	2.0	24.5	47.9	54	***	9.3	31.5	44.4
East-Africa/BMRC[23] (東アフリカ, 1966)	2カ月入院と外来治療	HTb_1	125	99	26	18	25	126	98	24	23	27

*4カ月，　**9カ月，　***X線写真上中等度以上改善の%

その後にも表7-6[17)-23)]にみるように世界各地で多くの実験が行われているが，何れも両群で差をみていない。このように，外来で治療しても治療成績が入院群と変わらないことは1960年代には確定し，以後はこの種の研究は行われていない。これらの研究はすべてINH, SM, PASの時代に行われたものであり，化学療法がはるかに強力になった今日では外来治療はより安全である。

したがって現在の入院治療の目的は，①排菌量が多く激しい咳が出る初めの2〜3週間程度は感染防止が主目的であり，②この時期はまた，発熱，呼吸困難，血痰などの症状が激しく，心理的にも大きなショックを受けている時期なので，これらのケアのためにも入院が必要である。この時期も含め初めの2カ月程度の入院は，③確実な服薬が特に重要な時期であり，④4剤併用の副作用の監視を確実に行うためにも，できれば入院治療が勧められる。つまり，確実な治療を行い，治癒を確かなものとするための入院である。

2 X線所見，特に空洞を無視して化学療法を終了してよいか？

好気性菌である結核菌は空洞壁で盛んに増殖し，患者自身にとっては管内性転移源となり，周囲の人にとっては感染源となるので「空洞は慢性結核症の中心的課題」と理解されてきた。このことは今でも変わらないし，現在の強力な化学療法実施例であっても，持続排菌患者など排菌が続く患者では同様である。

RFPの出現以前には病巣内の結核菌の殲滅はなかなか達成できず，排菌が陰性化し，いわゆる「菌陰性空洞」という状態になっても5年半後までに実に35%が再発する[24)]といわれ，X線所見の安定，あるいは，空洞の有無は化学療法終了後の再発の可能性を考えるうえできわめて重要であった。

しかし，RFPを含む短期化学療法の時代になると事情は一変した。RFPを含む現在の化学療法は結核菌に直接作用し病巣内の結核菌の大部分あるいは，ほとんどすべてを殺菌する。菌が殺菌される結果，ヒトがそもそももっている自然治癒力が働いて治療終了後にも病巣は

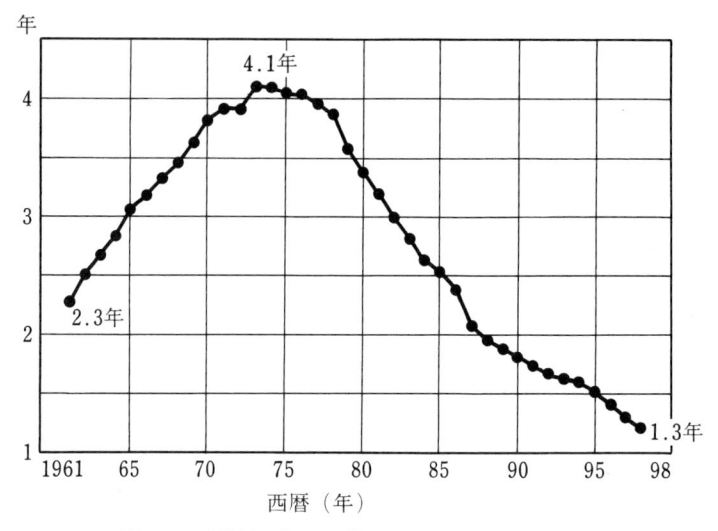

図 7-2　平均治療期間(年)の推移(1961〜98年)

徐々に修復されることが臨床経験のうえでもはっきりしてきたのである。つまり，臨床的に菌の陰性化など細菌学的改善がまず認められ，それからかなり遅れて病理学的改善，X線学的改善が起こるのである。空洞が残存しているとアスペルギルスや非結核性抗酸菌などの感染を起こす率が高くなるが，治療開始時に耐性がなく，治療で菌が順調に陰性化し，標準治療を確実に服用できた患者では，空洞が残存していても「結核の再発率」が高くなるわけではない。化学療法を長く続けてもアスペルギルスなどの感染を起こす率は減らないし，高くする可能性さえある。空洞が残存するからといって治療を長期にする理由はないと考えられるようになったのである[25)26)]。このため，それぞれの国の結核対策マニュアルでX線所見，または空洞残存の有無で標準治療の治療期間を変えている国は今では1つもないのである。

3 6〜9カ月の短期療法は本当に安全か？

SM，PASの2剤併用の出現で高度進展例を除く肺結核症の多くを初めて治せるようになり，INH，SM，PASの3剤併用療法の完成で高度進展例を含めたすべての肺結核症の多くを治せるようになった。しかしこの時点では少なくとも2年間の化学療法が必要であり，それでも病巣内の結核菌を殲滅できなかったので治療期間は次第に長くなり，図7-2にみるように1973〜77年の全国の平均治療期間は4年を超えるという状況だったのである。

RFPの出現により6カ月の短期療法が可能となり，これが確立した1980年代以後，治療期間をさらに短縮して3〜5カ月にできないかという研究が多く行われたが，現在まで広く受け入れられる超短期療法は成功していない。今のところ世界的に標準治療とされている2HRZE/4HRが最短，かつ，最善の治療法と考えてよい。ただし，6カ月でよいというのは，①初めの2カ月はPZA，INH，RFPを含む3剤併用以上の併用療法が行われ，②これらの薬に対し治療開始前に耐性がなく，③ほぼ確実に服用し，④治療開始後，菌が順調に陰性化し，⑤その後も陰性が続いており，かつ，⑥糖尿病の合併がない例である。PZAの服薬ができなかった例，菌の陰性化が4〜5カ月に遷延した例などは，耐性がなくても継続期治療を長くし，合計9カ月の治療とするのがよいだろう。継続期治療ではINH単独治療は

表 7-7 結核化学療法についての HSP 時代の考え方と現在の考え方

	HSP 時代の考え方	現在の考え方
結核菌への作用	SM, INH, PAS は単に結核菌の増殖を阻止するのみである。	INH, RFP, PZA, EB (SM) による化学療法は，病巣内の結核菌を殺菌する。
治癒機転	菌の増殖が薬剤によって阻止されている間に，ヒトがもっている自然治癒力が働いて病変は修復される。	病巣内の菌が殺菌され，その後，病変は徐々に修復される。
化療期間	短くて 18 カ月，普通 2 年，3 年，ときには一生の間治療を行う。	6 カ月ないし 9 カ月，これ以上の治療が必要な例は少ない。
化療終了の時期の決定	化療終了の判断には X 線所見がきわめて重要。空洞は消失または菲薄化，病変は 3 カ月以上安定していること。	X 線所見より排菌状況の推移をみることが重要。空洞は残存し，病変は改善の途上でもよい。
再発率	年間 2％，5 年では 10％に近くなる。	5 年間で 2％。
再発例の耐性	再発例の多くは SM, INH などに耐性。	大部分は RFP, INH に感受性のままである。

避け，INH，RFP の 2 剤併用を原則とする。

4 HSP 時代の考え方と短期化学療法への安易な信頼

INH，RFP，PZA，EB(SM) による短期化学療法は世界的にみれば 1980 年代の前半に既に確立し，およそ 20 年を経過した。しかし，わが国の結核症治療の実情をみると，INH，SM，PAS (HSP) 時代の治療失敗や再発例が忘れられず，HRZE の初期強化療法を 6 カ月，あるいはそれ以上続けたり，HR〈E〉の継続期治療を延々と続けている例も少なくない。また逆に，現在の短期化学療法の効果を過信し，服薬が完全でなかった例や，治療前に塗抹陽性だったのに初期強化期に PZA を使用せず，あるいは使用できなかった例で 6 カ月で治療を完了してしまう例もみられる。HSP 時代の経験が忘れられず，その頃の考え方から抜け出すことができない保守的な考え方と，短期化学療法を信頼し過ぎてやや安易に流れがちな考え方の両極端である。表 7-7[27] には HSP 時代の考え方と現在の考え方を整理して簡単に表示した。

● 文献

1) 金井興美. 結核菌発見 100 周年記念総説 結核化学療法の基礎研究 100 年の展望．(その 1) 結核化学療法剤開発のあゆみ．(その 2) 後臨床基礎研究．結核 1982 ; 57 : 643-51, 1983 ; 58 : 235-45.
2) Amberson JB Jr, McMahon BT, Pinner M. A clinical trial of sanocrysin in pulmonary tuberculosis. Am Rev Tuberc 1931 ; 24 : 401-35.
3) Hinshow HC, Feldman WH. Streptomycine in treatment of clinical tuberculosis : a preliminary report. Proc Staff Meet Mayo Clin 1945 ; 20 : 313-8.
4) British Medical Reserch Council. Streptomycin treatment of pulmonary tuberculosis . A Medical Research Council investigation. Br Med J 1948 ; 2 : 769-82. From Hill AB. Statistical methods in clinical and preventive medicine. 1962 刊, Livingstone Ltd. p 44-85.
5) East African/BMRC. East African/BMRC Study : results at 5 years of a controlled comparison of a 6-month and a 18-month regimen of chemotherapy for pulmonary tuberculosis. Am Rev Resp Dis 1977 ; 115 : 3-8.
6) Tuberculosis Chemotherapy Centre, Madras. A concurrent comparison of isoniazid plus

6) PAS with three regimens of isoniazid alone in the domiciliary tratment of pulmonary tuberculosis in South India. Bull WHO 1960 ; 23 : 535-85.
7) David HL. Probability distribution of drug-resistant mutants in unselected population of *M. tuberculosis*. Appl Microbiol 1970 ; 20 : 810-814.
8) Toman K. Tuberculosis case-finding and chemotherapy. Questions and answers. WHO Geneva 1979.
9) WHO. Global Tuberculosis Programme. Treatment of tuberculosis : Guidelines for National Progremme, 2 nd ed. 1997.
10) ATS.Treatment of tuberculosis and tuberculosis infection in adults and children. Am J Respir Crit Care Med 1994 ; 1359-74.
11) Iseman MD. Drug-resistant tuberculosois. A clinitian's guide to tuberculosis. Philadelphia, Lippincott Williams & Wilkins, 2000 ; p 323-53.
12) Jindani A, Aber VR, Edwards EA, et al. The early bactericidal activity of drugs in patients with pulmonary tuberculosis. Am Rev Respir Dis 1980 ; 121 : 939-49.
13) British Thoracic Society. A controlled trial of 6 months' chemotherapy in pulmonary tuberculosis. Final report : Results during the 36 months after the end of chemotherapy and beyoud. Br J Dis Chest 1984 ; 78 : 330-6.
14) 和田雅子, 吉山 崇, 尾形英雄, ほか. 初回治療肺結核症に対する 6 ヶ月短期化学療法の成績—その効果, 副作用と受容性について 6 年間の経験から. 結核 1999 ; 74 : 353-60.
15) 和田雅子. INH 初回耐性頻度 4.4％！. 複十字 2000 ; No.274 : 10-4.
16) D'Esopo ND. clinical trials in pulmonary tuberculosis. Am Rev Respir Dis 1982 ; 125 Supple 85-93.
17) Tyrell WF. Bed rest in the treatment of pulmonary tuberculosis. Lancet 1956 ; I : 821-3.
18) Wier JA, Weiser OL, Tayler RL, et al. An evaluation of ambulatory vs. non-ambulatory treatment of hospitalized patients with pulmonary tuberculosis. Trans 16 th Conf of Chemother Tbc V.A. 1957 : 38-43.
19) Tuberculosis Chemotherapy Centre (Madras). A concurrent comparison of home and sanatorium treatment of pulmonary tuberculosis in South India. Bull World Health Organ. 1959 ; 21 : 51-131.
20) Wynn-Williams N, Shaw JB. Is cavity closure in pulmonary tuberculosis influenced by bed-rest? Tubercle. 1960 ; 41 : 352-7.
21) Bell WJ. The initiation of chemotherapy in West Africans. Hospital and ambulant treatment compared using SM-INH. Br J Dis Chest 1960 ; 54 : 247-54.
22) Tuberculosis Society of Scotland. The treatment of pulmonary tuberculosis at work : A controlled trial. Tubercle Lond 1960 ; 41 : 161-70.
23) East Africca/BMRC. Isoniazid with thiacetazone in the treatment of pulmonary tuberculosis in East Africa. Fourth investigation. Tubercle 1966 ; 47 : 315-30.
24) 岩崎龍郎, ほか. 第 41 回結核病学会シンポジウム「菌陰性空洞」. 結核 1968 ; 41 : 373-94.
25) 亀田和彦, ほか. 第 54 回結核病学会総会要望課題「結核化学療法における X 線検査の新しい位置づけ」. 結核 1979 ; 54 : 172-5.
26) 亀田和彦. 胸部 X 線検査の位置づけ. 結核 1983 ; 58 : 501-4．
27) 青木正和. 老年者の処方—I 肺結核症. Geriatric Medicine 1985 ; 23 : 129-33.

8 結核症の治療(2)
化学療法の実際

1 特定の症例への化学療法

　前章で現在の結核化学療法の原則的な事項を述べたが，このような原則に沿った治療ができない例も少なくない。中でもHIV感染を合併している結核患者の治療は，抗HIV薬と抗結核薬が互いに干渉するので，それぞれの病状に応じて治療方式を変えねばならないので複雑であるが，幸いわが国では症例が少なく，特定の病院で治療されているのでここでは省略し，高齢者，妊婦，肝障害をもつ患者など日常比較的多くみられる例の治療について簡単に述べることとする。この章の記載では，ニューヨーク市のガイドライン[1]を多く参考とした。

1 高齢者の化学療法

　現在，わが国の結核新登録患者の56.3%（1999年）は60歳以上の高齢者で占められているので数は多いし，後述の「第9章　結核症の治療(3)」で述べるように，高齢の結核患者の治療成績は厳しいので注意が必要である。

　61〜70歳の結核患者の69.9%，71歳以上では78.7%が何らかの合併症をもっており，平均して1人が1.8個の合併症をもつと報告[2]されている。また，高齢になると諸臓器の機能の予備能力が低下するので，薬剤の代謝，排泄が遅くなる場合も少なくなく，結果として副作用出現率が高くなるので，結核治療に際しては全般的な注意が必要だし，様々な対症療法が必要になることも多い。

　しかし，高齢者といえども結核治療の本質は病巣内の結核菌を殺菌することである。したがって，治療の原則は若年者と変わらないが，次の3点には注意することが重要である。すなわち，①高齢になるほどPZAの副作用出現率が高くなるので，60歳以上の患者では副作用に特に注意し，80歳を超えた患者ではPZAは使用しない。②EB，SM，KMなど腎から排泄される薬剤は，投与量を減らすか，または，投与間隔を延ばす。EBは0.5gの毎日投与とし，SMは0.5gの毎日投与，あるいは，0.75gを週2日投与する。KMは避けたほうがよいだろうが，投与する場合には0.75gを週3回投与とするか，0.5gの毎日投与とする。③INHおよびRFPは一般成人と同じでよい。

2 妊婦の化学療法

　多剤耐性結核菌の排菌を続ける患者では中絶が勧められる。多剤耐性結核に使用する抗結核薬は胎児に影響があり，または，胎児への影響が不明だからである。

　妊婦にはSMは禁忌である。催奇性が報告されているからである。PZAの胎児への影響は現在不明の点もあるので，米国では避けるように勧告しているが，WHOは使用してよいとしている。結局，安全をみればPZAを除いてHREの3剤併用を9カ月，または，菌陰性化後6カ月の何れか長いほうの期間治療するのがよい。なお，抗結核薬は低濃度母乳に移行するが，乳児には毒性を示さない量なので，母乳保

表 8-1 腎不全時ならびに人工透析時の抗結核薬の投与量，投与間隔

薬剤	主な排泄経路	血中半減期（時間）		投与間隔（時間）と1日投与量（g）						薬剤の透析外液への移行
		正常時	腎不全末期		正常時	腎不全時 Ccr ml/min			透析時	
						>50	10〜50	<10		
INH	腎（肝）肝で代謝	slow 2〜4 rapid 0.5〜1.5	17	投与間隔	24	24	24	24	正常時と同じ**	あり
				1日投与量	0.3	0.3	0.3	0.3*	正常時と同じ**	
RFP	肝	2〜5	2〜5	投与間隔	24	24	24	24	正常時と同じ	あり***
				1日投与量	0.45	0.45	0.45	0.45	正常時と同じ	
EB	腎	4	8	投与間隔	24	24	23〜36	48	隔日	あり***
				1日投与量	0.75	0.75	0.5	0.5	10 mg/kg	
PAS	腎（肝）肝で代謝	0.75	23	投与間隔	8	8	24	投与しない	隔日	あり
				1日投与量	10	10	8		100 mg/kg	
SM	腎	2.5	100〜110	投与間隔	24または週2日	24	24〜72	72〜96	週2日	あり
				1日投与量	1	0.75	0.5	0.5	0.5 g	
KM	腎	3〜4	27〜36	投与間隔	週2日	24	24〜72	72〜96	週2日	あり
				1日投与量	2	1.5	1.0	0.5	0.5 g	

* slow inactivator では 4 mg/kg pyridoxin 併用，** 1日0.3gを2〜3日に1回との説もある，*** 異なる見解がある．
（結核病学会治療委員会．肝，腎障害時の抗結核薬の使用に就いての見解．結核 1986；61：53-54．より引用）

育は行ってよい．この移行量では乳児の化学予防にはならないことはもちろんである．

3 小児の化学療法

視力検査を行うことができない小児にはEBは禁忌である．他の薬は成人と同様使用してよい．投与量は変えなければならないことはいうまでもない．

錠剤の服薬が困難な場合には，INH，PZAは粉砕してジュースなどに混ぜて飲ませ，RFPはカプセルから出してジュースなどに混ぜて服用させる．

4 腎機能障害例の化学療法

SM，KM，CPM (capreomycin)，EVM (enviomycin) は腎障害を起こす薬剤なので，基盤に腎障害がある患者では，これらの薬剤は慎重に投与する必要がある．また，INH，RFP，TH (ethionamide) 以外の抗結核薬の主な排泄経路は腎なので，腎機能障害例では障害の程度に応じて服用量を減らすか，服用間隔を延ばす必要がある．表8-1に結核病学会治療委員会が1986年に出した見解[3]を示した．当時，PZAについてはわが国での成績が十分にはなかったので，表には加えられず，「PASに準じて投与するのが妥当」とされているが，米国では「軽度から中等度の腎機能障害患者ではPZAは正常の場合と同様に服用してよいが，重度の腎不全患者では40 mg/kgを週2〜3回の服用とする」[4]とし，「血液透析を実施している患者では透析後直ちに服用させるべきである」としている．

抗結核薬の血清濃度は一定の濃度とすることが望ましいので，投与量を減らして血清レベルを下げるより，投与間隔を延ばして投与の一定時間後には一定の濃度を得るようにすることが勧められる．また，多くの薬は血液透析で透析外液に移行するので透析前には投与せず，透析後速やかに投与するのが合理的である．

5 肝機能障害例の化学療法

PZAを含む短期化学療法が普及してから，

肝障害例に対する結核化学療法についての関心が高まっている。PZA, TH, RFP, PAS, INH など多くの抗結核薬が肝臓で代謝され肝機能を障害し，あるいは，既存の肝障害を悪化させる可能性があるからである。したがって，肝機能障害例にこれらの薬を使用する場合には頻回に肝機能検査を行うなどの注意が必要であるが，軽度の障害例では上記の抗結核薬を使用しても悪化を認めないこともしばしばある。和田の報告[5]によれば，治療開始時のトランスアミラーゼ値が 50 IU/l 以上で PZA を含む短期化学療法を実施した例は 85 例あったが，薬剤惹起性肝機能障害は 13 例 (15.3%)，同様の条件で PZA を含まない標準治療を行った 65 例では薬剤惹起性肝障害は 7 例 (10.8%)で，両群に有意差がなかったというし，米国でも多くの場合服用量を減らす必要はないと述べている[4]。しかし，和田の例では PZA 群の 1 例が急性肝不全で死亡しているので，AST (GOT) 値，ALT (GPT) 値が 50 IU/l の例では慎重な観察が必要である。

急性肝不全例，あるいは，重症の慢性肝疾患をもつ例では肝機能が回復するまで，肝毒性のない薬剤，つまり SM, KM, CPM, EB, CS, OFLX から 2, 3 剤を選んで治療する。

2 抗結核薬の副作用

結核症の治療では必ず 2~4 剤の化学療法剤を併用し，しかも最短でも 6 カ月の治療が必要なので，副作用に注意しなければならない。現在使われている抗結核薬の副作用を，結核病学会用語委員会が編集した「新結核用語事典」[6]から一部改変して引用すると表 8-2 に示すとおりである。これらについていちいち解説すると煩雑だし，抗結核薬の副作用については多くの総説[7,8]があるのでここでは繰り返さないが，わが国の報告では副作用発現率が外国に比して一般に高い点が注目される。例えば，青柳の報告[8]によれば，PZA を含む治療での副作用による治療中断率は外国の報告では 3~6%であるが，わが国ではこれより遙かに高い 15~37%という数字が報告されている。わが国の結核患者では高齢者が多いこと，副作用チェックのための検査頻度が高いことが関係しているのか，あるいは，患者も医師も副作用に敏感なのか，体質的なもの，あるいは心理的なものが関与しているのか明らかでない。

抗結核薬各薬剤の副作用はきわめて多くの種類にわたるが，各薬剤の副作用についての一般的なことは成書に譲り，ここでは頻度が高く，また，特に重大な副作用である肝障害と薬剤過敏症に限って簡単に述べることとする。

1 抗結核薬による肝障害

わが国で PZA を含む短期療法が試験的に行われていた 1995 年に「PZA による重大な肝障害は頻度は低いが，重症例では肝移植を行わない限りしばしば致命的である」という衝撃的な報告[9]が英国から出され，抗結核薬の肝障害についての関心が高まった。このほかにも同様の報告[10]がいくつかみられており，わが国でもアンケート調査[11]の結果，1987 年 1 月~96 年 12 月の間に抗結核薬副作用による死亡例が全国で 33 例 (71,800 例中 33 例 0.046%) みられ，このうち使用中の薬剤が明らかだった 30 例中 14 例が PZA を含む化学療法を受けていたという。

HR または HRZ を含む治療では，AST (GOT)，ALT (GPT) の異常出現率は軽度上昇例まで含めれば 20%程度にのぼるが，軽度上昇例ではそのまま服用を続けても正常に戻るため，その多くは注意深く検査を繰り返しながら治療を続けてもよいので，あまり過剰に心配することはないが，油断していれば致死的な劇症肝炎に移行することもあるので慎重な対応が必要である。肝副作用を防ぐ対応策については Thompson[12], Ormerad[13], Durand[14] らが提

表 8-2 抗結核薬別副作用一覧

薬剤	神経系統 聴神経 蝸牛殻神経	神経系統 聴神経 前庭神経	神経系統 視神経	神経系統 その他の脳神経	神経系統 末梢神経	神経系統 自律神経	神経系統 中枢神経	神経系統 精神系統	過敏症(アレルギー反応)	肝	腎	血液	内分泌系統	胃腸系統	皮膚粘膜系統	その他
INH			視力障害		四肢しびれ感 関節痛 知覚痛 (末梢神経炎)	排尿障害	頭痛 不眠 酩酊感	一過性精神障害 分裂症	発熱 (+発疹)	機能障害 黄疸 (肝炎)		出血傾向 (喀血等) 紫斑病 顆粒球消失	女性化乳房 血糖低下 Cushing 病	悪心,嘔吐 食思不振 便秘	発疹 歯齦炎	ペラグラ アルコール耐容性低下
RFP								不眠 不安 精神障害	発熱 ショック 血小板減少症	機能障害 肝炎		出血傾向 (鼻出血等) 血小板減少症	女性化乳房 血糖低下 月経異常	食思不振 悪心,嘔吐 胃痛,下痢	発疹 皮膚炎	
PZA						喘息発作			発熱	強い黄疸 (肝炎) 急性黄色肝萎縮		出血傾向 (喀血等)		悪心,嘔吐 腹痛,下痢 便秘	発疹 色素沈着 ヘルペス	高尿酸血症 関節痛
EB			視力障害 視野狭窄 視神経炎		下肢しびれ感 知覚異常 運動麻痺		頭痛	幻覚,不安 不眠						食思不振		
SM	耳鳴 耳閉 難聴	めまい 平衡障害		顔しびれ 顔面神経麻痺	四肢しびれ 運動失調 (末梢神経炎)	心悸亢進	頭痛		発熱(発疹) ショック	過敏症に伴う急性黄色肝萎縮	蛋白尿 (腎障害)	紫斑病 顆粒球減少 好酸球増加		悪心,嘔吐	発疹 脱毛 歯齦炎	
KM	耳鳴 難聴	めまい			しびれ感		頭痛				蛋白尿 (腎障害)	顆粒球減少 好酸球増加			発疹	
EVM	耳鳴 聴力低下				しびれ感				発熱 (+発疹)		蛋白尿 (腎障害)				発疹	
PAS					中毒症 神経症状				発熱(+発疹) レフレル症候群	機能障害 黄疸,肝炎 過敏症に伴うものあり	機能障害過敏症に伴うものあり	出血傾向 溶血性貧血 メトヘモグロビン血症	甲状腺腫 粘液水腫 糖尿	悪心,嘔吐 食思不振 胃痛,下痢 便秘	発疹 脱毛 歯齦炎	調節性 眼疲労 一過性近視
TH					脱力感 しびれ感 (末梢神経炎)	動悸 口渇,多汗 顔面浮腫	頭痛 めまい 痙攣	不眠 抑うつ症状 幻覚	発熱 (+発疹)	中毒性肝炎 急性黄色肝萎縮			女性化乳房 月経異常 血糖低下	悪心,嘔吐 胃腹痛 下痢	皮膚炎 発疹,脱毛 舌炎	ペラグラ
CS					知覚異常 下肢麻痺 (末梢神経炎)		頭痛 痙攣 てんかん発作	嗜眠,不眠 興奮,不安 分裂症			障害あり	貧血 出血傾向		悪心,嘔吐 食思不振	発疹 脱毛 舌炎	発熱 肺水腫

(日本結核病学会用語委員会.新結核用語事典.結核予防会, 2001. より一部改変)

表 8-3　抗結核化学療法による肝副作用の防止策

1. 患者への指導
    1) すべての患者に肝障害の可能性があることを知らせる
    2) 悪心，嘔吐，黄疸が出たら薬を中止して直ちに受診するよう指導する
    3) アルコールを一定以上飲んでいる人には減量を勧める
2. 肝機能検査の頻度
    1) 初め2カ月は毎週
    2) 3カ月以後は月1回
    3) GOT，GPT あるいはビリルビン値に異常があれば，毎週検査する
3. 薬剤の中止
    1) 黄疸，嘔吐，悪心，重い食欲不振など肝炎を疑わせる症状が出現すれば直ちに中止
    2) 血清アルブミン減少，プロトロンビン時間の減少があれば直ちに中止
    3) GOT，GPT が正常でビリルビン値のみ上昇のときは毎週肝機能検査を行い，2週後にもビリルビン値が正常に戻らなければ RFP を中止
    4) GOT，GPT のみが正常の3倍までなら，毎週検査を行いながら推移をみる
    5) GOT，GPT が正常の3倍を超えたら，INH，PZA を中止して肝機能検査，ふつう RFP も中止，無症状かつプロトロンビン時間などが正常なら SM，EB，Ofloxacin などで治療，毎週肝機能検査
4. その他
    1) PZA の肝副作用は dose-response がみられるので，1日1.5g以上は投与しない　ふつう1.2gで十分である
    また治療開始時の2カ月のみ投与し，その後は投与しない
    2) HR (Z) 併用療法開始後早期 (10日～1カ月頃) にみられる GOT，GPT の上昇は多くの場合，治療を継続していても自然に元に戻るので，不必要に治療を中断しないこと

(青木正和，結核化学療法による肝障害．資料と展望 1997；23：1-12. より引用)

言を行っているが，これらを参考にして筆者が考えている対応策[10]を表8-3に示した。特に，嘔吐，悪心，著しい食欲不振，全身倦怠など肝障害を疑わせる症状出現時には直ちに全薬剤を中止して対応することが大切である。「来週検査を行うからとか，検査結果が出てから」などと考えて服薬を続けると，取り返しがつかないこととなる。症状出現時には直ちに中止することが大切である。黄疸が出てからの対応では遅過ぎる。

急性の症状が治まれば，SM，EB など肝障害性のない薬剤から治療を始め，様子をみながら INH，次いで RFP の投与を始める。

2 薬剤過敏症

SHP 3剤による治療時代には，治療開始後2週前後に PAS または SM に対してアレルギー反応を惹起し，急に発熱，発疹をみることが比較的多く，また重症例も少なくなかったが，最近では PAS の使用はほとんどなく，SM の使用も以前より減ったので，薬剤過敏症の副作用は少なくなった。予防会複十字病院での PZA を含む最近の短期治療例での経験[11]では，発熱，発疹の頻度は1.0%となっている。過敏症反応は35歳未満の若い女性で頻度が高い。

発熱を伴う発疹，急速に進展する発熱などの重症例では致死的なこともあるので，まず全薬剤の投与を中止する。もしできれば何れの薬剤に起因しているかを推定し，安全と考えられる薬剤を少量から投与するなど，慎重な対応が必要である。INH または RFP の何れかが原因の場合には減感作療法を試みる。結核病学会治療委員会の勧告[15]によれば減感作療法の実施方法は表8-4のとおりである。これに従って行う場合でも，個人差があるので，反応には十分注意しながら実施しなければならない。

3 再治療例の化学療法

1999年の結核発生動向調査によれば，新登録塗抹陽性肺結核14,482例のうち10.9%が再登録例であった。初回治療が完了し，あるいは完了前に治療から脱落したが，登録削除前に再治療となる例や，塗抹陰性で再治療となる例も少なくないので，再治療の肺結核症の例数は実際には年間5,000例以上にのぼっている可能性もある。事実，1998年の登録患者を対象として行った結核緊急実態調査成績[16]によると，15歳以上の肺結核症で治療中の患者の16.8%が「化療歴あり」とされているので，1998年の年末に登録中の肺結核症48,888人のうち8,000人以上が再治療患者だったといえる。

再治療例では，薬剤耐性の頻度が高いし，初回治療時の服薬が何らかの理由で不規則，不完全だった例も多い。さらに，初回治療の内容，治療結果，病状などその背景はきわめて複雑，多様なので初回治療のような標準治療方式を決めることはできず，そのうえ，再治療に失敗すれば慢性排菌例となり治療がきわめて難しくなる危険が高いので，診療の現場では治療方針の決定に苦労することも少なくない。

1 再発の定義

肺結核症は治癒後にも複雑な病理学的変化を残すので，治癒痕に非結核性抗酸菌やアスペルギルスの感染を起こすことは稀ではないし，一般細菌感染を起こすこともある。したがって，菌陰性でX線像上の悪化を認めたときや，血痰などの症状が出現したときには，結核の再発か否か慎重に判断することが必要である。このため同定検査を含めた菌検査成績が非常に重要となる。また，X線写真には変化がなく臨床的にも変わらないのに，1回だけ塗抹あるいは培養検査で陽性と報告されることも稀でない。この場合，非結核性抗酸菌の偶然の排菌の可能性が高いので，あわてて治療を再開することなく，続けて2回以上喀痰の連続検査を行って排菌を確認すること，培養陽性なら同定検査をすることが望まれる。

英国学派は再発を表8-5のように定義[17][18]しているが参考にすべきであろう。既治療例で

表8-4 INH，RFPに対する減感作療法の試案

イソニアジド（INH）またはリファンピシン（RFP）の使用によって，発熱あるいは発疹の副作用が出現した場合には，以下の方法により減感作療法を行う。まず速やかに当該薬剤を中止し，副作用に対する適正な治療を行う。同時に，リンパ球刺激試験（DLST）や白血球遊走阻止試験（LMIT）などによって，可能な限り原因薬剤を同定する。

その結果，あるいは臨床状況から原因と考えられる薬剤がみられた場合には，副作用が改善した後，下記に示すような方法によって減感作療法を施行する。

なお，両剤に対して副作用がみられる場合には1剤ずつ減感作療法を行う。

	INH	RFP
第1日	25 (mg)	25 (mg)
2	25	25
3	25	25
4	50	50
5	50	50
6	50	50
7	100	100
8	100	100
9	100	100
10	200	200
11	200	200
12	200	200
13	300	300
14	300	300
15	300	300
16	400	450

注：1) 減感作は発熱あるいは発疹が対象である。
2) 上記の方法によっても同様の副作用が発現し，不成功な場合もある。
3) 減感作時，以下の副作用が出現した場合には，以後当該薬剤は使用しない。ショック，溶血性貧血，間質性肺炎，腎不全，紫斑

(日本結核病学会治療委員会．抗結核薬の減感作療法に関する提言．結核 1997；72：697-700．より引用)

1回だけ陽性のときには非結核性抗酸菌のことがしばしばあるので同定検査は欠かせない。また，少数菌が1回だけ陽性のときは偽陽性の可能性も否定できないし，核酸増幅法では死菌を拾っている可能性もあることなども忘れてはならない。。

旧厚生省の調査[19]によれば，INHとRFPを主軸とし，PZAがまだほとんど使われていなかった1987年の登録例3,077例では，化療終了後平均38カ月の追求で再発率は2.9%と報告されている。しかし，このうち塗抹または培養で菌陽性だったのは29.2%のみだったという。つまり本当の再発はきわめて少なかったこととなるし，PZAが普及した今日ではさらに低率と考えられる。菌陰性例，あるいは，実際には菌陰性の症例などを安易に再発と考え，再び長期の治療を行うことは是非ともやめたいものである。

2 再治療例の多様性とこれに対する対応

再発例では前回の治療の薬剤，期間，服薬の規則性，終了時の排菌状況，再発と考えたときの病状などは種々であり，1例ごとに異なっているので，対応法は自ずから違ってくる。また，同じ例に対してもいろいろな見解があり，絶対に正しいという方策は確立していない。図8-1は筆者が現在考えている試案である。対応に当たって考えねばならない原則的な事項は，次の6点であろう。

① 最近のHRZを含む強化治療を確実に実施した例での再発率は5年で2%程度と低いので，再発の診断は慎重に行うべきである。培養で2回以上結核菌が確認された場合に初めて細菌学的再発とする英国学派の考えは尊重に値する。

② 結核菌が陽性とならないときには，アスペルギルス症，肺炎などの他疾患によるX線像の悪化を考えなければならない。少数菌が1回のみ塗抹陽性の場合には非結核性抗酸菌の偶

表8-5 英国学派による細菌学的再発の定義

> BMRCの定義
> 　化学療法終了後30カ月までは，毎月1回の検痰で3カ月の間に2回以上10コロニー以上の培養陽性菌が証明されたもの
> 　化学療法終了後30カ月を越えた後は3カ月に1回あるいは2カ月連続の検痰で2回以上培養陽性で，うち1回は少なくとも20コロニー以上の菌が証明されたもの
> BTAの定義
> 　ある4カ月間に2週間以上の間隔で実施した検痰で2回以上培養陽性菌が証明されたもの

然の排菌あるいはcontaminatonの可能性があるし，多数の菌による塗抹陽性の場合には非結核性抗酸菌症の併発も考えなければならない。何れにしても連続検痰を行うなど慎重に対応することが望まれる。

③ 前回，PFP，PZAを含む標準短期療法で治療され，治療開始前耐性がなく，服薬はかなり規則的，かつ，終了時菌陰性だった例では，菌が感受性を保っていることが多いので，再治療も前回と同様の治療でよい例が大部分である。

④ 前回の治療がSM，INH，PASの3剤併用などRFPを含まない化学療法で今回培養陽性となった例ではSH両剤に耐性の可能性が高い。このためHR2剤併用を行えばRFP単独療法と同じことになり，RFPも耐性にしてしまう可能性が高い。これは絶対に避けねばならない。未使用薬剤が多くあればこれらにRFPを加えて，例えばRZEKなどで強力に治療することが可能であろう。しかし，残された薬が多くないときには，耐性検査成績が判明するまで姑息な治療を行い，成績判明後に本格的な治療を開始するほうが安全だろう。

⑤ 再発時の培養検査はきわめて重要である。少なくとも2回培養検査を行い，また，陽性例では同定検査，薬剤感受性試験を行っておくこと。最終的には感受性の抗結核薬を少なくとも

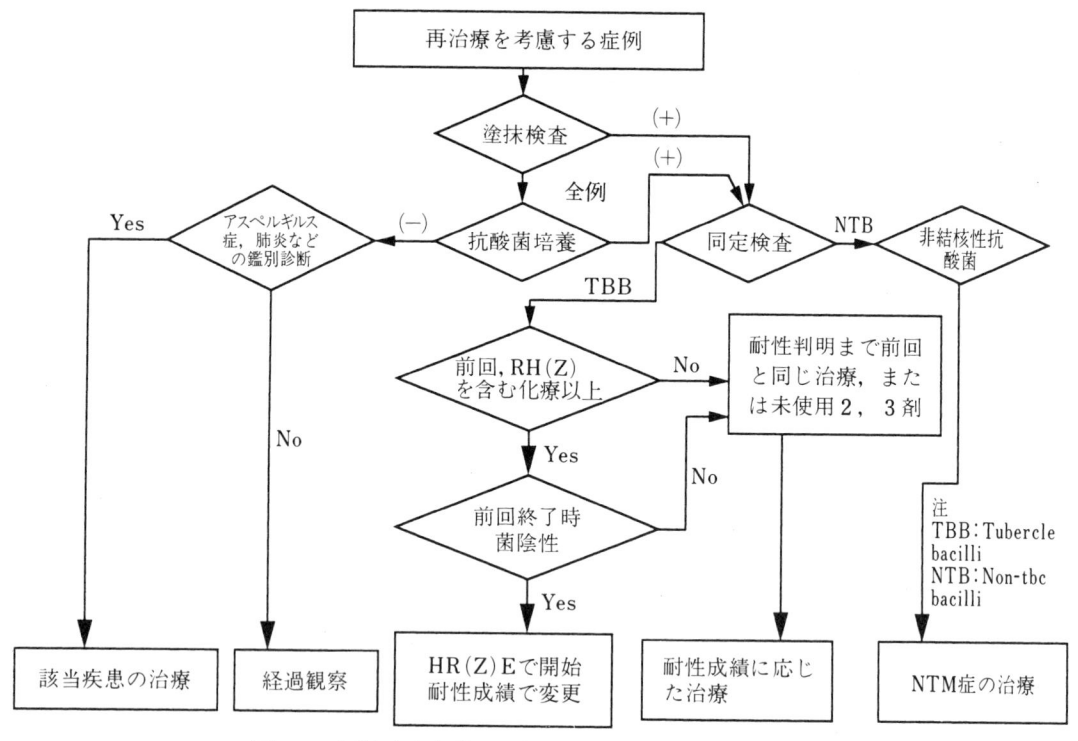

図 8-1 再治療を考慮する例での治療法決定の流れ図(案)

2剤，できれば3，4剤の併用で治療しなければならないので，できるだけ多くの薬剤に対する感受性を調べておく。

⑥ 治療期間については一定のコンセンサスは得られていないが，菌陰性化後，少なくとも6カ月の治療が必要である。

4 薬剤耐性例，特に多剤耐性例の治療

1 わが国の薬剤耐性頻度

日本結核療法研究協議会（療研）では1957年以来2～5年ごとに全国の傘下の病院を組織して結核患者の薬剤耐性のサーベイランスを行っている。一定期間に入院した患者全員についての薬剤感受性試験の結果を集め，化学療法を全く行っていない，または，実施していても2週間未満の者を「未治療患者」，2週以上治療している者を「既治療患者」として集計し報告してきた。1977年以後はすべての菌を中央に集め，感受性試験を標準法で再度実施し，中央判定成績としている。この結果をみると図8-2[20)21)]のとおりである。

1997年の調査から耐性基準を国際的な基準[22)]に合わせて変更しているので，97年の耐性頻度の急な上昇にはこの影響もいくぶんあるが，国際的基準とおよそ合わせた97年の成績のほうが実情を知るうえではよいだろう。また，こうしてみれば1977年以来20年間にわたるわが国の耐性頻度の推移の概略を知ることができよう。ただし，ここでいう「既治療患者」とは「一定期間に入院してきた患者のうち，入院前に2週間を超える期間治療を受けている患者」を意味しているので，必ずしも再発例ではなく，ずっと治療を継続していたが治癒せず入院治療に切り換えた者，初回治療患者であるが治療開始後2週を超えてから入院してきた者な

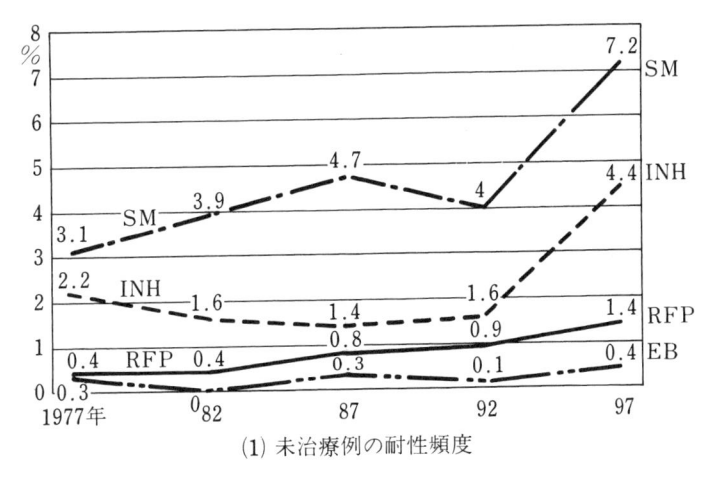

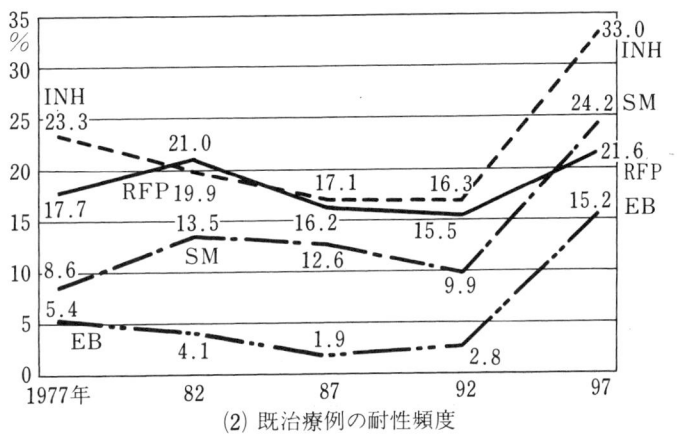

図 8-2 わが国の耐性頻度の推移 (療研 中央判定成績)

(1) 未治療例の耐性頻度

(2) 既治療例の耐性頻度

ども含まれていることは承知して見ていただきたい．それにしても，既治療患者のINH耐性が33.0%と著しく高く，RFPも24.2%，SMも21.0%と高いことは，再治療を行う場合に注意しなければならない数字である．

2 薬剤耐性結核の治療

薬剤耐性例は，①耐性の種類，数，程度が症例により様々であり，②臨床対照実験はきわめて少なく，治療法が確立しているとはいえず，③副作用が多い薬剤を長期間使用しなければならないこと，④結核予防法では認められていない薬もあることなどのため，治療法を標準化することは難しく，望めないといわざるをえない．

ここではまず，世界の流れの方向を知るために，米国での多剤耐性結核治療の権威といわれているIsemanが推奨する方式[23]と，New York市が勧告している治療方式[1]をみると表8-6および表8-7のごとくである．表8-6のIsemanの推奨方式にはamikacinが取り上げられているが，これは1991～93年の間，米国でSMの供給が途絶え，入手が難しくなったことと，KMの使用が米国では一般的ではないためである．amikacinの抗結核作用はあまり強くないので，わが国ではSMが使える場合にはSMを，SMが耐性で使えない場合にはKMを使うことが勧められる．また，何れの表にもわが国では抗結核薬として認められてない薬剤が含まれているが，米国でもこれら

表 8-6 薬剤耐性に応じて勧められる治療

耐 性	勧められる化療	化療期間	注
INH or SM	R, Z, E, A	6～9月	100％成功，再発＜5％
INH と EB (SM)	R, Z, F, A	6～12月	同上
INH と RFP (SM)	Z, E, F, A	18～24月	手術を考慮
INH, RFP と EB (SM)	Z, F, A, ＋2剤	陰性化後24月	手術を考慮
INH, RFP と PAZ (SM)	E, F, A, ＋2剤	陰性化後24月	手術を考慮
INH, RFP, PZA と EB (SM)	F, A, ＋3剤	陰性化後24月	可能なら手術

F：fluoroquinolone, A：amikacin, 米国では 1991～93 年に SM が市場から消えたため AMK が大きく取り上げられているが，わが国ではここでいう AMK の代わりに KM を考えたほうがよい．
(Iseman MD. A clinician's guide to tuberculosis. Philadelphia, Lippincott Williams & Wilkins, 2000；p 337. より引用)

表 8-7 各薬剤耐性時の勧奨化学療法

耐 性	勧告化療方式	治療期間	注
H (S)	RZE (ForG)	6～9月	0.2γ耐性なら H を加えてもよい
R (S)	HZEG, HZS	陰性化後18月	4カ月で培養（＋）なら手術を考慮
HE (S)	RZFG	6～9月	
HR (S)	ZEFG	陰性化後18月	空洞残存なら陰性化後24カ月化療
HRE (S)	ZFG＋1, 2剤	陰性化後18月	同上
HRZ (S)	EFG＋1, 2剤	陰性化後18月	同上
HRZE (S)	FG＋1, 2剤	陰性化後18～24月	同上
HRESK, TH	F, CS, CPM,	陰性化後18～24月	米国で院内感染を多発させた W1 株はこの耐性

F：fluoroquinolone, G：aminoglucoside or CPM
(Bureau of Tuberculosis Control, New York City Department of Health. Clinical policies and protocol, 3rd ed. 1999；p 63-69 より作成)

の薬を使用する場合には専門施設で治療するよう勧告されていることを承知して見ることが必要である．なお，理解を容易にするために，現在，New York 市の指針[1]に掲載されている新薬の一覧をごく簡単に表 8-8 に示した．

3 治療開始 1～2 カ月後に INH または RFP などが耐性と判明したときの対応

図 8-2 で既にみたように，最近わが国でも，INH の未治療耐性の頻度が 4.4％と高くなってきたので，2 HRZE/4 HR の標準治療を開始した 1～2 カ月後に INH 耐性と判明する場合も稀とはいえなくなった．ただしこの場合まず考えねばならないことは感受性検査の信頼性で，各施設での耐性検査成績は過大評価のことがやや多いこと，また，検査方法がマイクロタイター法やウエルパック法の場合にはややオーバーに耐性と判定されることもあることに注意が必要だし，小川培地の場合ではコントロール培地の菌数，薬剤含有培地の菌数を一応チェックしてみるとよいだろう．なお，1997 年の療

表 8-8 抗結核薬として使用される可能性のある薬剤

薬　剤	投与法	投与量	副作用
Ciprofloxacin	経口，静注	750～1,500 mg	腹のさしこみ，胃腸障害，震え，不眠，頭痛，光過敏
Clofazine	経口	50～200 mg	皮膚着色（オレンジ色，茶色），腹痛
Amikacin	筋注，静注	15～30 mg/kg	SM より聴力障害高率か？
Levofloxacin	経口，静注	500～1,000 mg	Ciprofloxacin と類似
Ofloxacin	経口，静注	600～800 mg	Ciprofloxacin と類似
Spafloxacin	経口	200 mg（最初 400 mg）	光過敏症，心電図の Q-T 間隔延長

投与量はニューヨーク市の指針の数字をそのまま記したもので，日本人について検討されたものではない。
(Bureau of Tuberculosis Control, New York City Department of Health. Clinical policies and protocol, 3rd ed. 1999 ; p 114 作成)

表 8-9 感受性検査の試験法別各施設と中央判定の成績の比較

試験法	施設数	次の割合で一致率を示した施設数（%）			
		95%<	90～95%	80～90%	<80%
普通法	18	15 (83.3)	0	2 (11.1)	1 (5.6)
マイクロタイター法	22	9 (40.9)	6 (27.3)	5 (22.7)	2 (9.1)
ウエルパック法	5	4 (80.0)	0	0	1 (20.0)
計	45	28 (62.2)	6 (13.2)	7 (15.6)	4 (8.9)

(療研．入院時薬剤耐性に関する研究，平成 11 年度研究報告書. 2000. より引用)

研の成績[24]から，各施設から報告された耐性検査成績と中央判定成績の一致率をみると表8-9のとおりである。残念ながら，信頼できない成績が報告されることも決して稀ではないことも知っていなければならない。

臨床対照実験成績の報告から耐性例だけを取り出して分析した Mitchison の報告[25]によると，INH または SM の単独耐性の場合には RFP を含む強化療法で治療されていれば，そのまま薬剤変更をしないでも治療成績はよいとされている。初期強化療法期に HRZE の 4 剤併用を行っている場合には，H，E，または S の何れかに対する単独耐性なら治療成績にほとんど影響しないと考えてよい。しかし，病状がある程度以上のときには，SM を使っていなければ SM を，EB を使っていなければ EB を投与するなど，耐性が明らかな薬剤 1 つは中止し，感性剤に変えたほうが安全だろう。

RFP 耐性の場合には INH などにも耐性のことが多く，RFP 単独耐性の事例はきわめて少ないので，RFP 単独耐性のときの対応策は明らかにされていないが，少なくとも感性剤 3 剤併用を 9 カ月投与することが必要だろう。

また，ニューヨーク市の「結核臨床の指針」[1]では，INH 0.2γ 耐性で 1γ 感受性のときは耐性があっても INH を続けてもよいが，このときは "Use the medication, but do not depend on it"「効果を当てにせず，使用してみよ」という言葉が当てはまると述べている。副作用がなければ例えば投与量を 300 mg から

400 mg に増加し INH を続けることも考えられよう。

4 多剤耐性結核の治療

現在の結核治療薬の中心はINHとRFPであり、この両者が耐性となると治療はなかなか困難となる。そのうえ、RFP, INH両剤耐性例の大部分は他剤にも耐性で、DenverのNational Jewish Hospitalの経験では、両者耐性の171例中、他の薬剤に耐性がなかったのは4例のみだった[26]という。このため、「INHとRFPの両剤に耐性の菌を多剤耐性菌と呼ぶ。この多くの例はSM, EBなどにも耐性であるが、これらに対する耐性の有無は問わず、INH, RFPの2剤に耐性なら多剤耐性という」という定義が世界で使われている。

表8-6のIsemanが勧めている治療法で、INH, RFPの両剤に耐性の例では他の薬剤に耐性があってもなくても「手術を考慮」となっていることからもわかるように、HRの両者に耐性となってしまうと今でも治療が非常に難しい。手術が可能な例には外科療法を行っても治癒したのは56%のみだった[26]という。このため、HR両剤耐性が判明したらできるだけ早く感受性が残っている薬を3剤以上投入して治療を行い、また、片方の肺だけに空洞がある場合には、他側の非空洞性陰影は無視し、空洞が一側性であるうちに外科療法を行うことを真剣に考慮する。HR両剤が耐性となった後の第1回目の治療に失敗して慢性排菌者となったり、両側空洞となって排菌が続くようになれば、いくら長い期間、治療を続けても治癒はまず望めないことを忘れてはならない。

● 文献

1) Bureau of Tuberculosis Control, New York City Department of Health. Clinical policies and protocol, 3 rd ed. 1999 ; p 1-164.
2) 近藤有好. 結核医療の将来—特に合併症の管理, 運営の立場から. 結核 1985 ; 544-549.
3) 結核病学会治療委員会. 肝, 腎障害時の抗結核薬の使用に就いての見解. 結核 1986 ; 61 : 53-4.
4) Bureau of Tuberculosis Control, New York City Department of Health. Clinical policies and protocol, 3 rd ed. 1999 ; p 49.
5) 和田雅子, 吉山 崇, 尾形英雄, ほか. 初回治療肺結核症に対する6ヶ月短期化学療法の成績—その効果, 副作用と受容性について6年間の経験から. 結核 1999 ; 74 : 353-60.
6) 日本結核病学会用語委員会. 新結核用語事典. 結核予防会, 2001.
7) Girling DJ. Adverse effects of antituberculosis drugs. Bull IUAT, 1984 ; 59 : 152-162.
8) 青柳昭雄. 抗結核薬の副作用と対策. 資料と展望 1993 ; 7 : 36-53.
9) Mitchel I, Wendon J, Fitt S, et al. Anti-tuberculosis therapy and acute liver failure. Lancet 1995 ; 345 : 555-6.
10) 青木正和, 結核化学療法による肝障害. 資料と展望 1997 ; 23 : 1-12.
11) 和田雅子. 第72回総会教育講演, PZAを加えた初期強化療法. 結核 1997 ; 72 : 587-96.
12) Thompson NP, Caplin ME, Hamilton MI et al. Anti-tuberculosis medication and the liver : danger and recommendation in management. Eur Respir J 1995 ; 8 : 1384-8.
13) Ormerad LP. Hepatotoxicity of antituberculosis drugs, Thorax 1996 ; 51 : 111-3.
14) Durand F, Jebrak G, Pessayre D, et al. Hepatotoxicity of anti-tuberculosis treatment. Ratiopnale for monitoring liver status. Drug Saf 1996 ; 15 : 394-405.
15) 日本結核病学会治療委員会. 抗結核薬の減感作療法に関する提言. 結核 1997 ; 72 : 697-700.
16) 厚生労働省. 平成12年度結核緊急実態調査報告書. 2001.
17) East Africa/BMRC. Results at 5 years of controlled comparison of a 6 manth and a standard 18 month regimen of chemotherapy for pulmonary tuberculosis. Am Rev Respir Dis 1977 ; 116 : 3-8.
18) BTA. short course chemotherapy in pulmonary tuberculosis , A controlled trial by the British Thoracic Association, Lancet 1980 ; I : 1182-3.
19) 厚生省保健医療局エイズ結核感染症課, 結核治

療終了後の再発状況に関する実態調査成績報告. 資料と展望 1994 ; 10 : 25-30.
20) 結核療法研究協議会, 肺結核患者の入院時における薬剤耐性 (1992 年の調査成績—中間報告). 結核 1994 ; 69 : 263.
21) 療研. 入院時薬剤耐性に関する研究, 平成 11 年度研究報告書. 2000.
22) 日本結核病学会薬剤耐性検査検討委員会. 結核菌の薬剤感受性私見, 特に試験濃度改変と比率法導入への提案. 結核 1997 ; 72 : 597-8.
23) Iseman MD. A clinician's guide to tuberculosis. Philadelphia, Lippincott Williams & Wilkins, 2000 ; p 337.
24) 結核療法研究協議会. 入院時薬剤耐性に関する研究, 1997 年度の各施設と結研の成績との比較, 平成 12 年度療研研究報告書. 2001 ; p 1-12.
25) Mitchison DA, Nunn AJ. Influence of initial drug resistance on the response to short-course chemotherapy of pulmonary tuberculosis. Am Rev Respir Dis 1986 ; 133 : 423-30.
26) Goble M, Iseman MD, Madsen LA, et al. Treatment of 171 patients with pulmonary tuberculosis resistant to isoniazid and rifampin. N Engl J Med 1993 ; 328 : 527-32.

9 結核症の治療(3)
化学療法の問題点と今後の対応

1 肺結核症の治療成績の実状と問題点

1 コホート分析

　WHOは1950年代の後半から発展途上国の結核蔓延状況の改善に努力してきたが，改善が得られないばかりか，ほとんどの国で悪化を続けた。初めは結核対策に費用がかかり対策を実施できないためと考え，1964年に入院治療から外来治療へ，X線診断から喀痰塗抹検査へと，途上国でも実施可能な現実的で有効な対策に改めたがそれでも事態は一向に改善しなかった。

　日本の古知新が1989年にWHO本部の結核対策部長に選任されると，すぐに途上国の結核蔓延状況が改善しない理由の解明に乗り出した。まもなく明らかになったことは，途上国では発見患者のうち治癒してるのは40～70％に過ぎず，これでは治療脱落者，失敗者が排菌を長く続けるので，結核対策を進めれば進める程，住民の結核感染はかえって増えてしまうという事実であった。WHOは治療成績改善のため，「治療成績のコホート分析の実施」「RFPを含む短期化学療法の採用」，「患者管理制度の改善」など治療成績改善のための政策を次々と進めた[1]。こうして行き着いたところが「DOTS政策の開発，提唱，実施」だったのである[2]。

　WHOの治療成績のコホート分析法はおおよそ次のように行われる。

　① 各四半期に登録された患者をコホートとし，塗抹陽性初回治療，塗抹陽性再治療などに分類しそれぞれのコホートごとに治療成績を明らかにする。

　② 患者の服薬状況と，治療2カ月，5カ月，6カ月後の喀痰塗抹検査成績で治療成績を評価する。

　③ 治療開始時喀痰塗抹陽性肺結核患者の治療終了時の成績評価の定義は次のとおりである。

治　　癒：治療終了時または終了1カ月以内の喀痰塗抹検査が陰性で，かつ，それ以前にも少なくとも1回は喀痰塗抹陰性が確認されている者。
治療完了：規定の治療を完了したが，菌陰性が証明されてない者。
治療失敗：治療開始5カ月，または，それ以後の治療中に塗抹陽性の者。
死　　亡：規定の治療期間中に死亡した者。死因は問わない。
治療中断（脱落）：2カ月以上治療を中断した者。
転　　出：管轄地域以外に転出し，治療結果が不明の者。

　④ 治療開始時菌陰性の患者や肺外結核患者では治癒および治療失敗の定義はそのまま適用できないので，この2つを除いて評価を行う。

　WHOは後述するように，1995年に「DOTS戦略」を採用したときに「治療成績の

表 9-1 肺結核患者の治療成績(1991.1.1.～93.12.31間に登録された者)

活動性分類	総　数	治療成功	治療完了	小　計	治療失敗	脱落・中断	死　亡
総　数	100,238	61,179	24,631	85,810	2,271	3,947	8,210
(%)	(100.0)	(61.0)	(24.6)	(85.6)	(2.3)	(3.9)	(8.2)
喀痰塗抹陽性初回治療	29,907	22,004	2,179	24,183	1,481	1,071	3,172
(%)	(100.0)	(73.6)	(7.3)	(80.9)	(5.0)	(3.6)	(10.6)
喀痰塗抹陽性再治療	5,249	3,578	495	4,073	396	195	585
(%)	(100.0)	(68.2)	(9.4)	(77.6)	(7.5)	(3.7)	(11.1)
その他結核菌陽性	13,718	9,806	2,433	12,239	179	373	927
(%)	(100.0)	(71.5)	(17.7)	(89.2)	(1.3)	(2.7)	(6.8)
菌陰性その他	51,364	25,791	19,524	45,315	215	2,308	3,526
(%)	(100.0)	(50.2)	(38.0)	(88.2)	(0.4)	(4.5)	(6.9)

46道府県＋11市(東京都・福岡市を除く)

コホート分析」を重要，かつ，必須の1項目としたため，以後，DOTS戦略を受け入れた途上国はすべて治療成績のコホート分析を行うようになった。また，この流れに応じ，DOTS政策を採用していない先進国も，最近ではコホート分析を行うようになってきている。

2 わが国の肺結核患者の治療成績

わが国では結核研究所が中心になり，全国の都道府県の協力を得て1995年から結核患者の治療成績のコホート分析[3]を開始した。登録票などに正確な記録が残っているので，これらを利用し，また，面接なども行って，1991年1月1日～93年12月31日までの3年間に登録された患者を対象とし，わが国で初めての大規模な治療成績の調査が行われたわけである。調査はWHOの方法にできるだけ準拠する形で行われたが，わが国の実状に応じ，次のような変更を行っている。

① 治療期間9カ月または6カ月では治療を終了していない者が多かったが，登録時菌陽性例では9カ月，菌陰性例では6カ月間を観察期間とし，この時点で評価を行った。

② 登録時菌陽性例の「治癒」などの定義は次のようにわが国の実状に合わせて変更した。

治　癒：9カ月までの治療を完了し，かつ，治療開始後5カ月に最も近い菌検査が陰性，かつ，さらに，6～9カ月の間にも菌陰性が確認されている者。

治療完了：9カ月までの治療を完了しているが，上記の「治癒」または下記の「失敗」の条件を満たさない者。

治療失敗：9カ月までの治療を完了したが，6～9カ月の間に1回以上喀痰塗抹陽性所見のある者。

治療脱落：9カ月の間に2カ月以上治療を中断した者。

死　亡：9カ月間に死亡した者。死因は問わない。

転　出：国内での転出は転入先の調査対象に含め，外国への転出のみを「治療中断」とした。

③ 菌陰性例では観察期間を6カ月とし，おおむね上述の定義の9カ月を6カ月に，6カ月を5カ月に，5カ月を4カ月に読み変えることとした。

わが国の10万例を超す新登録患者全例の治療成績をみると表9-1のとおりである。全体では治療成功が61.0％と低いが，菌が陰性化した例で治療開始後5～6カ月の菌検査成績の不明な例が多いためである。これらは「治療成

表 9-2 年齢別治療成績（喀痰塗抹陽性初回治療）（1991～93年登録例）

	総数	治療成功	治療完了	小計	治療失敗	治療脱落	死亡
総数	29,907 (100.0)	22,004 (73.6)	2,179 (7.3)	24,183 (80.9)	1,481 (5.0)	1,071 (3.6)	3,172 (10.6)
0～39歳	5,346 (100.0)	4,556 (85.2)	365 (6.8)	4,921 (92.1)	136 (2.5)	207 (3.9)	82 (1.5)
40～59歳	9,758 (100.0)	7,531 (77.2)	663 (6.8)	8,194 (84.0)	627 (6.4)	427 (4.4)	510 (5.2)
60歳～	14,803 (100.0)	9,917 (67.0)	1,151 (7.8)	11,068 (74.8)	718 (4.9)	437 (3.0)	2,580 (17.4)

功」には入らず「治療完了」とされるが，実際には「治療成功」例が大部分なので，治療成功と完了を加えた「小計」を「治療を成功した例」と考えれば，総数で85.6％となり，これをわが国の実質的な治癒率と考えてよい。

しかし，東京都と福岡市を除いた全国でこの3年間に「治療失敗」が2,271例，「治療脱落」が3,947例，合計6,000例を超えていたことはやはり問題といわざるをえない。ただし，この観察は9カ月または6カ月間での成績で，その後治癒している例が少なくないこと，「ガフキー1号，培養陰性」でも治療失敗に分類されていること，保健所が把握している情報が不完全だった例もありうることなどを考慮してみる必要がある。

登録時の活動性分類別にみると表9-1のとおりで，当然のことながら「喀痰塗抹陽性再治療例」が最も厳しい治療成績となっている。

諸外国では塗抹陽性例のみでコホート分析が行われることが多い。そこで，塗抹陽性初回治療肺結核例で年齢階級別に治療成績をみると表9-2のとおりである。最も注目されることは，60歳以上では実に17.4％，約6人に1人が9カ月以内に死亡していることである。表は省略したが，全年齢の死亡例3,172例の約60％は非結核死である。また，死亡例の41.0％は登録後1カ月以内に，65.4％は3カ月以内に死亡していることも注目される。なお，70歳以上

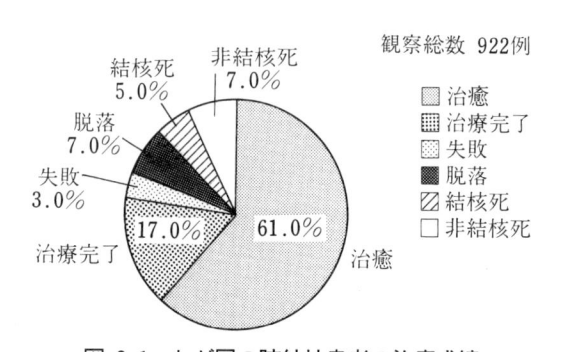

図 9-1 わが国の肺結核患者の治療成績
（和田雅子，ほか．結核治療，管理コホート分析―日本結核療法研究協議会 平成7年度研究報告．資料と展望 1997；21：15-23. より引用）

では9カ月以内に実に22.1％が死亡している。

上述の分析は保健所で把握できた情報に基づいて実施されているので，正確さに問題があると考えるかもしれない。しかし，専門的に結核の診療を行っている病院で組織された日本結核療法研究協議会（療研）が，自施設で治療した患者をほぼ同様の方法で集計した成績[4]は，図9-1にみるように全国調査の塗抹陽性肺結核患者の成績とほとんど変わらない。したがって，これらはわが国の現在の結核治療成績の実体をほぼ正確に示していると考えてよいだろう。

3 諸外国の肺結核患者の治療成績

最近は多くの発展途上国からルチーンの業務報告としてコホート分析による治療成績が報告

されているが，最も注目されたものの1つが中国からの報告[5]である。世界銀行が支援して中国で実施した大規模なDOTSの成績で，初回治療方式は初め2カ月はINH, RFP, PZA, SMの毎日投与，以後4カ月はINH, RFPの隔日投与（2 HRZS/4 H_3R_3），再治療例は2 $H_3R_3Z_3S_3E_3$/6 $H_3R_3E_3$で行った。服薬はすべてVillege doctorによる直接監視のもとに行われたことはもちろんである。表9-3にみるように全例では11万例を超える莫大な例数であるが，初回治療では「治癒」が89.7％，「治療完了」が2.1％で計91.8％，再治療例でも「治療成功」81.1％，「治療完了」3.1％で計84.2％という日本の治療成績より優れたものであった。このようによい成績が得られた大きな理由の1つは，患者の年齢がわが国に比べてずっと若く，したがって死亡が遙かに少ないためであるが，それにしても治療失敗，脱落が少なく立派な成績である。ベトナム，カンボジアなどでも大同小異の成績を上げている。

米国からは1999年に初めて全国的な治療成績が報告[6]された。1993年の1年間に登録された23,489例の全例を調査対象としたが，調査方法はWHOの方法と異なり，1993年から開始した「拡大結核サーベイランス」で治療完了までの状況を収集し，治療を完了せずに中止した者について中止の理由を調査する方式で評価した。治療終了までの期間は米国でも長く，薬剤感受性例でみても6カ月，9カ月あるいは12カ月までに治療を完了した者は7.1％，39.5％および66.5％で，22カ月（671日）後になってようやく90％の例で治療が完了したと報告されている。治療を終わった理由は，表9-4にみるとおりである。

この成績でまず注目される点は，全体でみて死亡率が高く12.5％となっていることである。この分析では治療終了までの状況をみているので，9カ月または6カ月までの情報を集めて集計したわが国の成績と比較することはできない

表9-3 初回，再治療別塗抹陽性肺結核例の治療成績（中国，1991〜94登録，DOTS対象例）

	初回治療	％	再治療	％
総数	55,213	100.0	57,629	100.0
治癒	49,504	89.7	46,728	81.1
治療完了	1,161	2.1	1,777	3.1
死亡	1,297	2.3	2,227	3.9
治療失敗	1,710	3.1	4,696	8.1
脱落	891	1.6	1,150	2.0
転出	184	0.3	196	0.3
その他	466	0.8	855	1.5

(China Tuberculosis Control Collaboration, Results of directly observed short-course chemotherapy in 112,842 Chinese patients with smear-positive tuberculosis. Lancet, 1996; 347: 358-62. より引用)

が，先進国の結核患者は高齢者や特定のグループなどに偏在化しているので，中国などの成績とは大きく異なることが理解できる。この報告では総数23,489例から「培養せず，または，陰性」の4,723例を除いた18,766例の87.6％で，治療開始前の薬剤感受性の成績が把握されていることが注目された。また，表9-4にみるように，耐性の状況別に治療成績をみると「INH単独耐性例」の治療成績は「（全剤）感受性例」と変わらないこと，RFP耐性例，あるいは，INH, RFP両剤耐性例となると成績が一挙に悪くなることなどが注目される。

WHOは，途上国では発見した塗抹陽性患者の85％以上を治し，先進国では95％以上を治すという具体的目標[7]を掲げている。これに対し先進国の結核専門家は「先進国では高齢の患者などが多いので死亡率が高く，95％以上治すという目標は達成不可能」といっている。現在のところ先進国では結核患者の約10％が結核で死亡し，3〜4％が脱落，4〜6％では治療に失敗しているというのが実状と考えられる。つまり15〜20％では治療にもかかわらず治癒せず，この多くはかなりの期間，結核菌を撒き散らし

表 9-4 米国 1993 年登録例の治療成績

	総数	感受性	H 耐性	R 耐性	HR 耐性	その他
総数	23,489 (100.0)	14,099 (100.0)	1,053 (100.0)	137 (100.0)	447 (100.0)	7750 (100.0)
治療完了	17,685 (75.3)	10,563 (74.9)	722 (68.6)	52 (38.0)	163 (36.5)	6,185 (79.5)
死亡	2,947 (12.5)	1,863 (13.2)	131 (12.4)	51 (37.2)	164 (36.7)	738 (9.5)
転出	1,155 (4.9)	698 (5.0)	83 (7.9)	11 (8.0)	38 (8.5)	325 (4.2)
行方不明	1,003 (4.3)	634 (4.5)	57 (5.4)	12 (8.6)	15 (3.4)	285 (3.7)
治療拒否	225 (1.0)	129 (0.9)	18 (1.7)	2 (1.5)	6 (1.3)	70 (0.9)
その他	175 (0.7)	74 (0.5)	11 (1.0)	0 (0.0)	5 (1.1)	85 (1.2)
全く不明	299 (1.3)	138 (2.9)	31 (2.9)	9 (6.6)	56 (12.5)	65 (0.9)

(Bloch AB, et al. Completion of tuberculosis therapy for patients reported in the United States in 1993. Int J Tuberc Lung Dis 1999 ; 3 : 273-80. より引用)

ている可能性があるといわざるをえない。結核化学療法は著しく進歩したので100％の患者を治せるというのは楽観的過ぎる意見といわなければならない。

2 DOTS の生成と発展

1 治療失敗の理由

一般に結核治療失敗の理由は表9-5に示した5項目の何れかと考えられており, 化学療法が進歩した今でも15～20％の患者を治せないのは, 耐性または副作用のためと考えられがちである。つまり, われわれが手にしている抗結核薬が弱過ぎる, 結核菌が手強過ぎる, あるいはまた, 副作用が多過ぎると考えられやすい。確かにそうであろう。しかし, SM, INH, PAS の三者併用を標準治療としていた1972年に, 結核化学療法の権威 Fox は結核治療失敗の最も大きな理由は「不適切な薬剤の投与」あ

表 9-5 化学療法失敗の理由

1. 不適切な処方
   初期強化期の治療の弱過ぎ
   菌陰性化が得られない例での1剤ずつの薬剤の変更または追加など
2. 患者の服薬の不確実
   不規則
   一部の薬剤の服薬を止めるなど
3. 早期中断
4. 化学療法の副作用
5. 初回耐性

るいは「患者の服薬不完全」であり, 耐性や副作用のためではないと断じている[8]し, 「結核症の診断と化学療法」の名著を WHO から出版した Toman[9] も同様の意見を述べている。化学療法が遙かに進歩した今日ではなおさらである。したがって, 治療失敗を防ぐ第一の条件は「適切な化学療法方式」で治療することである。そしてこれができたら, 「中断, 不規則治療をなくすこと」が問題となる。

表 9-6 結核化学療法の予盾

正常な人間でも脱落するものである
結核で治療中の患者は，
　患者としての役割と正常人としての役割の二役を一人で演じなければならない
ジレンマ：非人間的な事業化への方向と人間性重視への方向と標準化への方向と個別化への方向と

(Rouillon A. Problems in organizing effective ambulatory treatment of tuberculosis patients. Bull IUAT 1972 ; 47 : 68-83. より引用)

1980年代前半までは，胃腸障害等の副作用が高率に認められるPASあるいはthiacetazone (Tb 1) を18カ月も服用する治療が標準治療とされていたので，服薬が不完全になったり途中で中止してしまう患者が少なくなかった。このため，服薬を確実にする方法が盛んに研究され，服薬を継続し規則的に通院すれば，外来で食料の缶詰をincentiveとして贈与することなどが途上国では日常的に行われていた。「なぜ服薬が不完全となり，中断するか」を広範に研究したRouillon[10]は，「臨床対照実験では優れた成績が得られるのに，同じ施設，同じ医者，同じ薬で治療してもルチーンの成績が思わしくないのは何故か？」と自ら問い，「研究のときには施設側の全員が熱意をもって治療に当たるのに，日常業務ではついマンネリズムに流れるからである」とし，「治療脱落の本質的な問題は患者側にあるのではなく，治療を行う側にある」と結論したのだった。Rouillonは脱落，中断の理由を表9-6のようにまとめている。この論文は今なお一読に値する。

これより先，FoxらはSHPを毎日投与せず，週2回投与にしても投与量を多くすれば毎日投与と変わらぬ副作用出現率，ほぼ同じ成績が得られることを明らかにしていた[11]。毎日投与では監視下の治療は困難であるが，週2回なら可能となる。こうして1970年代の前半には「監視下の間歇療法，supervised intermittent chemotherapy」[12]が途上国では次第に広く行われるようになった。

2 米国でのDOTの発展と確立

米国では1960年代の終わりから結核療養所を閉鎖し，一般病院の病室単位に結核患者を収容する政策をとり始めた。これに伴い入院期間が短縮し，外来での治療が重視されるようになったが，まもなく問題となったのは「治療脱落」の問題である。Sbarbaroは患者を「治療をきちんと行うと考えられる患者」と「脱落の可能性が高いと考えられる患者」の2群に分け，後者にはDOT (directly observed therapy) を実施することを考えた[13]。しかし，結局75%が脱落の可能性が高いグループに入り，そのうえ，1980年には「不幸なことに，患者が服薬や治療継続でどういう行動をとるか，多くの患者で予測できない。患者は医師の期待どおりにはならない」ことが明らかとなり，全員を対象としてDOTを行うようになる[14]。selective DOTからuniversal DOTへの転換である。

この頃DOTはニューヨーク，ボルチモアなど結核が多い都市で日常の結核対策の中に取り入れられていくが，70年代後半から予算の削減などのため一時沈滞，90年代の「結核の再興」と共にニューヨークをはじめ多くの地域で再び大きく取り上げられるようになった。ニューヨーク市で増え続ける結核患者に手を焼いていた当局は，DOTの広範な採用に踏み切り，ようやくコントロールに成功した[15]が，このニューヨーク市でのDOTの成功はWHOに「DOTS戦略」を提唱させる大きな機縁となった。

3 WHOのDOTS戦略の確立

1980年代の後半にStybloらIUATLDのグループはアフリカ諸国で結核対策の支援に乗り出し，アフリカでもRFPを含む短期化学療法を用い，服薬管理を工夫すれば85%以上の高

表 9-7　DOTS 戦略の 5 要素

1. 喀痰塗抹陽性患者を最重点とする
2. 患者が薬を飲み込むのを確認する
3. 患者の治療成績を確認し，報告する
4. 適切な化学療法剤を必要期間投与する
5. 政府は DOTS 戦略を支持し，実施に責任をもつ

い治癒率が得られることを明らかにした[16]。ケニアでは保健所への通院が遠くて困難な患者には Manyatta という簡易仮設小屋で 2 カ月自炊させて初期強化治療を行い[17]，タンザニアでは国の結核患者管理体制のモデルをつくり上げ，他の途上国でも実施できる方法を明らかにした。

WHO は 1994 年には短期化学療法を途上国にも導入[18]し，これを導入するときの戦略，必要事項を policy package, key operation として具体的に示した。次いでこれらの経験を生かし，WHO が世界銀行の協力を得て行った大規模なプロジェクトが表 9-3 でみた中国での実験である。このニューヨークと中国での見事な成功が機縁となり，WHO は 1995 年 3 月，「DOTS 戦略」の確立と正式な採用を高らかに謳いあげたのだった[19]。

「DOTS (directly observed treatment, short course)」という言葉は，WHO の結核対策部が数年間をかけてつくり上げた包括的な結核対策戦略の「ブランドネーム」である。「DOT」という言葉は「抗結核薬をヘルス・プロバイダーの眼前で服用させ，服薬を確実にする」というだけの意味なのに対し，「DOTS」は表 9-7 に示した 5 項目を含んだ包括的な概念である。わが国では「DOT」も「DOTS」も区別されずに使われているが，外国では厳格に区別されており，例えば米国では「ディー・オー・ティー」という言葉は頻繁に聞かれるが，米国の監視下の治療を「ドッツ」とは決していわない。

DOTS は今では WHO の結核対策の戦略的核心であり，結核感染，結核死，多剤耐性結核の発生を防ぐために最も有効，かつ，実施可能な戦略と考えられている。WHO は現在，途上国で強力に指導を展開し普及を図っており，1998 年には全世界の人口の 40％を超える地域で「DOTS」が実施され，そのほとんどの地域で発見した塗抹陽性患者の 85％以上を治癒させるという目標を達成している。

4　わが国の結核対策と DOTS 戦略

DOTS 戦略は今や WHO の結核対策の核心となり，これを実施し成果を上げようという風潮は世界中に滔々と渦巻いており，国際学会でも熱気に包まれて議論されている。しかし結核の診断，治療，対策がずっと以前から確立していた先進国では，米国の大都市などで「DOT」が強力，広汎に行われているだけで「DOTS 政策」は採用されていない。

それでは「DOTS 政策」は先進国と関係がないと考えるかもしれないが，それは誤りであろう。わが国のことだけを考えても，次の諸点は WHO の「DOTS 戦略」から大いに学ぶ必要があると考えている。

① 治療を開始した患者に投薬するだけでなく，国，自治体，および医療側は「確実に治すまで責任をもつ」という強い意志をもつことが重要である。

② このためにも WHO が勧めているコホート分析で治療成績を評価し，地域ごと，集団ごとに満足できる成績が得られているか否か，問題点がないかを見守り，改善することが必要である。この実施方法には前述の「コホート分析による治療成績の評価」[3]が参考になろうし，ニューヨーク市が実施し，神戸市などが既に実施している「コホート・ミーティング」[20)21)]のような検討会を実施することが望まれる。

③ わが国では菌陽性患者の 90％以上が入院しているが，残念ながら入院中の服薬は必ずし

表 9-8 入所命令の対象

入所命令の対象とする患者は， 1) 喀痰塗抹検査の成績が結核菌陽性である肺結核患者 2) その他の結核菌検査の成績が結核菌陽性の肺結核患者（培養検査で菌陽性になるおそれのきわめて高い者を含む） 3) 喉頭結核で喀痰中に結核菌を認める患者等，特に感染性と考えられる肺外結核患者で，その居住環境から判断して同居者に結核を伝染させるおそれのあるものとする。 　なお，「同居者」については，現状の社会状況にかんがみ，家庭内同居とともに，学校，職場等社会生活の中での接触者も含めて考えるものとする。

も完全とはいえない。このため国療南横浜病院が1998年から開始している「院内DOTS」の試み[22]は注目に値するし，多くの病院で広げることが強く望まれる。

④ 厚生労働省は大都市の一部でのDOTの実施を決定し，既に徐々に始めている[23]が，大都市の特定の地域はもちろん，その他の地域でも，ニューヨーク市などが行っているような「DOT」をさらに拡大していくことが必要であろう。

⑤ 福岡県では保健婦が家庭または病院訪問によって毎月患者面接を行い，服薬の励行を勧めて，立派な治療成績が得られたといわれている[24]。オランダでは患者に1週分の薬を1日ごとに小分けして入れるように区分した「文庫本サイズの薬入れ」を配り，週1回通院させて服薬を忘れないよう工夫している。先進国では実状に合わせ，現実的な「服薬励行策」を実施するのも1つの方法であろう。

⑥ 「DOTS戦略」が第一に挙げている「塗抹陽性患者を最重点にする」こともわが国ではもっと進めてもよいのではないだろうか。

3　入院治療と外来治療

肺結核症の治療には「安静」は重要でないことは既に述べたが，これは入院治療の否定でないことはいうまでもない。隔離による感染防止は，居住条件や通院のための交通の実状を考えると，わが国では依然としてきわめて重要だし，症状の重篤な患者のケア，合併症の有無の確認，副作用の監視，服薬の確実性の確保などのために，菌陽性患者の入院治療は今でも重要である。ただ，以前とは違い，安静のための入院ではなく，目的が大きく異なっていることは理解しなければならない。大きく分ければ第一の目的は「感染防止」であり，第二の目的は「治癒の確保」である。

わが国では結核患者は「命令入所」で入院することが多いが，この場合の入院適応は**表9-8**に示したように明瞭に規定されている。つまり，第一の目的のためにはこれに従うべきであろう。ただ，この規定は公費で費用を負担できる範囲を決めたものであり，「この何れかに該当すれば強制的に入院させなければならない」という意味ではない。結核予防法では「知事は結核患者がその同居者に結核を伝染させるおそれがある場合，結核療養所に入所を命ずることができる（法29の1）」とされ，続いて「入所を命令しようとする場合は，予め結核診査会の意見を聞かなければならない（法29の2）」と規定している。したがって，排菌量，咳の状況，家族構成，住環境などから同居者に結核を伝染させるおそれが低く，入所を命令する必要がないと診査会が判断すれば，塗抹陽性の患者でも強制的に入所させる必要はない。

表 9-9 命令入所の期間

命令による入所を継続しうる期間は，喀痰等の検体による塗抹および培養検査により少なくとも月1回結核菌検査を行い，塗抹および培養検査結果が連続4カ月結核菌陰性であることが確認されるまでの期間を限度とするが，
1) 再治療例
2) 糖尿病合併症例
3) じん肺合併症例
4) リファンピシンまたはイソニコチン酸ヒドラジッドに耐性が確認された場合，あるいは，この何れかの服用が不可能な例の何れかに該当する患者にあっては，該当項目数が1項目の場合は3カ月，2項目の場合は6カ月，3項目以上の場合は9カ月命令による入所の期間を延長することができるものとする。
　ただし，病状，経過から菌陽性と考えられる肺結核患者に対し入所命令を行う場合には，命令による入所期間を3カ月とし，喀痰等の検体による培養検査の結果，結核菌陰性と判明した場合は，その時点で入所命令を解除することを原則とする。
　また，入所命令の対象とされた患者で菌が非定型抗酸菌であることが判明した場合は，その時点で入所命令を解除することを原則とする。

　入院期間も同様で，命令入所で認められる入院期間は表9-9に示されているが，「ここまで結核予防法35条で費用を負担することができる」という限界を示したものである。確かに，菌陽性の患者をHRSまたはHRE（つまりPZAを加えない方式）で治療した場合，耐性のない例でも100%の患者の菌が陰性化するには3カ月程度かかる[25]が，化学療法を開始すれば菌数も咳の回数も急速に減少するし，大部分の患者ではずっと早く陰性化するので，薬剤耐性の患者を除けば今では2カ月を超える期間の入院を要する患者はほとんどないと考えてよいだろう。欧米諸国で塗抹陽性患者の入院期間が2〜4週程度となっている理由である。

　入院治療の第二の目的である「治癒の確保」のためには，初期強化治療のHRZE4剤併用を行う2カ月間は入院が望まれよう。①咳，呼吸困難などの臨床症状の改善，②排菌量の減少の確認，③薬剤感受性検査結果の確認，④副作用のチェックなどのためである。これらの状況を確認し，外来に切り換えても治癒が確保できると考えられれば，外来に切り換える。表9-9が規定するより短い期間，恐らく多くは2カ月，長くても3カ月以内に短縮することが可能であろう。

4　今後の結核化学療法

　結核症の化学療法ほどevidenced bases medicine（EBM）が確立し，しかもこれが全世界で広く実施されている分野はない。わが国でも他分野に比べればEBMに基づいた治療が広く行われている。わが国の結核化学療法は大まかにみれば問題はなく，優れたものであるといえよう。しかし，実際に個々の症例をみると「原則から外れた治療」が少なからず認められることも事実である。今後の結核医療をよりよくするために改善が望まれる主な問題は次のとおりである。

　① 世界的にみれば2HRZE/4HRの短期化学療法が確立してから既に20年以上を経たが，1999年の発生動向調査によれば塗抹陽性肺結核患者でもこの方式で治療されているのは50%，緊急実態調査[26]によれば喀痰塗抹陽性初回治療患者では54.8%，全体でみれば31.5%に過ぎない。わが国では80歳以上の結

核患者が 17％を占め，肝疾患も少なくないので，20～30％は適応外となるだろう。しかし，当然 4 剤併用で治療を開始するべき例でも使われてない例が少なくないし，地域によっては PZA を含む短期化学療法の普及が 30％にも達しない所がある。早急な改善が望まれるところである。

② 非結核性抗酸菌症，耐性患者の増加のため，診断時には菌所見の重視がますます重要となっているが，この点については最近はかなり改善してきた。しかし，治療終了時期の決定に当たっても，治療開始前の耐性の有無，治療開始後の排菌状況の推移を重視し，X 線所見にこだわって長期治療を続けた過去の考え方から脱却したい。

③ 厚生労働省の調査[26]によれば，図 9-2 にみるように，1998 年の患者で 6 カ月までに治療を完了した者は 17.4％に過ぎず，30％は 1 年以上化学療法が行われていた。できれば 9 カ月までに 60～70％の患者の治療を完了するようにしたいものである。

④ 同じく厚生労働省の調査によれば，現在わが国には 1,000 人を超える多剤耐性結核患者がいると推定されているが，緊急実態調査[24]で慢性排菌患者（少なくとも 2 年以上前に登録され，現在なお化学療法実施中で，かつ 1 年以内に排菌を認めた者）1,234 例について「慢性排菌となった要因」をレトロスペクティブに調査した結果では表 9-10 にみるとおり，29.5％が「1 剤ずつ薬を変更，追加」したことが，多剤耐性結核となった要因とされている。この調査は前向きの調査ではなく要因不明例が多かったが，それでも約 30％が 1 剤ずつ追加したために慢性排菌例になったとされていることは注意すべきことである。一度多剤耐性結核となってしまうと，今でも治療はきわめて困難だからである。

⑤ 入院期間の現状をみると図 9-3 のように，3 カ月以内に退院した者は 43.0％，6 カ月を超える者が約 18％みられている。社会的条件が深く関わる問題なので入院期間の短縮は難しい問題であるが，諸外国との差が大きい問題であり，改善が望まれる。

さらに，今後を考えれば，① 信頼できる近くの病院で入院治療ができるように「結核患者の部屋単位の収容」の推進が望まれるし，② 薬価の逓減によりいくつかの抗結核薬の供給が困難になってきているので「既存の薬剤を確保すること」も強く望まれる。またさらに，③ 大都市での患者の増加をみると「DOT」の普及や結核外来施設の充実も必要であろう。

Koch 以来の長い困難な道のりの後，初めて有効な抗結核薬 SM が開発されたのは 1944 年のことであった。しかし，その後の進歩は早

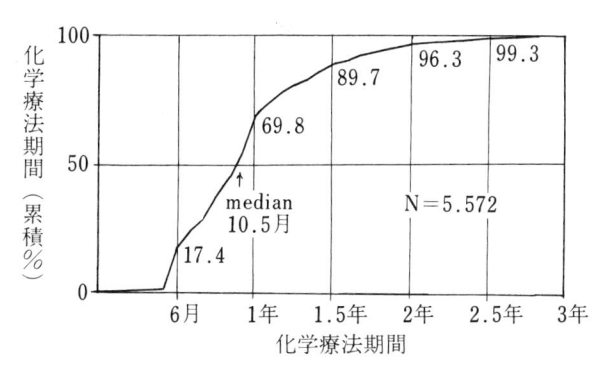

図 9-2　わが国の結核患者の化学療法期間（平成 12 年度結核緊急実態調査）
（1998 年の 15 歳以上の登録患者。死亡，中断例を除く）

表 9-10 慢性排菌患者 1,234 例の慢性排菌になったと思われる要因の有無の％

要因	あり	なし	不明
登録時の RFP または INH 耐性	18.3	26.3	55.4
登録時薬剤感受性検査未実施	19.1	28.9	51.9
感性薬剤の 1 剤ずつの追加	29.5	39.6	30.9
薬剤感受性検査なしの薬剤追加	9.5	49.4	41.2
副作用による服用の中断	19.4	57.1	23.6
本人の不規則服薬, 自己中断	38.1	46.4	15.5
糖尿病	21.0	69.1	9.9
じん肺	2.9	86.3	10.8
アルコール依存症	9.6	76.1	14.3

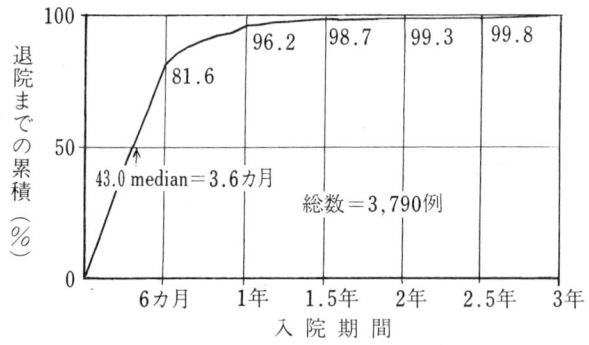

図 9-3 わが国の結核患者の入院期間(平成 12 年度結核緊急実態調査)
(1998 年の 15 歳以上の登録患者。死亡, 中断例を除く。)

く, 28 年後の 1972 年には「6 カ月の短期化学療法」が試みられている。学問, 技術の発展はますます加速している。月 1 回ずつ 6 回服用すれば治癒する「超強力治療」, あるいは, 1 回の服用で治癒する one shot therapy の開発も今では夢物語ではなくなっているかもしれない。今後の発展が大いに期待される。

● 文献

1) Global Tuberculosis Programme, WHO. Treatment of tuberculosis guidelines for National Programmes, Second edition ; 1997 : WHO/TB/97.220, WHO, Switzland.
2) 青木正和. DOTS 戦略の生成と発展. 資料と展望 1997 ; 22 : 1-10.
3) 山下武子, 小林典子, 山内祐子, ほか. 全国コホート観察調査による患者管理の評価—肺結核患者の治療成績と保健婦活動の評価. 資料と展望 1998 ; 27 : 31-43.
4) 和田雅子, 森 亨, 青木正和, ほか. 結核治療,管理コホート分析—日本結核療法研究協議会 平成 7 年度研究報告. 資料と展望 1977 ; 21 : 15-23.
5) China Tuberculosis Control Collaboration, Results of directly observed short-course chemotherapy in 112,842 Chinese patients with smear-positive tuberculosis. Lancet, 1996 ; 347 : 358-62.
6) Bloch AB, Cauthen GM, Simone PM, et al. Completion of tuberculosis therapy for

patients reported in the United States in 1993. Int J Tuberc Lung Dis 1999 ; 3 : 273-80.
7) Kochi A. The global tuberculosis situation and the new control strategy of the WHO. Tubercle 1991 ; 72 : 1-6.
8) Fox W. General consideration in the choice and management of regimens of chemotherapy for pulmonary tuberculosis. Bull IUAT 1972 ; 47 : 49-67.
9) Toman K. Tuberculosis case-finding and chemotherapy, Questions and answers. WHO, 1979 ; p 177-8.
10) Rouillon A. Problems in organizing effective ambulatory treatment of tuberculosis patients. Bull IUAT 1972 ; 47 : 68-83.
11) Fox W. Changing concepts in the chemotherapy of pulmonary tuberculosis. Am Rev Respir Dis 1968 ; 97 : 767-90.
12) Fox W. General consideration in the choice and management of regimens of chemotherapy for pulmonary tuberculosis. Bull IUAT 1972 ; 67 : 49-67.
13) Sbarbaro JA, Johnson S. Tuberculosis chemotherapy for recalcitrant outpatients administered directly twice weekly. Am Rev Respir Dis 1968 ; 97 : 895-903.
14) Sbarbaro JA. Public health aspects of tuberculosis : Supervision of therapy. Clin Chest Med 1980 ; 1 : 253-63.
15) Fujiwara PI, Larkin C, Frieden TR. Directly observed therapy in New York City, History, implementation, results and challenge, Clin Chest Med 1997 ; 18 : 135-47.
16) Chum HJ. Ten years of the National/Leprosy Programme in Tanzania. Bull IUAYTLD 1989 ; 64 : 34-6.
17) Idukita GO, Bosman MCJ. The Tuberculosis Manyatta Project for Kenyan nomads. Bull OUATLD 1989 ; 64 : 44-7.
18) WHO.Treatment of tuberculosis : guidelines for national programme. WHO/TB/94 No. 179. 1994.
19) WHO Press Release, WHO urges making directly-observed treatment. The priority in global tuberculosis control, WHO Press Office, 1995, 20 March.
20) 須知雅史. ニューヨークスタディーツアー コホート会議. 資料と展望 2000 ; 34 : 48-50.
21) 白井千香. コホート検討会, 神戸市の場合. 保健婦の結核展望 2001 ; 39 : 12-6.
22) 新堀嘉代子. 私信による.
23) 浅沼奈美. 行政として DOTS に取り組む, 東京都. 保健婦の結核展望 1999 ; 74 : 18-22.
24) 山下武子. 私信による.
25) 佐藤瑞枝. 結核医療の将来―特に化学療法開始後の喀痰中結核菌量の推移について. 結核 1985 ; 60 : 538-43.
26) 厚生労働省. 平成 12 年度結核緊急実態調査報告書. 2001.

10 結核症の予防(1)
BCG 接種

1 概説

　BCG はフランスの Calmette と Guerin が，1906〜19 年までの 13 年間，牛型菌を牛胆汁加馬鈴薯培地に 3 週ごとに 231 代植え継いで弱毒化して開発したワクチンである。この原株は，Nocard が乳腺炎に罹患した若い雌牛から分離し，Lille のパストゥール研究所に保存されていたものである。第一次世界大戦時（1914〜18 年）にはドイツ軍の占領下の苦しい状況下で実験が続いたといわれている[1,2]。1921 年 5 月 21 日，パリの Halle が初めて経口投与で人に試み，以後，ヨーロッパで次第に普及していった。しかし，1929 年，ワクチンに結核菌が混入したため，接種した 251 人中 72 人が死亡するというリューベック事件が発生して頓挫。BCG の効果についての本格的な研究は 1927 年以後北欧諸国で開始され，その有用性が確かめられ広がっていった。第二次大戦後早い時期にコペンハーゲンに International Tuberculosis Campaign（ITC）が建設され，本格的な BCG 接種キャンペーンが実施されたが，1951 年には ITC は WHO，UNICEFF に移管されて TRO（Tuberculosis Reseach Office）となり，ツ反応と BCG 接種の広範な研究，アフリカ諸国などでの BCG キャンペーンが大規模に展開された。1974 年，WHO は BCG 接種を他の予防接種と同時に生後早い時期に行うため結核対策と切り離し，EPI（expanded programme for immunization）に統合して実施するように政策を改め，現在世界では年間約 1 億人に接種されている。

　1950 年から英国本土の中学生約 2 万 6,000 人を巻き込んで実施された研究は，「randomised controlled trial；RCT，無作為割り当て対照実験」のモデルといわれる立派な研究であるが，「BCG を 1 回接種すれば発病は約 80％抑制され，効果はおよそ 15 年持続する」というこの研究の結果[3] が世界に広がり長く信じられた。しかし実際には，同様の方法で実施された他の多くの実験成績の中には，予防効果がこれより劣るものも少なくなかったため，WHO が中心となり「世界で最後の BCG 実験」と銘打って 1968 年からインドの Chingleput で実験が開始された。ところが，住民 36 万人を巻き込み 7.5 年をかけて実験した成績が明らかになってみると，何と「初めの 5 年間は BCG の効果は全くなく，15 年の全期間でみても発病抑制はわずか 17％のみ」というショッキングなものであった[4]。その後 WHO が中心になって症例-対照実験など多くの研究が実施されたが，後述するようにこれらの成績も変動が大きく，一定の結果は今なお得られていない。なお，これらは何れも初回接種の効果をみたものであり，BCG 再接種の効果をみた実験は世界でもほとんどない。

　わが国の BCG は 1925 年に志賀 潔がパストゥール研究所から持ち帰ったものである。1938 年から学術振興会第 8 小委員会が共同研究を開始して効果を確認，1942 年から国民学校（現

表 10-1 BCG 接種の結核発病予防効果（無作為割当て対照実験）

効果順位	著者	実施年	対象	対象者の年齢	対象者ツ（−）数	追跡年	発病率（10万人対）		発病予防効果	
							BCG群	対照群	%	95%信頼区間
1	Aronson	1935〜38	北米インディアン	0〜20	3,006	9〜11	320	1,563	80	73〜85
2	D'arcy Hart	1950〜52	英国都市中学生	14〜15	32,282	20	23	98	77	71〜87
3	Rosenthal	1937〜48	患者への曝露乳児	3カ月〜	3,381	12〜23	57	223	75	57〜85
4	Germez-Rieux	1948〜51	フランス小中学生	6〜14	18,787	20	84	313	73	67〜78
5	Comstock	1949〜51	米，プエルトリコ小児，若者	1〜18	77,972	19	20	28	29	7〜49
6	Frimodt-molles	1950〜55	南インド住民	全年齢	10,877	17	65	87	25	−12〜56
7	Comstock	1950	ジョージア，アラバマ住民	〜5歳	34,767	14	11	13	14	−44〜49
8	結核予防委員会	1968	南インド住民	全年齢	115,000	15	?	?	−30	−∞〜16
9	Bettage	1947〜48	イリノイ知的障害者	若者	1,025	12	188	135	−40	−∞〜43
10	Comstock	1947	ムスコギー小児	小・中学生	4,839	20	17	11	−56	−∞〜63

（文献 1),2),6)〜9) より引用改変）

小学校）卒業後就職する者を対象に集団接種が開始された。当時，BCG 接種は液体ワクチンで行われていたが，結核研究所では1947年から「BCG ワクチンの改良」を重点研究事項として凍結乾燥ワクチンの研究を開始，1949年2月には乾燥ワクチンへの切り替えが始められた。世界で最初の凍結乾燥ワクチンである。この技術は以後急速に世界に広がった。わが国のBCG 接種は戦後48年から予防接種法に組み込まれ，51年から結核予防法で接種されている。当時は30歳未満のツ反応陰性者にはBCG 接種を行うこととされ，実際に中学生までは毎年ツ反応検査を行って陰性，疑陽性の者には何回でも接種を繰り返していたため，局所の瘢痕が酷い者が少なくなく，嫌われるようになった。そこで1967年4月からわが国独自の経皮接種に切り替えられ，接種率の低下に歯止めをかけた。さらに1974年には一生のうち3回，BCG 接種の機会を与える「定期接種」に切り替えられ，1995年からは他の予防接種と同様，義務接種から勧奨接種となり，今日に及んでいる。現在，1年間に約260万人に接種（再接種を含む）されている。

WHO の勧告[5])もあって，BCG 再接種は世界的に中止される傾向にある。一方，わが国では院内感染を恐れてツ反応陰性の看護婦など成人にもBCG 接種を行うべきであるという議論もある。逆に，結核感染危険率が低くなればBCG 接種による利益は少なくなるし，ツ反応による結核の感染診断の妨げになるマイナスも無視できない。BCG 再接種あるいは初回接種をいつまで一律に実施すべきか，検討が必要な時期になっているといえよう。

2 初回 BCG 接種の効果

1 フィールドでの無作為割当て対照実験（RCT）

BCG 接種による発病予防効果については，既に多くの総説[1)2)6)〜9)]が発表されているが，これらの論文から現在までに世界で実施されたRandomised Controlled Trial (RCT) の概要をみると表10-1のとおりである。この中で最

も有名なのは表の第2列目に掲げた英国の実験[3)]で，わが国ではこの成績が教科書によく引用され，その結論の「BCGを1回接種すれば結核の発病は約80％抑えられ，その効果は約15年間持続する」ということが長く広く信用されてきた。しかし，同じ頃行われた米国の実験（表の5および7位）ではBCGの効果はずっと低かった。これらの結果から，英国や欧州諸国では比較的広くBCG接種が勧められたが，米国では終始BCG接種には消極的となっていることはよく知られているとおりである。

表10-1に掲げた実験は何れもRCTで方法論的には問題がない研究であるが，こうして一覧表をみると，BCG接種による結核発病予防効果は80％～-56％まで非常に広い範囲に分布しており，どう判断すべきか困難を感ずる。また，これらは何れも液体ワクチンを用いた実験であり，現在広く用いられている凍結乾燥ワクチンで効果をみた実験がないことも問題であった。このため，WHOが中心になって1968年に南インドのChingleputで開始された実験が表の8の実験である。

この実験ではコペンハーゲン株とパストゥール株の2種類の凍結乾燥ワクチンが用いられ，投与量は標準量とその1/10の2段階としてdose-responseの観察が計画され，さらに非結核性抗酸菌感染の頻度が高いChingleputのほか，この菌の感染が少ないと考えられるインドの一地方を選んで実験し，BCG接種の効果について問題となっていた多くの重要な疑問に答えることが意図された。つまり「BCG効果観察の世界で最後の実験」となることを目指して実施されたのである。ところがこの実験の初め5年間の成績が明らかになってみると「BCGの効果は全くなし」だったので，ショックは大きかったのである。当時計画していた非結核性抗酸菌感染が少ない地域での実験は都合で取りやめとなったので，Chingleputの実験は文字どおり「世界で最後の実験」となったわけであ

るが，BCG効果についての疑問はさらに大きくなったといえるだろう。

2 症例－対照研究など

RCTでBCG効果の検討を行えば最も正しい結論が得られるはずである。しかし，RCTの実施には大変な時間，費用，労力がかかり，その実施は容易ではない。また，BCG接種という最も基本的で重要な対策が有効か否かよくわからないという事態を放置しておくことはできない。そこでRCTより遙かに短時間で実施でき，しかもRCTに代わる研究方法として「症例-対照研究」が浮上し，その実施方法が検討[10)]された。こうして一定のプロトコールにより世界各地で実施された症例-対照研究の結果は図10-1にみるとおりである。結核性髄膜炎，粟粒結核の発病予防をみた研究では例外なく見事な効果を認めているが，結核症全般をみた成績は再び防御率は2～83％という広い範囲に分布した。

WHOは患者家族の発病状況からBCG効果を検討する方法も示し，世界各地での研究を促した。世界から集まった4つの研究結果をみると，患者家族での検討ではRCTや症例-対照研究より「効果あり」が多く，53～73％の防御効果と報告され，何れも50％以上の発病抑制を示していたが，RCTなどに比べると客観性がやや劣るといわねばならないだろう。

その後，Malawiで24歳以下の若者を中心とする83,455人でBCG瘢痕の有無を丁寧に調べ，瘢痕の有無別に結核およびレプラの発病状況を1979～89年にわたって追跡してBCGの効果をみた研究がある[11)]。この研究は英国の熱帯病医学研究所の指導の下に行われているが，「BCGはレプラの発病を49％（32～62％）抑えるが，結核の発病防止には全く効かず，逆にBCG瘢痕あり群で-11％（-74～+30％）の発病率であった」と報告されている。

結局，報告された多くの研究成績を概観する

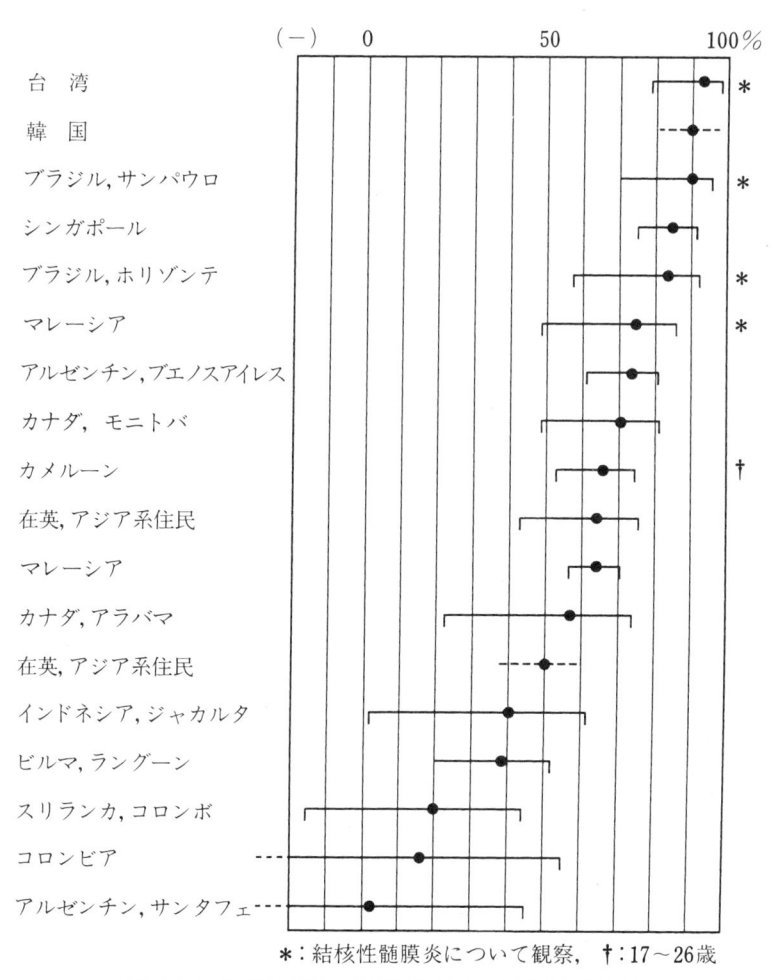

図 10-1 BCG 接種の発病予防効果(症例-対照研究)
＊:結核性髄膜炎について観察, †:17～26歳
(文献 1),2),5)～8) より引用改変)

と, 約40%はきわめて有効, 30%はやや有効, 残りの30%は無効となっている。

3 メタアナリシス

現在までに発表された BCG 接種の効果についての研究は以上のほかにも多数あり, おびただしい数にのぼるが, 結果は広い範囲に分散しており, 人々の理解は混乱しているといってよい。これに対し, CDC の依嘱を受けた Harverd 大の Colditz ら[12] は, BCG の発病予防効果についての 1,264 篇の論文を検討し, 方法論的に問題のない報告を選び出してメタアナリシスを行った。Colditz らはその後「乳幼児に対する BCG 接種」についてもメタアナリシスを行った結果も報告[13] している。この結論を一括して表にしたものが表10-2である。全年齢での成績でみると, RCT の分析の結果では BCG の発病予防効果は 51% (30～66%), 結核死亡予防効果は 71% (47～83%) と結論された。また, 症例-対照研究の分析では, 結核症全体の発病予防効果は 50% (39～64%) であった。また, 結核性髄膜炎発病予防効果は 64% (30～80%), 粟粒結核予防効果は 78% (58～88%) と報告されている。これらの報告から新生児, 乳児だけを取り出して分析すると, 全結核の発病予防効果は RCT の分析では

表 10-2 メタアナリシスによる BCG 接種の結核発病予防効果の結論

病類	全年齢		乳児	
	分析した報告	防御率 (95%信頼限界)	分析した報告	防御率 (95%信頼限界)
全結核	14 RCT*	51% (30〜66%)	4 RCT	74% (62〜83%)
全結核	10 CCS**	50% (39〜64%)	9 CCS	52% (38〜64%)
結核死	7 RCT	71% (47〜83%)	5 RCT	65% (12〜80%)
髄膜炎	5 CCS	64% (30〜80%)	5 CCS	64% (30〜82%)
粟粒結核	3 CCS	78% (58〜88%)	3 CCS	78% (58〜88%)

* Randomised Control Trial,　** Case-control Study
(Colditz GA, et al, Efficacy of BCG vaccine in prevention of tuberculosis: Meta-analysis of the published literature. JAMA 1994; 271: 698-702.)

74% (62〜83%) で，全年齢でみたときよりもよい成績であった。

Colditz らはさらに，赤道から遠い地域で行われた実験ほど成績がよく，方法論的に優れた研究ほど成績がよかったという。また，接種時年齢による効果の統計的な有意差は認められなかったが，新生児に接種すれば予防効果は85%と高く，10歳では73%，20歳では50%と，年齢が進む程効果が下がる傾向であったという。

現在，BCG 接種の発病予防効果を簡単に表現するとき，このメタアナリシスの結論が最もしばしば使われている。しかし，これに対しても反論がないわけではない。注目すべきは Fine の意見[7]で，次のように述べている。「結果が広い範囲に分布しているのは偶然変動ではないので，平均値で考えるのは統計学的にも正しいとはいえない。これは Burkina Faso とスイスの国民1人当たりの収入の平均値をとって，世界の人はみな中産階級だ，というようなものだ」と。

4 BCG 効果検討結果変動の理由

BCG 接種による結核症発病予防効果の研究成績が何故一致しないか，Chingleput の「効果ゼロ」の報告以来多くの論文[1,2,6-9]が発表されている。変動要因の解明はいまだ完全ではないが，現在までに取り上げられた主な要因を挙げると表10-3のとおりである。

まず第一には研究の精度の良否が挙げられる。Colditz は変動の30%はこれで説明できる[12]と述べ，研究精度が高いもの程よい成績が得られているという。RCT では何万人もの対象を何年も追跡するので，追跡率を高くするなど精度を高く維持することは難事業である。また，発病者の診断精度も問題だし，Chingleput の研究のように「喀痰塗抹陽性例のみ」を発病例とすれば，BCG で発病がよく防げる一次結核症の多くは無視されることとなり，BCG 効果を低く出すこととなる。

第二には，非結核性抗酸菌と結核菌の間にはある程度の交差免疫があるので，非結核性抗酸菌感染の頻度が高い地域では BCG 効果が差し引かれて表現されるという問題である。この可能性は早くから指摘されていたが，Colditz ら[12]は「赤道からの距離が遠い程よい成績で，変動の41%はこれで説明できる」と述べている。熱帯，亜熱帯ほど非結核性抗酸菌感染の頻度が高いからである。これはまた，都市で行われた研究では成績がよいものが多く，農村での研究では効果が劣っていた理由とも考えられている。

第三に挙げられるのは BCG の菌株による効果の差である。同じ BCG といっても，継代で

表 10-3　BCG 接種の結核発病予防効果成績が広い範囲に分散した理由

1. 研究実施上の問題
    1) BCG 群と対照群の割当てが適切にできたか？
    2) 長期間の観察期間中，適切に追跡できたか？
    3) 追跡中の定期検査の受検率に両群で差がなかったか？
    4) 有症状者の検査，診断で両群に差はなかったか？診断方法は？
2. 環境中の非結核性抗酸菌感染による BCG 効果の相対的減弱
    1) 赤道から遠い地域での実験ほど効果が優れている
    2) 農村での実験は都市での実験より効果が劣っている
3. BCG ワクチンの菌株による違い
4. 結核菌の毒力の差異
5. 結核菌への感染頻度の差異

変異が起こったためパストゥール株と東京株では毒力などが異なることは確実である[14]。Comstock が BCG 効果変動の大きな理由としてワクチンの菌株の相違を報告[15]して以来，BCG 株の違いは重要な要因と考えられ，特に日本では「日本株が優れている」というこの報告は BCG 政策を考えるときにしばしば引用された。しかし，その後の研究で同一菌株の成績でも結果は変動しており，Colditz らのメタアナリシスでも菌株の差は一定の影響を示していないと結論され，菌株の差によるという説は説得力を失ってきている。

BCG 効果の差の原因として第四に挙げられるのは，地域による結核菌の毒力の差である。世界中の結核患者の菌の毒力を調べると地域によりかなり大きく変動しており，インドなど南方，あるいは，途上国の患者では毒力の弱いものがかなりの頻度で見つかるが，先進国の患者の菌ではインド株のような弱毒菌はみられない[16]。Chingleput での実験で効果が認められなかったとき，これが大きな要因で，インド株は毒力が弱いので感染から発病までの期間が長く，もっと長く観察する必要があるという意見も出されたが，BCG 効果の変動を毒力の差で実際に証明できるという証拠は報告されていない。

そして最後に，結核感染危険率が低くなって，感染を受ける者の数が少なければ BCG の効果がみえ難くなるという問題である。またさらに，ここに挙げた要因以外にも変動要因はいくつか考えられるが，どの因子がどの程度影響を与えているか，証拠に基づく確実な理由は未だ十分には明らかでないといわざるをえない。

5　現在の一応の結論

動物実験でみると BCG の結核免疫付与力は例外なしにきわめて顕著であるが，ヒトでの成績は上述のように変動しているので，BCG 接種の結核発病予防効果についての考え方にも大きなバラつきがあり，人により異なっている。しかし，次の諸点については「事実」として誰もが認めるだろう。

① BCG の結核発病抑制効果の検討結果は「−50〜＋80 数％」の広い範囲に分散しており，一部に注目すればどんな結論も可能である。

② 確かに一部の研究では効果が全く認められなかったが，大部分では「ある程度の発病予防効果」が認められていることも事実である。

③ 結核性髄膜炎，粟粒結核の発病は BCG 接種で肺結核症より遙かに顕著に抑制される。メタアナリシスが結論したように，結核性髄膜炎，粟粒結核症は 60〜80％発病が抑制され，肺結核症についてはおよそ 50％程度の発病抑

④ 一般に小児では優れた効果が認められている。髄膜炎などの血行散布性結核の発病がよく防止されること、肺門リンパ節結核などの初感染結核症もよく防止されるためであろう。したがって、小児科医はほとんどすべてがBCG接種の重要性を強く主張しているのはもっともなことである。これに対し、「菌陽性の患者」のみに強い関心をもつ欧米の結核疫学者の中にはBCGに否定的な考えをもつ者が少なくない。

⑤ Fine[7]も述べているように、結核症の発病予防効果と同時にレプラの発病予防効果をみた研究では、例外なしに結核症よりレプラの発病予防効果のほうが著明だったと報告されている。結核症の発病抑制効果がゼロの報告でも、同時に観察されたレプラでは49%[11]、あるいは、20%の発病抑制効果[17]が認められたと報告されている。また、初回のBCG接種を中止したスウェーデン、チェコスロバキアでは何れも中止後にMACによる頸部リンパ節炎の増加が報告[18)19)]されている。このような報告をみると、結核菌より毒力が弱い抗酸菌による疾患の発病をBCGはよく抑えているのではないか、と考えさせられる。ただし、毒力が弱い結核菌が多いといわれる南インドのChingleputの成績が「効果ゼロ」とされているので、もっと複雑な事情が絡んでいるのであろう。

⑥ 何れにしても、どういう場合にBCG効果が認められないか、あるいは、どういう場合にBCG接種が顕著な効果をもたらすか、事実に基づいたわかりやすい説明は今のところ確立していないといわざるをえない。

現在のところ確かな結論はこのような点であると考えている。

3 BCG再接種

以上のBCG効果についての検討は何れも「初回接種」の効果をみたものであり、再接種の効果をRCTでみた研究は現在までに1つもない。完全な意味でのRCTではないが、初回接種の有無をBCGの瘢痕調査で判断したうえで、BCG再接種の効果を二重盲検法で観察し、BCG再接種による結核およびレプラ発病予防効果をみた大規模な研究がMalawiから報告[20]されている。Malawiでは1975年以後BCG接種が行われているが、1986～89年に121,020人（約60%は19歳以下）についてBCG瘢痕調査行い、瘢痕を認めた46,763人を無作為にBCG再接種群とプラセボ注射群の2群に分け、その後5～9年間にわたって結核およびレプラの発病状況を追跡してBCG再接種の効果をみた。

この研究では、BCG瘢痕を認めなかった66,155人をBCG接種群とBCGおよびレプラ死菌混合液接種群の2群に分けて「レプラ死菌killed M. leprae, KML」の免疫効果もみているが、KMLは結核の発病にもレプラの発病防止にも全く影響を与えなかった。このため、BCG再接種の効果をみた成績では、BCG接種群とBCG＋KML接種群を合計してBCG再接種群として発病予防効果をみている。主な成績は表10-4にみるとおり、BCG再接種はレプラの発病を49%減らしているが、肺結核症の発病防止にはBCG再接種は全く効果を示さなかったという。

フィンランドは1950年代にBCG接種を開始し、新生児への初回接種と共に、小学校入学時にツ反応陰性の者にはBCG再接種を行ってきた。接種率はおよそ100%といわれ、世界で最も熱心にBCGを接種してきた国の1つである。結核罹患率が戦後順調に減少したため、1990年にBCGの再接種の中止に踏み切った。1990年の結核罹患率は10万対15.4であった。再接種中止後の10～14歳および15～19歳の結核発病状況は詳細に追求されている[21]が、再接種中止後もこの年齢での結核の増加はみられ

表 10-4 BCG 再接種による肺結核およびレプラの発病予防効果

	総数	その後5〜9年間の		BCG 群の相対的発病率	
		肺結核症	レプラ	肺結核症	レプラ
BCG 再接種群	23,456	60	12	1.13	0.51
プラセボ注射群	23,307	53	23	(0.78〜1.63)	(0.25〜1.03)

ず,「結核低蔓延国では BCG 再接種の効果は低く,あるいは,認められなかった」と報告している。

また,日本より結核が多い韓国および台湾では WHO の勧告を受けて 1997 年から再接種を中止したが,現在まで特別な問題は起こっていないといわれている。

BCG 接種の効果が何年持続するか,確実なことはわからないが,英国の実験では 15 年[3]程度もつようであり,Colditz はメタアナリシスでおよそ 10 年[12]は持続すると述べているので,「10 年あるいは 15 年後に再接種を行うべきである」という意見も理解できる。しかし,上述のように,BCG の再接種が有効という報告はないし,また逆に,効果がないという決定的な報告もないことも事実である。

4 BCG 接種の副反応

BCG ワクチンは牛型菌の生菌であり,無毒菌ではなく弱毒菌なので,被接種者の免疫学的状況,接種菌量などによっては重大な副反応を起こすこともありうる。しかし,わが国で用いられている BCG(東京 172 株)はほかに比して毒力が弱く,また,日本独自の経皮接種法で接種しているので,諸外国に比し副反応の頻度は圧倒的に低く,軽い。

少し古くなるが,1980 年代の初めに IUAT(現 IUATLD)は BCG の副反応についてのアンケートを世界 103 カ国に送り,文献も調べて大規模な調査を行い,その結果を 1984 年[22]に報告している。その概略を示すと表 10-5 のとおりである。主な調査の期間となった 1948〜74 年までの 27 年間には,全世界ではおよそ 15 億人に BCG が接種されていたので,合計 1 万件を超える副反応といっても,その頻度は 15 万回に 1 回という低い率である。副反応の把握が比較的正確と考えられるヨーロッパの成績だけを抜き出してみると,BCG 接種の副反応発生率は 10 万対 1.39 であったという。報告された副反応の 57.9% は所属リンパ節の腫脹,13.1% は局所のケロイドであったが,致死的な全身散布も 35 例,骨・関節結核も 272 例報告されている。

わが国では予防接種による健康被害は 1970 年以後,公衆衛生審議会予防接種健康被害認定部会に集められ救済措置がとられているので,重大な副反応はほとんどすべて把握されているといってよいだろう。筆者がその委員をしていた頃,1977〜83 年の実状を報告[23]したが,この間に予防接種による健康被害と認定された 30 例のうち,重大な副反応は壊疽性膿皮症 1 例,骨髄炎 1 例で,ほかは局所の潰瘍,あるいは,リンパ節腫脹であった。この報告ではわが国で問題となることが多いリンパ節腫脹についての他国での観察結果もあわせて報告[23]した。また,乳幼児 8,931 人に BCG を接種した後のリンパ節の腫脹の状況を前向きに詳しく調査した結果も報告[24]されているが,これによると大豆大以上のものは 0.67%,上腕を挙上すると腫脹が認められる小指頭大以上のものは 0.33% 認められたが,穿孔を起こした例は 1 例も認められなかったと報告されている。

なお最近,厚生労働省から 1994 年 10 月

表 10-5 BCG 副反応の IUAT 委員会分類と委員会に集められた症例数

副反応の種類		接種法	BCG菌の分離	組織像	細胞免疫欠陥	報告例総数
1. 異常な BCG 初感染群	1A 潰瘍(a), 膿瘍(b), コッホ現象(c)	皮内 皮下	しばしば	しばしば結核性	なし	1,349
	1B 所属リンパ節の化膿性炎	皮内 経口				6,000
2. 限局性または播種性病変(非死亡例)	2.1 中耳炎	経口のみ	しばしば	しばしば結核性	なし	265
	2.2 咽後膿瘍					40
	2.3 狼瘡	大部分皮内	まれ			100
	2.4 その他の皮膚結核					154
	2.5 転移性皮下, 筋肉腫瘍		しばしば			23
	2.6 骨膜炎を含む骨・関節病変					272
	2.7 腎・泌尿器病変		まれ	大部分非結核性	まれにあり	2
	2.8 肺・肺門病変					196
	2.9 腸間膜リンパ節炎					10
	2.10 多発性リンパ節炎, 肝, 脾腫, その他		しばしば	しばしば結核性	一部あり	31
3. 播種性病変-致死例		皮内	しばしば	ほとんどすべて結核性	ほとんどすべてに欠陥あり	35
4. BCG 接種後症候群または接種後の臨床的合併症	4.1 限局性慢性皮膚病変(特にケロイド)	大部分皮内	常に陰性	非結核性	なし	1,354
	4.2 結節性紅斑を含む急性皮膚発疹					294
	4.3 眼病変					190
	4.4 その他(非死亡例)			まれに結核性		25
	4.5 その他(致死例)					31
合計						10,371

(Lotte A, et al. BCG complications, Estimates of the risk among vaccinated subjects and statistical analysis of their main characteristics. Adv Tuberc Res 1984 ; 21 : 107-93. より引用)

~2000年3月までの5.5年間の副反応の実情が報告[25]された。表10-6にみるように, 350人, 427件の健康被害がみられたが, この間におよそ700~800万人にBCGが接種されているので20万人に接種して1人程度の頻度である。

このようにわが国ではBCG接種による副反応出現率は比較的低く軽いが, BCG接種を行うとその後, ツ反応で結核感染の有無の判断がほとんど不可能となるマイナスも考えねばならないだろう。

5 BCG 接種の世界の実状

1995年のWHOの勧告[5]は, ①結核罹患率, 有病率の高い国では出生後できるだけ早い時期の新生児, 遅くとも0歳のうちにBCG接種を行うべきこと, ②BCG再接種の要否を決めるために行うツ反応検査は理論的根拠がないので中止すべきこと, ③再接種の有効性を支持する証拠はないので再接種は勧められず, 再接種を3回以上繰り返すことはいかなる人にも勧められないこと, の3点を勧告した。

WHOの勧告に従い, 世界中のほとんどすべての途上国では新生児に直接接種法(ツ反応を

表 10-6 年齢階級別, BCG 接種の副反応の種類と件数

	総数	0〜4歳	5〜9歳	10〜14歳
総　　　　数	350	286	42	22
1　腋窩リンパ節腫脹（1 cm 以上）	216	210	6	—
2　接種局所の腫瘍	48	24	19	5
3　骨炎, 骨髄炎	1	1	—	—
4　皮膚結核	6	5	1	—
5　全身性播種性 BCG 感染症	2	1	1	—
6　その他の異常反応	53	31	12	10
6 A　腋窩以外のリンパ節腫脹	22	22	—	—
6 B　急性の局所反応	13	1	8	4
6 C　その他	18	8	4	6
7　基準外報告	24	14	3	7
7 A　局所反応（基準以外の反応）	11	2	2	7
7 B　全身反応（発熱等）	10	9	1	—
7 C　その他	3	3	—	—

総数は人数, 副反応は予防接種による副反応の件数, 1人で2種以上の副反応を認めるものあり。
(1994.10.1〜2000.3.31, 厚生労働省健康局結核感染症課)

行わずに BCG 接種を行う方法）で BCG 接種を行っている。接種は EPI (expanded programme on immunization) の一環として他の予防接種と同時に行われているので接種率はきわめて高い国が多い。

先進国あるいは結核対策が早くから行われてきた国々では，それぞれの BCG 接種政策をとっているが，細かい点まで含めればそれこそ様々である。その実態は戸井田の報告[26]にみるとおりであるし，その後にも変化している。① BCG 効果について一致した結論がないし，② 初回接種後のツ反応の減弱と免疫との関係も十分に明らかとはいえない。さらに，③ 最近になって再接種の効果について否定的な意見が出されてきたので，戸惑いがあるためであろう。

結局，BCG 接種政策は，① その国の結核対策の歴史，特徴に応じ，② 結核の蔓延状況，③ 国民，関係者の意見などによって決めてい

くほかないだろうが，再接種，再々接種については早急に見直しが求められているといってよいだろう。この問題については「今後の結核対策」の章で考察したいと考えている。

● 文献

1) Groves MJ. BCG : the past, present and future of tuberculosis vaccine. J Pharm Pharmacol 1997 ; 49 Supple. : 7-15.
2) Luelmo F. BCG vaccination. Am Rev Respir Dis 1982 ; 125 Supple. : 70-2.
3) D'arcy Hart B, Sutherland I. BCG and vole bacillus vaccinesin the prevention of tuberculosis in adolescence and early adult life. Final report to the Medical Research Council. Br Med J 1977 ; 2 : 293-5.
4) Tuberculosis Prevention Trial, Madras, Trial of BCG vaccine in South India for tuberculosis prevention, Bull World Health Organ 1979 ; 57 : 819-27.
5) WHO. Global tuberculosis programme and

5) global programme on vaccines. WHO Week Eoidemiol Record, 1995 ; 11 Aug, 229-31.
6) ten Dam HG. BCG vaccination, In : Reichman LB, Hershfield, eds. Tuberculosis. New York, Marcel Decker, 1993 ; p 251-69.
7) Fine PEM. BCG vaccine and vaccination, In : Reicl LB and Hersl ES eds. Tuberculosis, 2 nd ed. New York, Marcel Decker, 2000 ; p 503-22.
8) Iseman MD. Vaccination to prevent tuberculosis and immunomodulatory therapy for person with active disease, In : Iseman MD, A clinical guide to tuberculosis. Philadelphia, Lippincott Williams & Wilkins, 2000 ; p 399-430.
9) 森 亨. BCG 接種の効果の証明（総説）. 資料と展望 1992 ; 2, 1-13.
10) Smith PG. Retrospective assessment of the effectiveness of BCG vaccination against tuberculosis using the case-control method. Tubercle 1982 ; 62 : 23-35.
11) Poennighaus JM, Fine PEM, Strene JAC et al. Efficacy of BCG vaccine against leprosy and tuberculosis in northern Malawi. Lancet 1992 ; 339 : 636-9.
12) Colditz GA, Brewer TF, Berkey CS, et al. Efficacy of BCG vaccine in prevention of tuberculosis : Meta-analysis of the published literature. JAMA 1994 ; 271 : 698-702.
13) Colditz GA, Berkey CS, Mosteller F, et al. The efficacy of BCG vaccination of newborns and infants in the prevention of tuberculosis : Meta-analysis of the published literature. Pediatrics 1995 ; 96 : 29-35.
14) 橋本達一郎. 世界の結核予防における BCG ワクチン. 結核 1997 ; 72 : 629-37.
15) Comstock GW. Identification of an effective vaccine against tuberculosis. Am Rev Respir Dis 1988 ; 138 : 479-80.
16) 岩崎龍郎, 統木正大, 青木正和, ほか. 38 年および 39 年結核実態調査で分離された人型結核菌の毒力に関する研究, 第 I 篇 マウスに対する毒力. 結核 1965 ; 40 : 359-365. 第 II 篇 モルモットに対する毒力. 結核 1965 ; 40 : 427-32, および, 第 III 篇 マウスに対する毒力とモルモットに対する毒力との比較. 結核 1966 ; 41 : 1-6.
17) Tripathy SP. Fifteen-years follow-up of the Indian BCG prevention trial. Bulletin of the. XXXVI th IUAT World Conference on Tuberculosis and Respiratory Disease, 1986 ; p 69-72.
18) Trunka L, Pankova D, Svandova E. Six years' experience with the discontinuation of BCG vaccination. 4. Preventive effect of BCG vaccinnation against M avium-intracellilare complex. Tuber Lung Dis 1994 ; 75 : 348-52.
19) Romanus V, Hollander HO, Wahlen P. Atypical mycobacteria in extrapulmonary disease among children. Incidence in Sweden from 1969 to 1990, related to changing BCG coverage. Tuber Lung Dis 1995 ; 76 : 300-10.
20) Kuronga Prevention Trial Group. Randomised controlled trial of single BCG, repeated BCG, or combined BCG and killed *M leprae* vaccine for prevention of leprae and tuberculosis in Malawi. Lancet 1996 ; 348 : 17-24.
21) Tala-Hellkkila MM, Tuominen JE, Tala EOJ. Bacillus Calmette-Guerin revaccination questionable with low tuberculosis incidence. Am J Respir Crit Care Med 1998 ; 157 : 1324-7.
22) Lotte A, Wasz-Hoeckert O, Poisson N, et al. BCG complications, Estimates of the risk among vaccinated subjects and statistical analysis of their main characteristics. Adv Tuberc Res 1984 ; 21 : 107-93.
23) 青木正和. 予防接種—異常反応と対策, BCG. アレルギーの臨 1985 ; 5 : 356-9.
24) 森 亨. 最近の BCG 接種によるリンパ節腫大. 日医新報 1987 ; 3288 : 45-50.
25) 予防接種後副反応・健康状況調査検討会. 予防接種後副反応報告書 集計報告書累計（平成 6 年 10 月 1 日〜平成 12 年 3 月 31 日）. 厚生労働省健康局結核感染症課, 2000.
26) 戸井田一郎. 世界における BCG 接種の状況. 結核 2000 ; 75 : 1-7.

11 結核症の予防(2)
化学予防

1 概説

1952年にINHが抗結核薬として認められると直ちにNew YorkのBellevue病院では小児の肺門リンパ節結核などの初感染結核症にもSM, PASとともにINHの使用を開始したが, 小児科部長のLincolnはINHを用いると初感染結核症治癒後の粟粒結核などの発症がほぼ確実に防げること, 髄液から結核菌が分離された小児でさえも髄膜炎の発症を防ぐことができたことなどを報じた. それだけではなく, 彼女が立派だったことは, このような臨床経過をみて「INHは続発性結核症の予防に使える可能性がある」と考え, さらに,「結論を出すには共同研究を組織することが必要」と提案したことだった[1]. この論文が発表された数カ月後の1955年1月には米国公衆衛生局 (USPHS) は21の小児科クリニックを組織してINHによる化学予防の「無作為割当て対照実験」の共同研究を開始した. そしてINH群1,394例, プラセボ群1,356例の実験の結果, INHは二次結核症の発症を80%防ぐことを1957年に発表したのである[2].

その後1950年代後半から1960年代にかけて, USPHSのFarebeeなど多くの研究者が患者家族, 精神病院に入院中のツ反応陽性者などを対象として大規模なINH化学予防の共同研究を展開してINH化学予防の基礎が確立したのだった. これらを受けて1965年に「INHによる化学予防」の最初の公式勧告が米国ATS (American Thoracic Society) から出され[3], ①治療歴なしの不活動性結核をもつ者, ②最近のツ反応陽転者, ③3歳未満のツ反応陽性者に, 12ないし18カ月間INHを投与することを勧告した. 以後, 化学予防の適応は急速に広げられ, 1960年代の終わりには年齢に関係なくツ反応陽性の者すべてが適応とされた. 米国では化学予防に対する期待は熱狂的に高まり, 一部の学者はこれによって20世紀中に米国の結核根絶は可能と考えたほどである[4].

Capitol Hill事件が発生したのはこのときである. 1968~70年の間に国会議事堂の職員の7人が結核症に罹患, うち2人が死亡したため, 1970年2月, ツ反応陽性の2,321人に化学予防が開始された. ところが胃腸障害などの副作用のため250人が服薬を中止, 23人 (0.82%) で肝障害が起こり, うち2人が死亡したのである[5]. USPHSは直ちにINHによる肝障害に関する共同研究組織をつくることを呼びかけ, 全国から21都市の参加を得て12,838人を対象とした前向きの研究が1971年に開始された. この研究の最終報告は1978年に出されているが, 今でもINHの副作用に関する最大の研究となっている[6].

この研究の中間報告を受けて米国の化学予防政策は大きく転換した. 1974年には勧告[7]が出され, INH肝障害に注意を払い, 35歳以上の者のINH化学予防は特別の臨床的状況をもつツ反応陽性者に限られることとなった. その後, 米国では化学予防のリスク-ベネフィット

表 11-1 結核症の化学予防の発展

1951	千葉保之	ツ反応陽転者にPASを用いて発病予防実験
1952	INHの優れた抗結核作用が確認され，抗結核薬として登場	
	千葉保之	INHを用いて発病予防実験
1954	Lincoln EM	INH治療は髄膜炎などの発生を予防する。化学予防の可能性を提唱
1955	米国公衆衛生局 (USPHS)	大規模な化学予防の共同研究を開始
1957	満3歳未満の乳幼児の結核感染例に公費での化学予防を認める（日本）。	
1950〜60年代	米国で患者家族などを対象とした化学予防実験相次ぐ	
1965	ATS	新感染者，不活動性有所見者などへの化学予防を正式に勧告
1967	ATS/CDC	「5 TUで硬結10 mm以上の者（全年齢）」に化学予防を勧告
1970	Capitol Hill事件発生	
	Ferebee	USPHSなどの化学予防実験の広範な総説を報告
1971〜72	USPHS	INH化学予防の副作用に関する大規模な共同研究
1974	ATS/CDC	化学予防勧告を肝炎に重みをつけて改定
1975	化学予防対象を中学生まで拡大（日本）	
1986	ATS/CDC	化学予防の勧告を改定
1980〜90年代	化学予防の評価，リスク-ベネフィット分析など盛んに行われる。	
1990	化学予防対象を29歳まで拡大（日本）	
2000	ATS	詳しい新勧告を発表

分析が行われるなど適応について盛んに議論されている。これらの真摯で長い検討の結果を集大成したのが2000年に出されたATS/CDC (Centers for Disease Control and Prevention) の新たな勧告「Targeted tuberculin testing and treatment of latent tuberculosis infection, 結核発病リスクの高い者のツベルクリン反応検査と潜在的結核感染の治療」[8]である。この勧告では，いわゆる「化学予防」は結核の感染を防ぐことはできず，既感染者の発病を予防するだけなので「化学予防」という言葉を使わず，「潜在的結核感染の治療」と正確に表現し，RFP 4カ月，あるいは，RFP＋PZA 2カ月の化学予防，副作用への対応策など現在の問題を真正面から取り上げて，化学予防の適応，治療法などを明確化した。

一方，わが国では千葉により1951年から世界に先駆けてPASによる発病予防が試みられ[9]，INHによる化学予防も早くから試みられたが[10]，国の結核対策として取り上げられたのは1957年で，満3歳未満で結核感染の疑いの強い者にはINH 6カ月の投与を公費負担で認め，さらに1975年には化学予防の対象を中学生まで引き上げるとともに，「マル初」として結核年末報告で別掲することとなった。そしてさらに1989年には「マル初」の適応は29歳まで引き上げられ，今日に至っている。「マル初」実施者数は最近増加しており，1999年には10,087人に達している。

現在，30歳以上の者，特に高齢者にも化学予防を認めるべきであるという意見，BCG既接種者では結核感染の有無の診断が困難である問題，さらに，INH耐性や多剤耐性患者から感染を受けた者の化学予防をどうするかなど，多くの問題が議論の対象になっている。50年にわたる化学予防発展の概略を表示すると表11-1のとおりである。

2 化学予防の効果

1 感染予防

INHの強力な抗結核菌作用と髄膜炎などの予防効果が明らかになると，INHを使えば

表 11-2 1年間の化学予防実験実施後のプラセボ群およびINH投与群のツ反応陽転率

対象者		プラセボ群		INH群		差
		最初ツ反(−)	1年後の陽転率(A)	最初ツ反(−)	1年後の陽転率(B)	(A)−(B)
精神障害者	施設	1,836人	23.1%	2,014人	21.5%	1.6%
	学校	1,263	4.0	1,360	2.6	1.4
患者との接触者	既知例	605	8.6	673	8.4	0.2
	新登録例	5,344	13.2	5,474	10.4	2.8

(Ferebee SH. Controlled chemoprophylaxis trials in tuberculosis. A general review. Adv Tuberc Res 1970;17:28-106. より引用)

「結核の感染」そのものの予防も可能ではないかと考えられ，USPHSが患者家族，接触者，精神患者収容施設で行った初期の研究では「感染予防」が可能か否かについても検討が行われている[11]。これらの研究ではINHが1年間投与されたが，ツ反応陰性者にもINHまたはプラセボを投与し，1年後にツ反応再検査を行って陽転率を比較した。この結果は**表11-2**にみるとおり，精神障害者の学校など以前からツ反応検査を繰り返していた集団以外ではブースター現象のためにINH群，プラセボ群共に1年後には高い陽転率を示したが，この陽転は「感染」ではなく大部分がブースター現象によるもので，(プラセボ群の陽転率)−(INH群の陽転率)＝(この集団の年間感染率) という可能性が考えられた。こう考えると，何れの群でも陽転率はプラセボ群のほうがINH投与群に比し高かったので，INH群では感染が阻止され，つまり，感染を受けてもINH群では結核菌は増殖できず，感染が成立しない可能性があると考えられた。モルモットでは感染菌量とINH投与量のバランスがうまくいけば感染を防ぐことが可能で，ツ反応の陽転もみられないと報告されているので[12]，ヒトでも感染が阻止された可能性があると考えたわけである。

しかし，Schmidtらのサルでの大規模な実験[13]によると，未感染の子ザルを感染性結核のサルと一緒に飼育するとツ反応は100%陽転し，陽転後1年以内にすべて結核で死亡したのに，51頭の子ザルをINHを混ぜた飼料で飼育すると，INH服用中の1年間には1頭も陽転しなかった。また，この時点で約半数の24頭を剖検したが結核病変は認められなかった。ところが，残りの27頭はINHを中止し結核サルと隔離して飼育したにもかかわらず10カ月以内に13頭でツ反応が陽転，剖検で結核病巣が確認された。他の14頭は3年後まで観察したが，ツ反応は陽転せず結核にもならなかったという。つまり，INH服用中は菌が増殖せず感染は成立しないが，約半数のサルでは結核菌が生き残り，INH中止後に菌は増殖して陽転し発病したわけである。人でも同様で，乳児にINHを投与しながら開放性結核症の母親が授乳を続けても1人も陽転しなかったが，INH中止後に検査した全員のツ反応が陽転していた[14]という。結局，INH服用中は菌が増殖できず感染は成立しないが，生き残った菌が服用中止後に増殖するので，感染を完全に防ぐことは不可能といわざるをえない。

感染が成立しツ反応が陽転した後にINHを投与して結核菌を殲滅すれば，やがてツ反応は陰転するのではないかと考える人もある。Ferebeeらは小児の初感染結核症患者の化学予防実験でINH投与群とプラセボ群を10年間追跡してツ反応再検査を行って検討したが[11]，**表11-3**にみるように，INH投与群の陰転率がむしろ低く，つまり陽性にとどまった者が多く，INH予防投薬でツ反応が陰転することは

表 11-3 無症状の小児初感染結核患者* に INH 化学予防（または治療）を1年間投与したときおよびプラセボ投与群のツ反応陰転率

	プラセボ群			INH 群		
	観察数	ツ反陰性	陰転率	観察数	ツ反陰性	陰転率
総数	217人	76人	35.0%	217人	63人	29.0%
ツ反 5～9 mm	106	53	50.0	91	44	48.3
ツ反＞10 mm	111	23	20.7	126	19	15.0
X線写真正常	116	59	50.9	113	44	38.8
肺門リンパ節腫脹	75	15	20.0	83	18	21.6
肺結核症	26	2	7.7	21	1	4.8

* 無症状・小児初感染患者：ここでは2歳以下の小児では親などからの結核感染が疑われ，ツ反応硬結＞5 mm，3歳以上の小児ではツ反応硬結＞5 mm で，かつX線写真上初感染病変を認めるが，臨床症状のない者と定義した。
(Ferebee SH. Controlled chemoprophylaxis trials in tuberculosis. A general review. Adv Tuberc Res 1970；17：28-106. より引用)

ないと結論された。

2 結核既感染者への化学予防

化学予防は chemoprophylaxis を訳した言葉で，この中には当然「一次予防（感染予防）」と「二次予防（既感染者の発病予防）」の2つが含まれるが，「結核感染」を薬で予防することは現実には不可能と結論されているので，実際には「二次予防」だけであり，「一次予防」も含む「予防内服」という言葉は不適当と考えられるようになった。このほか，予防的治療 preventive treatment，予防内服などの言葉も使われるが，大同小異である。このため，最近米国では「treatment of latent tuberculosis infection, LTBI の治療，潜在的結核感染の治療」という言葉が使われるようになった。また，わが国では「マル初」，「初感染結核」などの言葉が便宜上使われているが，肺門リンパ節結核症など既に発病した者の治療との区別がつき難い欠点があるので，ここでは使い慣れている「化学予防」という言葉を使うこととした。

a） 患者家族，接触者の新感染者(newly infected)に対する化学予防

結核感染後1～2年，特に1年以内の者の発病率は5年以上前に感染した者より10倍以上高いので，発病予防が重要となる。現在までに患者家族，接触者などに対する化学予防の「無作為割当て対照実験（RCT）」は6つ報告されている[15]が，最も大規模なものは今でも米国，プエルトリコ，メキシコの57衛生局の参加を得て 5,677 人の新患者の家族 25,033 人を研究に取り込んで1957～59年に実施されたUSPHSの研究[11]である。この成績は表11-4にみるように，①INH群では約60%の発病抑止効果がみられた。②プラセボ群でみると初め1年間の発病率が2年以後の率より遙かに高いことがよくわかる。この研究では肺門リンパ節腫脹などの初感染結核症は発病に数えていないので，初め1年間の発病率は実際にはさらに高い。③8年以後の追跡はやや不完全であったと著者自身が述べているが，表にみるとおり追求した限りINH群では発病が低く抑えられた。④また，同じ研究で患者家族の年齢階級別に化学予防の効果をみると表11-5のとおりである。何れの年齢階級でも発病防止率は約60%で，年齢による差が認められなかった。

このほかの研究成績もおおむね同様で約60%（40～92%）の発病抑制効果[11)15)-17)]が認められている。

表 11-4 患者家族に INH 1 年の化学予防実施群とプラセボ群の化学予防実施後 10 年間の発病率と発病防止率

	観察数*	10 年間の発病**		投与中の 1 年	2 年〜	4 年〜	6 年〜	8 年〜	10 年〜
		実数	%						
プラセボ群	7,996 人	215 人	2.69%	6.2‰	2.9	2.6	1.6	0.8	0.5
INH 群	7,775	86	1.11	1.4	1.4	1.4	1.4	0.2	0
発病防止率	—	—	59.7%	77.4	51.7	46.2	12.5	75.0	100.0

* ツ反陽性者および陽転者のみ，　** 肺門リンパ節腫脹などの初感染結核症を除く．
(Ferebee SH. Controlled chemoprophylaixs trials in tuberculosis. A general review. Adv Tuberc Res 1970 ; 17 : 28-106. より引用)

表 11-5 患者家族の年齢階級別 INH 1 年間の化学予防の効果

	総数			<15 歳**			15〜34 歳		
	観察数	発病者数	発病率†	観察数	発病者数	発病率†	観察数	発病者数	発病率†
プラセボ群	7,996 人	215 人	2.69%	3,132	52	1.66	2,344	98	4.18
INH 群	7,775	86	1.11	3,022	17	0.56	2,326	45	1.93
発病防止率*	—	—	58.7%	—	—	66.3	—	—	53.8

	35〜54 歳			55 歳〜		
	観察数	発病者数	発病率†	観察数	発病者数	発病率†
プラセボ群	1,724	53	3.07	796	12	1.51
INH 群	1,665	19	1.14	762	5	0.66
発病防止率*	—	—	62.7	—	—	56.3

* ここに掲げた発病率・発病防止率は Ferebee の図 5 (p.55) の数字とわずかずつ異なるが計算どおりの数字を示した．
** 肺門リンパ節腫脹などの初感染結核症は発病に含めなかったので<15 歳では発病率が低くなっている．
† 発病率は約 10 年間の発病率．
(Ferebee SH. Controlled chemoprophylaxis trials in tuberculosis. A general review. Adv Tubere Res 1970 ; 17 : 28-106. より引用)

b) 既陽性者(既感染者)への化学予防

いつ感染を受けたか明らかでないが BCG 接種歴なしでツ反応陽性の者に化学予防を行った成績をみると表 11-6 のとおりである．感染から時間が経っている者が多いため対照群でも発病率は低いが，約 60% の発病抑制効果が観察を行った 10 年にわたってずっと認められている．ただし，実際に発病が抑制された人数は，表 11-4 と比較すればすぐ明らかなように，あまり多くない．

c) 不活動性所見をもつ者に対する化学予防

胸部 X 線写真で不活動性所見を認める者も発病率が高いので化学予防の重要な対象である．International Union Against Tuberculosis (国際結核予防連合，IUAT) はチェコスロバキア，フィンランドなどヨーロッパの 7 カ国を組織して fibrotic lesions (線維性病変，わが国でいう不活動性病変に相当，やや大きい治癒病変も含む) をもつ者 27,000 人余を対象として化学予防の大規模な研究を行った．INH 投与期間を 12 週，24 週，または 52 週の 3 群

表 11-6 精神障害者収容施設入所者でツ反応陽性の者に対するINH化学予防による10年間の発病防止率

	観察数*	10年間の発病		投与中の1年	2年～	4年～	6年～	8年～	10年～
		実数	%						
プラセボ群	9,227人	89人	0.96%	1.7‰	1.6	0.7	0.9	0.4	0.3
INH群	9,510	35	0.37	0.2	0.8	0.2	0.6	0.1	0.1
発病防止率	—	—	61.5%	88.2%	50.0	71.4	33.3	75.0	66.7

* ツ反応陽性者および陽転者のみ。
(Ferebee SH. Controlled chemoprophylaxis trials in tuberculosis. A general review. Adv Tuberc Res 1970 ; 17 : 28-106. より引用)

表 11-7 胸部X線写真で不活動性病変(線維性病巣)をもつ者に対する3カ月ないし12カ月のINHによる化学予防の効果

		対象者数	5年間の発病数		発病防禦率	相対危険度	>80%服用率
			実数	発病率			
総数	プラセボ群	6,990人	97人	1.43%	—	4.0	—
	INH 3カ月群	6,956	76	1.13	21%	3.1	—
	INH 6カ月群	6,965	34	0.50	65	1.4	—
	INH 12カ月群	6,919	24	0.36	75	1.0	—
>80%服用者	プラセボ群	5,616	83	1.50	—	13.6	(80.3%)
	INH 3カ月群	6,039	61	1.04	31%	9.4	86.8
	INH 6カ月群	5,437	25	0.47	69	4.3	78.1
	INH 12カ月群	4,543	5	0.11	93	1.0	65.7

(IUAT Commitee on Prophylaxis. The efficacy of varying durations of isoniazid preventive therapy for tuberculosis : five years of follow up in the IUAT trial. Bull World Health Organ 1982 ; 60 : 555-64. より引用)

として無作為に割り当て，それぞれにプラセボ群もつくって化学予防の期間別に効果を比較したことがこの研究の大きな特徴である。また，服薬状況，副作用などについても詳しく報告[18]している。その成績は表11-7にみるとおりであるが，この研究の主な成績は次のようにまとめられよう。

①化学予防52週（1年）群の発病防止率は75％，24週（6カ月）群では65％だったのに対し，12週（3カ月）群の発病予防効果はわずか21％で，3カ月では明らかに短か過ぎると考えられた。②INHを80％以上服用した者のみでみると，1年間服用群の発病予防効果は実に93％という高いものであった。6カ月群でも69％の防御率であったが，3カ月群ではよく服用しても31％に過ぎなかった。③しかし，治療期間別に80％以上服薬した者の比率をみると，表の右側の欄に掲げたように3カ月治療では86.8％がほぼ確実に服用したのに，6カ月群では78.1％，1年群では65.7％と低下した。④また，表11-8にみるように，線維性病変の大きさの合計が>2cm²では<2cm²の者に比しプラセボ群の発病率は約2倍高かった。また，>2cm²の者では化学予防期間を長くしたほうが防御率が高くなる傾向がはっきりしていたが，<2cm²の者では6カ月投与群と1年投与群で防御率が変わらなかった。ただし，>80％服用者のみで較べると<2cm²の者でも1年群は6カ月群より有意に高い防御率を示したと報告されている。

表 11-8 線維性病変の病変の大きさ別化学予防の期間別 INH 化学予防による発病（再発）防御率

		対象数	発病数	発病率	防御率
病変>2 cm²*	プラセボ	2,094 人	43 例	21.3**	0
	3カ月群	2,129	33	16.2	24%
	6カ月	2,097	14	7.0	67
	1年	2,108	5	2.4	89
病変<2 cm²*	プラセボ	4,701	53	11.6	0
	3カ月群	4,650	42	9.2	20
	6カ月	4,677	18	4.0	66
	1年	4,635	19	4.2	64

*病変の大きさ：線維性病変の大きさの合計，**発病率：培養（+）例/1,000 人

不活動性病変をもつ者に対する化学予防の効果は米国でも観察されているが，化学療法歴の有無別に INH 投与の効果をみると，治療歴のない者での再発予防効果は 62.5% だったのに，治療歴のある者では 17.3% と低かったと報告[11]されている。つまり，化学療法歴のある者では，X 線写真で心配になる不活動性陰影または治癒陰影があるからといって INH 投与を行っても，利益はあまり大きくないということである。

3 小括

今までに報告された多くの報告をまとめると，INH 化学予防の効果は次のようにまとめられよう。①INH では結核の感染予防は実際上不可能で，既感染者の発病予防が主な目的となる。②既往に化学療法歴のある者での再発予防は効果が少ない。③INH 化学予防による発病予防率はおおむね 60% である。ただし，服薬を確実にすれば予防効果は上がり，70% 程度の発病を防げる。④INH 内服期間が 3 カ月では明らかに短か過ぎ，6 カ月以上の服用が必要である。最近，Comstock は過去のデータを分析，整理し「INH 予防内服による予防効果は 9～10 カ月投与が最高で，それ以下では低く，9～10 月以上続けてもほとんど変わらない。また，発病防御率への影響は，服用状況より服用期間のほうが重要なようである。」と述べている[20]。これを受けて ATS/CDC の最近の勧告[8]も発病リスクの高いグループおよび小児には 9 カ月の化学予防を勧めている。⑤投与期間が同じなら，服薬率が高いほうが予防効果が高いことはもちろんである。

3 INH 化学予防の副作用

INH 単独の化学予防でも多剤併用療法による治療でも，肝機能検査を 1～2 週ごとに繰り返して行えば一過性ではあるが GOT, GPT などの異常値が約 10% で認められるし，きわめて少数であるが致死的な肝障害も起こり得る。特に 1972 年の Capitol Hill 事件以来化学予防による肝副作用に関心が高まり，肝障害は高齢者ほど高率という USPHS の有名な報告[6]以来，35 歳以上の者に対する化学予防が慎重になった。その後今日まで，副作用を十分に考慮し，コスト-ベネフィットも考えた化学予防の適応について 30 年論争が続いている。

いくつかの大規模な化学予防研究の報告から INH 肝障害発生率，これによる死亡率を見ると表 11-9 のとおりである。発生率は肝障害のモニター方法，定義，対象者の性，年齢などによって大きく変わるが[19]，多くの報告を総合すると INH の中止を要した肝障害発生率は

表 11-9 主な報告からみた INH 化学予防による肝障害発生率および肝障害による死亡率

報告者	化学予防実施率	対象者数	肝障害		肝障害による死亡	
			発生数	率	人数	率
Garibaldi (5)	1970〜1971	2,321人	19人	0.82%	2人	0.080%
USPHS (6)	1971〜1972	12,838	174	1.26	8	0.058
IUAT (18)	1969〜1972	20,840	95	0.46	3	0.014
Snider (19)	1972〜1988	地域・年代から実施数を推定した計算				0.014

0.5〜1.5％程度，死亡例の発生は0.015〜0.09％とされている。しかし，USPHSの報告[6]にみるように，同じ方法で観察しても肝障害発生率は地域によって0％から3.77％まで大きく分散している。また，全体で8例の死亡例のうち7例は奇妙なことにBaltimore市で発生しており，INH以外の別の因子が関与している可能性も考えられる。事実，Baltimore市ではこの時期には化学予防対象者以外でも肝炎死亡率が高かったといわれている[21]。

また，USPHSの報告では図11-1にみるように高齢者ほど肝炎発生率が高かったと報告されており，IUATの報告も同様だったので，35歳以上の者では慎重に化学予防が行われるようになった。しかし，IUATの共同研究の肝副作用を精しく検討した結果では，肝疾患の既往のない者だけでみると年齢が高いほどむしろ副作用発生率は低かったとされている[22]。したがって，年齢と肝副作用発生率との関係についても，なお検討が必要である。

多くの報告がアルコール常用者，肝疾患の既往のある者，特にC型肝炎ウイルス感染者，HIV感染者などで肝障害発生率が高い傾向であったと述べているが，どのような場合にどのくらい危険か，定量的にはっきり明らかにした報告はない。化学予防ではなく結核患者の化学療法での観察であるが，患者134人の化学療法による肝炎発症率を，C型肝炎ウイルス，HIV感染の有無で分析した報告[23]で，HCV

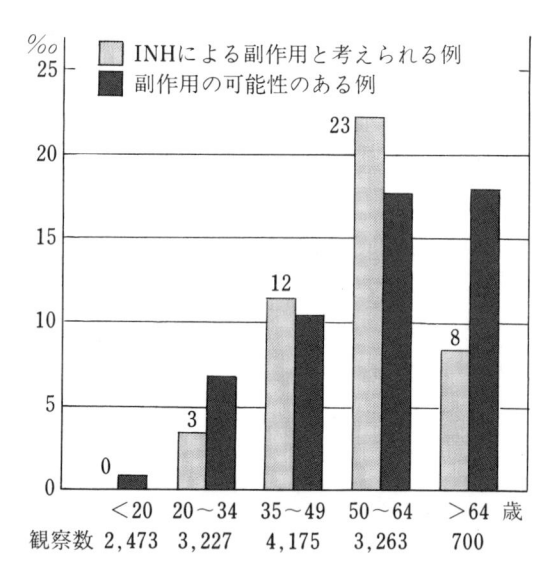

図 11-1 年齢階級別，INHによる肝障害出現率

感染者では5倍，HIV感染者では4倍，両者感染例では14.4倍の肝炎発生率だったという報告がみられる程度である。したがって，INH化学予防の際には肝副作用については今後も注意することは必要である。高齢者で肝副作用が高率なのは，アルコール多飲，肝炎ウイルス感染など他の因子による可能性が高いとしても，これらを正確に把握するのは難しいので，結局，高齢者では慎重な対応が望まれよう。

4 化学予防のいくつかの問題点

1 INH耐性菌感染例

わが国では現在，INH耐性例から感染を受けたと考えられる例にはRFP6カ月の化学予防を行うことが認められている。1999年の年末報告によれば，12月末に化学予防で服薬中の6,921人中92人がINH以外の薬剤で化学予防を実施していたので，年間100人程度の者がRFPによる化学予防を行っているといえよう。

INH耐性またはその可能性のある結核患者から感染を受けた者への化学予防の効果について確実なデータはないが，Delphi法での調査結果[24]では「INH耐性の可能性が50％以上ならRFP単独，または，RFP＋INH，あるいは，RFP＋EBの治療」を勧められたという。ATS/CDCの2,000年に発表された勧告[8]では，INH耐性でRFP感性ならばRFP＋PZA2カ月の治療を，PZAの服用が不可能ならRFP単独を4カ月としているが，New York市の手引き[25]ではRFP単独の場合には18歳未満の者では9カ月，成人では6カ月の投与を勧めている。RFPによる化学予防が有効という報告[26][27]は2つみられるが，無効という報告[28]もある。

わが国ではBCG接種が普及しているため「確実な感染の診断」が難しく，また，INH耐性の診断の精度にも問題があり，かつ，米国のようにDOTで確実に服薬させることが困難なので，慎重な対応が望まれる。INH耐性例をRFPにも耐性にしてしまえば，治療がきわめて困難となるからである。

2 多剤耐性結核菌感染例

INHとRFPの両剤に耐性の多剤耐性結核菌に感染した者に対する化学予防の対照実験はないし，31人の権威者にアンケートを送ってDelphi法で調査した結果[29]でも一致した意見は得られなかったという。ATS/CDCの勧告では，感染源の耐性パターンによって薬剤を選ぶか，PZA＋EB，または，PZA＋レボフロキサシン（または，オフロキサシン）を6〜12カ月使うことを勧めている。わが国では，慎重に経過を観察し，もし発病した場合には感性剤を総動員して治療を行うほうが安全ではないか，と考えている医師が多いようである。

3 化学予防服薬不完全者または中断者対策

INHによる化学予防6カ月という期間はいわば「最短の期間」なので，服薬が不規則になったり中断したりすれば予防効果はずっと低くなる。確実に服用するように指導することは非常に大切である。不規則になったり，例えば1カ月中断した者への対応についてComstock[20]は「化学予防では服薬の規則性より合計服薬期間のほうが重要である」と述べているが，この意見はデータに基づくきわめて興味ある貴重な意見だし，重要な意見と考えている。もし不規則服用または1カ月程度の中断をした者に遭遇したら，化学予防期間を9カ月とし，以後確実に服用させるようにするのが1つの方法と考えられる。

5 わが国の化学予防の実状と問題点

わが国では世界的にみて比較的早く1957年には満3歳未満の結核感染者に公費でINH 6カ月の化学予防を行うことを認め，小・中学生の結核健康診断を定期化した1975年には中学生まで化学予防の適応範囲を拡大し，また，結核年末報告では化学予防例は「マル初」として別掲することとした。以後毎年およそ5,000人の小児に化学予防が行われてきたが，高校生や若年者での結核集団感染事例の増加などのため，1990年には化学予防の枠は29歳まで広げられた。その当時から今日までの化学予防実施

数の推移を年齢階級別にみると図11-2のとおりである。1995年までは毎年約5,000人に投与されてきたが，1996年から急増し1999年には1万人を超えた。結核集団感染，院内感染の増加，あるいは，1999年の結核緊急事態宣言の影響などによるものであろう。また，20〜29歳の化学予防例の急増も注目される。

人口10万人当たりの「マル初」実施率を都道府県別にみると大きな格差がみられ，1999年の成績でみると最高の高知県（10万対29.0）と最低の山梨県（2.1）ではおよそ14倍開いていた。1999年には高知県でやや大きい集団感染事件が発生したこと，山梨県では若年者人口比率が比較的少ないことなどの影響が大きいが，地域により「マル初」診断基準が異なっていることも大きな理由である。

わが国では結核新登録患者の56%を60歳以上の高齢者が占めており，この大部分がずっと以前の既感染結核の再燃による発病なので，結核減少を促進するためには高齢のハイリスク者での発病予防が大きな問題となる。しかし「高齢者ではINHの肝副作用が高率」という欧米からの報告が問題となり，慎重な対応を望む意見が少なくない。残念ながらわが国での研究はないので，日本人での肝副作用の頻度，リスク因子が不明のため実り多い議論が進まないが，前述のように肝疾患の既往のない者では高齢でもリスクは特別高くないという報告もあるので，結核発病のリスクが高い者では慎重にINH化学予防を行うことも望まれよう。

また，わが国では広範にBCGが接種されているので，ツベルクリン反応検査による感染の診断が困難なことがきわめて大きな問題である。この問題については「第5章 結核症の診断(1)ツベルクリン反応検査」の章で既に論じた。実際には，結核患者との接触者でツ反応がある程度大きければ安全をみて化学予防を実施することとなるので，やや過剰投与の可能性もあり，今では年間1万人という多くの人に実施されている。より正確な「マル初診断基準」の研究を進めることが強く望まれる。

● 文献

1) Lincoln EM. The effect of antimicrobial therapy on the prognosis of primary tuberculosis in children. Am Rev Tuberc 1954 ; 69 : 682-9.

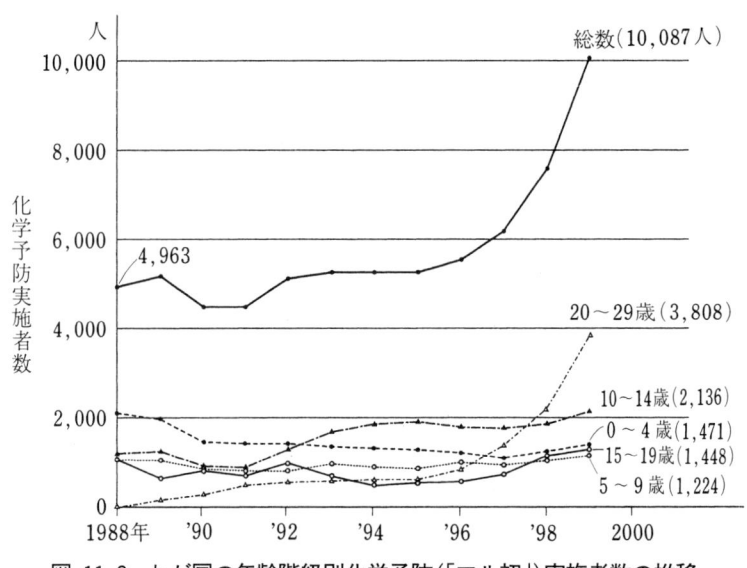

図 11-2 わが国の年齢階級別化学予防（「マル初」）実施者数の推移

2) US Public Health Service. Prophylactic effects of isoniazid on primary tuberculosis in children, A preliminary report, A US Public Health Service Tuberculosis Prophylaxis Trial. Am Rev Tuberc 1957 ; 76 : 942-63.
3) ATS. Preventive treatment in tuberculosis, A statement by the Committee on Therapy. Am Rev Respir Dis 1965 ; 91 : 297-8.
4) Comstock GW, Edwards PQ. The competing risk of tuberculosis and hepatitis for adult tuberculin reactors. Am Rev Respir Dis 1975 ; 141 : 573-7.
5) Garibaldi RA, Drusin RE, Ferebee SH, et al. Isoniazid associated hepatitis. Report of an outbreak. Am Rev Respir Dis. 1972 ; 106 : 357-65.
6) Kopanoff DE, Snider DE Jr, Caras GJ. Isoniazid-related hepatitis. A US Public Health Cooperative Surveillance Study. Am Rev Respir Dis 1978 ; 117 : 996-1001.
7) ATS. Preventive therapy of tuberculosis infection. Am Rev Respir Dis 1974 ; 110 : 371-5.
8) ATS/CDC. Targeted tuberculin testing and treatment of latent tuberculosis infection. Am J Respir Crit Care Med 2000 ; 161, Supple. S219-47.
9) 千葉保之. 結核の発病防止に関する研究. 結核研究の進歩 1954 ; 7 : 28-37.
10) 千葉保之, 高原 義, 長島 晟, ほか. 化学療法剤の投与と陽転発病「その 2」INAH 投与成績. 結核 1955 ; 30 : 200.
11) Ferebee SH. Controlled chemoprophylaxis trials in tuberculosis. A general review. Adv Tuberc Res 1970 ; 17 : 28-106.
12) Bjerkedalt T, Palmer CE. Effect of isoniazid prophylaxis in experimental tuberculosis in guinea pigs. Action of isoniazid in vivo. Am J Hygiene 1962 ; 76 : 89-123.
13) Schmidt LH. Observation on the utility of isoniazid in the prophylaxis of experimental tuberculosis. Bull IUAT. 1959 ; 29 : 276-84.
14) Dormer BA, Harrison J, Stwart JA, et al. Prophylaxis of isoniazid. Protection of infants in a tuberculosis hospital. Lancet, 1959 ; II-7108 : 902-3.
15) Cohn DL, El-Sadr WM. Treatment of latent tuberculosis infection. In : Reiel LB and Hershfield ES eds. Tuberculosis, 2nd ed. New York, Marcel Decker, 2000 ; p 471-502.
16) Iseman MD. 12. Preventive chemotherapy of tuberculosis. In : A Clinician's Guide to Tuberculosis. Lippincott Williams and Wilkins, 2000 ; p 355-97.
17) 青木正和. 結核症の化学予防について. 命令入所及び初感染結核の取り扱いとその解説, 改訂版. 結核予防会, 2000 ; p 85-114.
18) IUAT Committee on Prophylaxis. The efficacy of varying durations of isoniazid preventive therapy for tuberculosis : five years of follow up in the IUAT trial. Bull World Health Organ 1982 ; 60 : 555-64.
19) Snider DE Jr, Caras GJ. Isoniazid-associated hepatitis deaths : a review of available information. Am Rev Respir Dis 1992 ; 145 : 494-7.
20) Comstock GW. How much isoniazid is needed for prevention of tuberculosis among immunocompetent adults? Int J Tuberc Lung Dis 1999 ; 3 : 847-50.
21) Levin ML, Moodie AS. Isoniazid prophylaxis and death in Baltimore. Md Med J 1972 ; 24 : 64-67. 文献 16 より引用, p 380.
22) Riska N. Hepatitis cases in isoniazid treated groups and in a controlled group. Bull IUAT 1976 ; 51 : 203-8.
23) Ungo JR, Jones D, Ashkin D, et al. Antituberculosis drug-induced hepatotoxicity. The role of hepatitis C virus and HIV. Am J Respir Crit Care Med 1998 ; 157 : 1871-6.
24) Koplan JP, Farer LS. Choice of preventive treatment for isoniazid-resistant tuberculosis infection : use of decision analysis and the Delphi technique. JAMA 1980 ; 244 : 2736-40.
25) Bureu of Tuberculosis Control, New York City Department of Health. Clinical policies and protocols, 3rd ed. New York City, June 1999.
26) Bailey WC, Byrd RB, Glassroth JC, et al. Preventive treatment of tuberculosis. Chest 1985 ; 87 : 1285-325.
27) Polesky A, Farbe HW, Gottlieb DJ, et al. Rifampin preventive therapy for tuberculosis in Boston's homeless. Am J Respir Crit Care

Med 1996 ; 154 : 1473-7.
28) Livengood JR, Sigler TG, Foster LR, et al. Isoniazid resistant tuberculosis, a community outbreak and report of rifampin prophylaxis failure. JAMA 1985 ; 253 : 2847-9.
29) Passannante MR, Gallagher CT, Reichman LB. Preventive therapy for contacts of multi-drug-resistant tuberculosis. Chest 1994 ; 106 : 431-4.

12 肺外結核症

1 概説

1 肺外結核の現状

わが国では1996年の活動性分類改訂に際し，それまで便宜上肺結核症に含めてきた結核性胸膜炎，結核性膿胸，粟粒結核などを国際疾病分類に合わせ，肺結核症には含めず，肺外結核症とすることとした。このため，1998年以後の「結核発生動向調査」成績では表12-1にみるように全結核中の肺外結核の比率はそれまでの7～11%から約17%に急増した。しかし，これは定義の変更によることが明らかなので，肺外結核の比率は最近になるほどわずかずつ低くなる傾向を示しているようである。米国では全結核中の肺外結核の比率は1963年以後確実に上昇を続け[1]，1990年には17.5%になったと報告されているが，主な理由はAIDS合併結核や移民，難民の結核患者の増加，高齢者結核の増加などと考えられている[2]。

性別に罹患率をみると，肺結核症では男女比は2.1:1と男性ではるかに高率であるが，肺外結核症では1.4:1と男女比は低くなる。男性では新登録例の15.0%が肺外結核であるが，女性ではこの比率は21.9%と高い。

肺外結核の病類は表12-2にみるとおりである。ただしこの表では，届け出られた疾患のそれぞれをすべて数えているので，合併例では2つ，あるいは3つの疾患が数えられている。このため総数は新登録肺外結核患者数7,628人の1.35倍となっている。病類別には表にみるように結核性胸膜炎が54.1%で半数以上を占め，2位は頸部リンパ節炎など肺門部以外の「他のリンパ節結核」で14.9%，次いで粟粒結核5.8%，腸結核 3.3%がこれに続く。男性では胸膜炎が圧倒的に多く肺外結核の65.6%を占め，女性では「他のリンパ節結核」が26.3%と多いのが目立った。

年齢階級別に，肺外結核症のみの例で罹患率をみると0～14, 15～39, 40～59, 60～79, 80歳以上でそれぞれ10万対0.57, 2.98, 4.48, 13.78, および28.00で年齢が進むほど高率になる。ただし新登録例中の肺外結核のパーセンテージをみると，上述の年齢区分でそれぞれ37.9 16.1, 14.9, 18.6および19.1%なので，小児では罹患率は低いが肺外結核の比率が他の年齢に比して高いことが目立つ。

各病類の新登録数と罹患率をみると表12-3のとおりである。この表でも合併例ではそれぞれの疾患が数えられているので，総数の罹患率は上述の数字より高くなっている。結核性髄膜炎，粟粒結核は小児で高く，成人では低いと考えられることが多いが，両者とも年齢が進むほど高率となることは表にみるとおりである。高齢になるほど高率となることは他の肺外結核症でも同様で，今では肺外結核症も高齢者の病気となっているのである。

2 病理発生

肺外結核症の病理発生については，古くは

表 12-1 わが国の全結核罹患率中, 肺外結核が占める比率の推移

年	全結核罹患率	肺結核罹患率	肺外結核罹患率	肺外結核の比率
1977年	78.2	69.5	8.7	11.1
1978	70	62.5	7.5	10.7
1979	65.8	58.3	7.5	11.4
1980	60.7	54.1	6.6	10.9
1981	55.9	49.9	6	10.7
1982	53.9	48.5	5.4	10.0
1983	51.9	46.6	5.1	9.8
1984	51.2	46.3	4.9	9.6
1985	48.4	44	4.4	9.1
1986	46.6	42.6	4	8.6
1987	46.2	42.6	3.6	7.8
1988	44.3	40.7	3.6	8.1
1989	43.1	39.6	3.5	8.1
1990	41.9	38.6	3.3	7.9
1991	40.8	37.7	3.1	7.6
1992	39.3	36.5	2.8	7.1
1993	38	35.3	2.7	7.1
1994	35.7	33.2	2.5	7.0
1995	34.3	32.1	2.2	6.4
1996	33.7	31.4	2.3	6.8
1997	33.9	31.7	2.2	6.5
1998	32.4	26.9	5.6	17.3
1999	34.6	28.6	6	17.3

RankeのIII期説[3], 岡 治道の初感染発病学説[4]などの詳細な病理解剖学的研究, 最近では病理学的理解に臨床的経験や文献的考察を加えて総合した岩崎龍郎の研究[5]など少なくないが, 複雑で多様な結核症, 特に最近多くみられる成人または高齢者の肺外結核症の病理発生の全容は明らかにされているとはいい難い。

結核菌は初感染に引き続いてリンパ血行性に転移を起こすし, 肺を含めた種々の臓器に散布されるが, 血行性転移は侵入門戸, 菌量, 散布時間, 宿主側条件などにより, Typhobacillosis (いわば結核菌による敗血症) から無症状で臨床的意義のない播種性結核結節形成まで様々である。一般的に菌は血流の豊富な部位に定着する確率が高く, そこで増殖してその器官の結核症を発症し, またあるいは, さらに管内性に転移して他器官, 組織に広がる。初感染に引き続いた結核菌の血行性転移はかなりしばしば起こるが, 運ばれて定着した菌の増殖が抑制され, 臨床的な意義をもたないことも少なくない。しかし, 菌はそのまま殺菌されず長く生残し, ずっと後になって抵抗力減弱時に再燃して発病する肺外結核症も最近では多いと考えられる。

病理解剖学的に詳細に研究されている小児の肺外結核症では病理発生がかなり明らかにされているが, 最近みられることが多い高齢者の肺外結核症では, 菌がいつ, どこから播種したのか, 再感染菌か初感染菌か, なぜ高齢になって突然発症したのかなど, 十分に明らかとはいえない。

3 治療

今では大部分の肺外結核症を化学療法で治す

表 12-2 肺外結核症の性別病類別新登録数と比率 (1999年)

	総数		男		女	
	実数	%	実数	%	実数	%
肺外結核累計	10,327	100.0	6,177	100	4,150	100.0
人口10万対率	8.15		9.97		6.41	
胸膜炎	5,586	54.1	4,050	65.6	1,536	37.0
膿胸	221	2.1	180	2.9	41	1.0
肺門リンパ節	143	1.4	60	1.0	83	2.0
髄膜炎	163	1.6	96	1.6	67	1.6
腸結核	345	3.3	168	2.7	177	4.3
脊椎結核	334	3.2	162	2.6	172	4.1
骨関節	300	2.9	157	2.5	143	3.4
尿路	179	1.7	95	1.5	84	2.0
性器	96	0.9	75	1.2	21	0.5
皮膚	94	0.9	40	0.6	54	1.3
他リンパ節	1,538	14.9	448	7.3	1,090	26.3
眼	13	0.1	5	0.1	8	0.2
耳	28	0.3	18	0.3	10	0.2
その他	684	6.6	340	5.5	344	8.3
粟粒結核	603	5.8	283	4.6	320	7.7

ことが可能である。一般に肺外結核症の病巣内の結核菌数は肺結核症より少ないので，菌の殲滅を目的としている化学療法は原則的には肺結核症と同じ治療方式，治療期間でよいはずである。しかし実際には，肺結核症の化学療法のような無作為割り当て対照実験はきわめて少なく，または，病類によっては全くないので，頸部リンパ節結核のように比較的多い肺外結核症でも evidense に基づいた治療法が確立しているとはいい難い。そのうえ，肺外結核症では罹患臓器の特徴を考えた治療が必要だし，結核診査協議会でも肺外結核症の治療経験をもつ医師が少ないので，治療法や期間の適否を判断する資料が少なく，申請どおり認められることが多い。実際にはやや過剰な治療が行われている例が多いようである。

しかし最近では短期化学療法の経験も重ねられてきているので，これらの情報を生かし，適切な治療が行われることが望まれる。以下，わが国で頻度が多い順に病類別に各疾患の特徴，治療法などを述べたい。

2 結核性胸膜炎

1 頻度，疫学

肺外結核の中で頻度が最も高く，男性では肺外結核の65.6%，女性でも37.0%，全結核の中の比率は男性では14.2%，女性では10.1%を占めている。罹患率はそれぞれ10万対6.5および2.4である。発生率は表12-3でみたように高齢ほど高率で，80歳以上の胸膜炎罹患率は10万対26.8，男性では55.1にのぼっている。

2 病理発生

病理発生的には，① 初感染に引き続いてリンパ行性に発症する「いわゆる特発性胸膜炎」，② 慢性肺結核病変から直接進展して発症する「いわゆる随伴性胸膜炎」，③ 血行性に発生する汎漿膜炎 panserositis の一部として発症する胸膜炎，④ 肺病変が直接胸膜を破壊して発症する「膿胸，気胸を伴う重症の胸膜炎」，⑤ 肋

表 12-3　年齢階級別病類別新登録数と罹患率（1999年）

		総数	0〜14	15〜39	40〜59	60〜79	＞80歳
実数	総数	10,319	118	1,775	2,195	4,481	1,750
	胸膜炎	5,586	15	944	1,059	2,343	1,225
	膿胸	221	0	11	37	149	24
	肺門リンパ節	143	29	50	18	40	6
	髄膜炎	163	9	38	46	656	14
	腸結核	345	0	46	99	168	32
	脊椎結核	334	3	22	74	193	42
	骨・関節	300	8	20	63	161	48
	尿路	179	0	16	62	81	20
	性器	96	0	17	29	41	9
	皮膚	94	7	18	11	44	14
	他リンパ節	1,530	33	392	397	596	112
	眼	13	0	7	3	3	0
	耳	28	4	6	9	7	2
	その他	684	8	119	178	309	70
	粟粒結核	603	2	69	110	290	132
罹患率（10万対率）	総数	8.14	0.63	4.12	6.08	18.48	38.28
	胸膜炎	4.41	0.08	2.19	2.93	9.66	26.79
	膿胸	0.17	0.00	0.03	0.10	0.61	0.52
	肺門リンパ節	0.11	0.15	0.12	0.05	0.16	0.13
	髄膜炎	0.13	0.05	0.09	0.13	0.23	0.31
	腸結核	0.27	0.00	0.11	0.27	0.69	0.70
	脊椎結核	0.26	0.02	0.05	0.21	0.80	0.92
	骨・関節	0.24	0.04	0.05	0.17	0.66	1.05
	尿路	0.14	0.00	0.04	0.17	0.33	0.44
	性器	0.08	0.00	0.04	0.08	0.17	0.20
	皮膚	0.07	0.04	0.04	0.03	0.18	0.31
	他リンパ節	1.21	0.18	0.91	1.10	2.46	2.45
	眼	0.01	0.00	0.02	0.01	0.01	0.00
	耳	0.02	0.02	0.01	0.02	0.03	0.04
	その他	0.54	0.04	0.28	0.49	1.27	1.53
	粟粒結核	0.48	0.01	0.16	0.30	1.20	2.89

骨，胸椎の骨結核から波及する胸膜炎など種々な発病形式があるが，若年者では大部分が①であり，中高年になると②が多くなるが，いずれとも決め難い例も少なくない．

3 診断

特発性胸膜炎は感染後5〜8カ月に起こることが多いので，感染源との接触の有無をよく調査することが重要である．典型的な例では初め深呼吸時に刺すような胸痛を訴え，貯水とともに胸痛が軽減し，次いで発熱，胸部X線写真で胸膜炎像を認める．①感染源への曝露，②X線像での貯水の確認，③上述の臨床症状，特に発熱の有無と，④肺結核症の合併などが結核性胸膜炎を疑わせる所見であるが，成人の胸膜炎では癌性胸膜炎，心不全に伴う胸膜貯水，これら以外の胸膜炎との鑑別が問題となる．

胸水から結核菌が証明できれば診断は確実である．穿刺液の遠心沈渣の塗抹検査での陽性率

は5～15%とあまり高くないが,培養では25～50%程度陽性といわれる。胸水中の結核菌数は多くないのでMGITやPCRでの確認が勧められよう。PCRでの陽性率は20～80%といわれる[6]。

結核菌の証明ほど特異的ではないが,穿刺液のADA値の測定も鑑別に有用である。ADAレベルは胸水中のCD4数と関係するといわれ,非常に低ければ非結核,50 IU/l以上なら結核性胸膜炎の可能性は高く,非常に高ければ大体結核性といわれている。胸膜生検では結核菌または肉芽腫がほぼ100%認められるので,診断上有用である。

4 治療

化学療法は肺結核症に準じてよい。初め1回は診断のために穿刺排液が勧められるが,普通は繰り返さないでよい。

副腎皮質ステロイドの併用は,胸痛,呼吸困難,発熱などが激しい例には劇的に効を奏する。このため以前はステロイド併用を勧める報告が多かったが,最近は有熱期間,貯水の完全消失までの期間は短縮するが,最終的な胸膜肥厚の程度には差がないといわれ,併用の必要はないという意見が強い[7]。重症の胸膜炎では併用が勧められるが,一般には化学療法だけでよい。

3 頸部リンパ節結核(肺門リンパ節を除くリンパ節炎)

1 頻度,疫学

肺門を除く「リンパ節結核症」は,男性に比し女性が2倍以上多い唯一の結核症である。女性で多いことは米国でも同様で,特にアジア,ヒスパニック系の人に多いとされている。年齢では50歳以上の女性で特に高率である。部位別には後頸部リンパ節のリンパ節結核が最も多く,鎖骨上窩がこれに次ぎ,そのほかは多くない。ただし,AIDS患者のリンパ節病変の部位は異なる。

2 病理発生

小野の詳細な病理学的研究[8]によると,初感染に接近した時期に喉頭または咽頭に生じた軽微な病変からリンパ行性に転移して生ずるとされている。しかし最近多くみられる成人女性の頸部リンパ節結核症は,このようにしてできてその後安定していたわずかな結核結節が再燃して発症したもの[5]と考えられていた。

これに対し,頸部リンパ節結核111例の発生部位を肺の病変と関係づけて詳しく分析したYewら[9]は,頸部リンパ節結核が好発する鎖骨上窩,頸部リンパ節は胸内リンパ管と連なっており,口腔や咽頭を侵入門とすれば非結核性抗酸菌によるリンパ節炎のように耳介前方または顎下リンパ節にできるはずなので,頸部リンパ節結核は肺病変からのリンパ行性転移である[10]と主張している。

リンパ節結核は女性で男性より2倍以上高率な唯一の結核症であるが,その理由,あるいは,初感染のかなり後になって再燃する理由はわかっていない。

3 診断

典型的な症例では,初め無痛性で,皮膚および基底組織と癒着のないリンパ節腫大が数週～数カ月続き,次第にピンク色を帯びてくる。放置すれば次第に軟化し,遂には「ろう」をつくって自壊する。普通いくつかのリンパ節が連なって腫脹し,次第に隣接するリンパ節に進み,皮膚,皮下組織と癒着し動き難くなる。診断には生検が最も確実であるが,穿刺,切開は「ろう孔」をつくりやすいので,切除生検が好まれる。最近欧米では非結核性抗酸菌によるリンパ節結核がしばしば報告されているので,培養も重要である。

4 治療

ATS[11], BTS(British Thoracic Society)[12]は肺結核症に準じた化学療法を勧めている。リンパ節病変の結核菌数はあまり多くないのに化学療法に対する反応が悪く，治療中に拡大，軟化をみたり，拡大して隣接リンパ節が腫大することもある。多くは化学療法で目的を達成できるが，化学療法への反応が悪く2カ月間の化学療法でも悪化を続ける例，美容上必要と考えられる例などでは罹患したリンパ節の全体を切除する外科療法が勧められる。

4 脊椎結核症，およびその他の骨関節結核症

1 頻度，疫学

骨・関節結核症の中では脊椎カリエスが最も多く特異な外観などのため古くから関心を集めてきた。脊椎カリエスでは腰椎が1/3以上を占め，胸腰椎，胸椎がこれに次ぐ。骨・関節結核症は肺外結核症の約6%を占め，男女比はおよそ1：1である。年齢別には年が進むほど高率になっている。

2 病理発生

血行性に菌が転移して発症するので，骨の血流の豊富な骨幹端に最初の病変ができ，骨髄炎に進展する。脊椎カリエスでは骨破壊が激しく多量の膿が形成され，椎体が圧壊されるため後彎が形成される。骨幹端は関節腔に近いので関節結核となり，関節には冷膿瘍が形成され，さらに炎症は関節周囲軟部組織に及んで皮下に達して穿孔することもある。骨関節結核症の中では脊椎結核が40～50%を占め，股関節15%程度，膝関節約10%などが続く。ほかの骨では頻度は高くないが，赤色骨髄をもつ骨はどこでも骨関節結核に罹患する可能性がある。

骨関節結核が治癒すると，結合織は骨組織の再生によって置換されるので，関節は骨性に強直し，変形をずっと残すこととなる。

3 診断

脊椎，股，膝関節では運動痛が初発症状となる。診断が遅れれば関節の変形が大きくなるので早期診断が重要である。脊椎カリエスの初期にはまず椎間腔の狭小が認められる。画像上特徴的な所見は，椎間腔狭小，椎体破壊像，濃淡腐骨像，椎体圧迫，傍脊柱の膿瘍像，後彎像などである[13]。骨梁の軽微な変化を見逃さないためにCTが有用である。関節炎，冷膿瘍があれば穿刺を行い結核菌を証明して速やかに診断を確立する。最近は高齢者の脊椎カリエスが多いので，転移癌との鑑別が重要である。

4 治療

直ちに化学療法を行い，初期には加重を避けるが，急性期が過ぎ疼痛が軽減すれば加重，運動の訓練を徐々に始める。脊椎カリエスでは後遺症を防ぐため，外科的腐骨除去術や癒合術が必要となる例が多く，特に若年者，多くの椎骨が罹患している患者，神経症状を訴える患者では外科的治療が必要なので，早い時期に専門の整形外科医に相談することが望まれる。

5 粟粒結核症（播種性結核症）

1 頻度，疫学

悪性腫瘍末期や他疾患に対するステロイド療法中に発症した粟粒結核症の多くが剖検で初めて発見されていることからわかるように，臨床的には診断されない粟粒結核症は少なくない。今後，AIDSなど他疾患に合併した粟粒結核症が増加し，診断に難渋する例が増えると考えられるうえに，診断が遅れると致命的な疾患なので早期診断がきわめて重要である。1999年の

粟粒結核症新登録数は603例で，全結核の1.4%であったが，米国でも1.3%でほぼコンスタントといわれる。粟粒結核症は以前は典型的な乳幼児，若年者の疾患であったが，最近では表12-3および図12-1にみるように，成人および高齢者の疾患となっている。わずかであるが女性でやや高率である。

2 病理発生

初感染に引き続き大量の結核菌がリンパ血行性に広がって2臓器以上に粟粒大程度の散布巣をつくって発症する粟粒結核症（早期蔓延）と，腎結核，骨結核，肺結核症などの二次結核症の病変から菌が2臓器以上に血行転移を起こして発症する粟粒結核症（晩期蔓延）がある。また，初感染に引き続いていくつかの臓器に結核結節が形成され，その後長く安定していた病変が，AIDS，ステロイド使用などで再燃し発症する粟粒結核症もある。剖検で病変が発見される臓器は肺，肝，脾が最も高率で何れも80%以上，次いで腎で約60%，次が骨髄で25%程度といわれる[2]。なお，頭部MRI撮影を行うと中枢神経系結核の合併が75%でみられたという報告もある[14]。

3 診断

胸部X線写真で粟粒陰影の散布が認められれば疑い，診断は比較的容易であるが，初期には陰影が全く認められず，または，きわめて軽微で，「不明熱」が持続するだけで診断に難渋する例も少なくない。高齢者では発熱もみられず，不定の症状を訴えるのみの例もみられる。白血球増加，CRP高値などの炎症状を認め，約半数で栄養状態不良と報告されている[15)16)]。

いずれの検査で陽性所見が得られるかは，侵された臓器，程度，手技などいろいろな因子で異なるので，1つの方法では診断が難しいと考えたほうがよい。しかし，約半数で肝機能の異常がみられ，Pao_2 低値を示す例も少なくない。

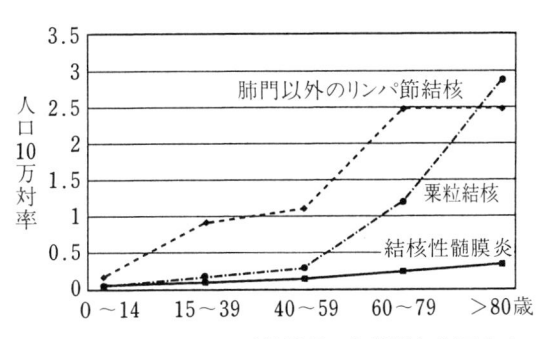

図12-1 いくつかの肺外結核の年齢階級別罹患率

胸部X線写真，喀痰の抗酸菌検査は必ず実施する。このほか，早朝尿の沈渣の鏡検と培養，経気管支生検や肝，骨髄，リンパ節の生検を勧める医師が多い。各検査による陽性率を東京病院の報告[15)] でみると表12-4のとおりである。なお，腫瘍マーカー陽性例が認められることもあるので注意が必要という報告もある[17)]。

4 治療

明らかな禁忌がなければHRZを含む4剤併用で強力な化学療法をできるだけ早く開始することが重要である。有効な化学療法を行っても永井は解熱までに平均 $2.7+2.4$ カ月かかったと報告[15)] しており，9〜12カ月の化学療法が必要である。死亡率は今でも10〜20%，報告によっては20%以上といわれている。ARDSやDICを認める例，その他の重篤な例にはステロイド併用を勧める意見が多いが，無作為割り当て対照実験はなく，確実なところは不明である。

6 腸結核症

1 頻度，疫学

化学療法以前には腸結核症は肺結核症の併発症としてしばしば認められ，生命予後に大きく影響したので重要であった。最近ではそれほど目立つ疾患ではないが，1999年には全国で345

表 12-4 粟粒結核症の結核菌の検体別検出率

喀痰	塗抹陽性率	46.4% (32/69)*
	培養陽性率	76.8% (53/69)*
尿	塗抹陽性率	13.8% (8/58)
	培養陽性率	58.6% (34/58)
脳脊髄液	塗抹陽性率	4.8% (1/21)
	培養陽性率	33.3% (7/21)
骨髄穿刺液	塗抹陽性率	0.0% (0/33)
	培養陽性率	6.1% (2/33)
リンパ節穿刺液	塗抹陽性率	71.4% (5/7)
	培養陽性率	42.9% (3/7)

* ( )内の数値は(陽性検体数/総検体数)を示す
(永井英明, 粟粒結核症. 毛利昌史, ほか編, 結核 Up to Date. 南江堂, 1999：133. より引用)

例の腸結核症が届け出られいる。全結核新登録例の 0.8%である。

2 病理発生

わが国では牛型菌による腸の初感染結核症はまず考えられない。肺結核症罹患患者が大量の菌を飲み込んで発症するのが大部分と考えられていたが、最近では肺結核症を認めない例が約半数に上るという報告もある[18]。

3 診断

腸結核は必ず腸粘膜のリンパ濾胞から始まり潰瘍を形成するが、リンパ濾胞の密度差のため回盲部、回腸末端に病変がみられることが多い。臨床的には下痢、便秘がほぼ同程度みられ、両者を交互に繰り返す場合もある。腸の造影X線検査、内視鏡検査、生検などで診断されるが、肺結核症が認められない例では診断に難渋する場合が少なくない。

4 治療

化学療法によく反応し、多くの場合完全に治癒する。

7 膿胸

1 頻度, 疫学

以前は人工気胸術の後遺症として発症した膿胸が多かったが、最近は少ない。1999年には全国で 221 例であった。男女比は 4.4：1 である。

2 病理発生

人工気胸術の既往のない者でも、肺病変が胸膜に達し、胸膜を穿孔して膿気胸を起こすこともあるが、きわめて稀である。

3 診断

多くの例で液の貯留とニボーが認められ、穿刺により混濁した滲出液と結核菌を確認すれば診断は確定する。

4 治療

化学療法での治癒は難しく、今でも外科的な療法が必要な結核症である。

8 尿路, 性器結核症

1 頻度, 疫学

1999 年には尿路結核症 179 例, 性器結核症 96 例, 計 275 例が登録された。性器結核は男女比は 3.6：1 で男性に多い。年齢的には小児では尿路、性器結核はいずれも認められず、高齢になるほど高率となっている。

2 病理発生

血行性転移で菌が腎に達すれば腎実質のどこにでも結核結節が形成される。多くの例は長期間の安定後に再燃し、病変が腎盂に達して乾酪巣が崩壊すれば開放性腎結核となり、血尿などの症状が出現する。放置すれば管内性に尿管、

表 12-5 わが国の年齢階級別結核性髄膜炎罹患数の推移

	1990	1991	1992	1993	1994	1995	1996	1997	1998	1999
総数	192	185	194	197	140	151	175	144	154	163
0～14歳	9	13	2	12	7	8	8	6	3	9
15～39歳	50	51	56	50	32	37	43	33	41	38
40～59歳	63	61	70	58	51	35	43	28	50	46
60歳以上	70	60	66	77	50	71	81	77	60	70

膀胱に広がる。性器結核は男性では精巣上体に血行性に形成された病変から始まり，管内性に輸精管などに広がる。女性性器結核は血行性に転移して発生するが，汎腹膜炎から菌が直接輸卵管に入り，続いて子宮内膜炎を起こすこともある。

3 診断

尿路結核症の診断には早朝尿の菌検査が有用である。*E.coli* などの感染を疑い，あるいは，混合感染のために抗生物質が使用されていると，抗生物質が尿に濃縮され，結核菌の発育が障害されることがあるので，休薬などの注意が必要である。3日間の連続検査を行えば90％陽性になるといわれている。性器結核の診断には穿刺生検がよい。

4 治療

ほとんどの例を化学療法で治すことができる。最近では腎切除が必要となる例は少ない。

9 結核性髄膜炎

1 頻度，疫学

頻度は多くないが，劇的な経過をとり，予後不良例が少なくないので重要な肺外結核症である。1990～99年の結核性髄膜炎届け出数を年齢階級別にみると表12-5のとおり，年間140～197例発生しているが，小児の髄膜炎は最近では年2～13例で少なく，大部分が成人または高齢者で，高齢になる程罹患率が高率であることは表12-3，図12-1でみたとおりである。

2 病理発生

大部分が粟粒結核症の一部とみなされるべき疾患である。最近では多くが晩期蔓延による発生と考えられる。脳橋から視神経にかけての脳底髄膜の炎症が中心であるが，脳に比較的大きな結節が認められる例も少なくない。病変部の結核菌数は多くないが，遅延型過敏症で脳圧が亢進し，脳の貧血が進行して死亡するし，脳底動脈の血栓形成で脳軟化症や脳水腫を起こし，このために重大な後遺症を残す例も少なくない。

3 診断

臨床経過は以前は3期に分けられる。I期は頭痛，発熱，衰弱，食欲不振，易刺激性などが数週～数カ月続く時期，II期は次第に頭痛が強くなり，痙攣，傾眠，人格変化，記憶障害，認識障害などの神経学的徴候が著明となる時期，そしてIII期は昏睡，水頭症，脳圧亢進，血栓症などがみられる時期で，この時期からの化学療法では救命が難しく，救命できても重大な後遺症を残す。

診断には髄液検査が不可欠で，疑いがあれば速やかに腰椎穿刺を行う。特徴的な所見は，圧の亢進，細胞増加症（白血球数100～500が65％），リンパ球優位，蛋白増加と糖減少などである。胸部X線写真，眼底所見で粟粒結核

の所見があれば疑いはきわめて強くなる。脳CT所見では脳底部異常造影像，脳室拡大像，脳梗塞像などが認められることが多い[19)20)]。

髄液から結核菌が証明されれば診断は確定するが，陽性率は塗抹検査では20～37％，培養で40～80％，PCRではこれらより高いが偽陽性が10％程度みられると報告されている[21)]。いずれの検査でも結核菌が陰性であっても，結核性髄膜炎を除外することにはならない。結核性髄膜炎では髄膜炎症状出現から2週間以内に治療を開始することがきわめて重要であるが，いずれの検査でも陽性所見を示さない例でも，疑いが強ければ抗結核治療を開始することが勧められよう[22)]。

4 治療

薬剤の強さと共に髄液への移行度を考慮して薬剤を選ぶ。INH，PZA，TH，CSは容易に髄液に移行するので，適応があれば髄膜炎のどの時期にも使用できるが，TH，CSは効力があまり強くない。RFPは移行がやや劣るので，可能なら投与量の増加を勧める意見もある。これに対し，EB，PAS，ofloxacinなどは炎症の急性期には中枢神経系への移行がよいので治療初期には勧められる。SM，KMは移行がよくないが，炎症初期には移行するという意見が多いようである。ニューヨーク市のガイドライン[23)]では耐性がない例には，2HRZE/7～10HRZを勧めている。

ステロイドは脳圧の上昇を防ぎ，脳浮腫を改善するので救命的な効果が期待されるが，薬剤の髄液への移行を減少させる欠点もある。脳圧亢進，脳浮腫が疑われる患者にはステロイド併用を勧める意見が多い。

結核性髄膜炎の予後は治療開始時の病期と年齢に大きく影響される。現在の短期化学療法以前の結核性髄膜炎完全治癒率は病期Iでは96％，病期IIでは78％であったが，病期IIIでは21％と低かったと報告[24)]されているが，RFPなどが使用されるようになっても予後はあまり大きくは変わっていないという[2)]。また，年齢では乳児および高齢者で予後がよくない。

上述の肺外結核症のほか，肺門リンパ節結核，皮膚結核症，中耳結核症，眼結核症など多くの疾患があるが，いずれもきわめて稀なのでここでは省略することとする。

●文献

1) Rieder HL, Snider DE, Cauthen GM. Exrtrapulmonary tuberculosis in the United States. Am Rev Respir Dis 1990 ; 141 : 347-51.
2) Iseman MD. Extrapulmonary tuberculosis in adults. In : Iseman MD, A clinical guide to tuberculosis. Lippincott Williams & Wilkins, 2000 ; p 145-97.（肺外結核症の臨床について最新の知見まで詳しく紹介してあり参考になる。本稿でも多く参考にさせて頂いた）
3) Ranke KE. Primaeraffekt, sekundaere und tertiere Stadien der Lungentuberkulose, auf Grund von histologisce Untersuchungen der Lungenpforte, Deutch Arch f klin Med, 1916 ; Bd 129.
4) 岡　治道. 結核病論, 上巻. 永井書店, 1950.
5) 岩崎龍郎. 改訂　結核の病理　JATA Books 3. 結核予防会, 1997 ; 1-166.
6) 長山直弘. 胸膜炎, 膿胸の治療, 毛利昌史，ほか編, 結核 Up to Date. 南江堂, 1999 ; p 136-9.
7) Lee CH, Wang WJ, Lan RS et al. Corticosteroids in the treatment of tuberculous pleurisy. Chest 1988 ; 94 : 1256-9.
8) 小野興作. リンパ節結核の病理. 病理学雑誌, 1942 ; 1 : 607.
9) Yew WW, Lee J. Pathogenesis of cervical tuberculous lymphadenitis : pathway to anatomic localization. Tuberc Lung Dis 1995 ; 76 : 275-8.
10) Wolinsky E. Mycobacterial lymphadenitis in children : a prospective study of nontuberculous cases with long-term follow-up. Clin Infect Dis 1995 ; 20 : 876-82.
11) ATS. Treatment of tuberculosis and tuberculosis infection in adults and children. Am J

Respir Crit Care Med 1994 ; 1479 : 1359-74.
12) British Thoracic Society. Research Committee. Short course chemotherapy for lymph node tuberculosis. Br J Dis Chest 1988 ; 82 : 282-4.
13) 大谷 清. 忘れてはいけない骨関節結核, 毛利昌, ほか編, 結核 Up to Date. 南江堂, 1999 ; p 144-9.
14) 佐々木結花, 山岸文雄, 八木毅典, ほか. 粟粒結核症例における中枢神経系結核の合併について, 結核, 2000 ; 75 : 423-7
15) 永井英明. 粟粒結核症, 毛利昌史, ほか編, 結核 Up to Date. 南江堂, 1999 ; p 130-5.
16) 永井英明, 倉島篤行, 赤川しのぶ, ほか. 粟粒結核症の臨床的検討. 結核 1998 ; 73 : 611-7.
17) 浜本康平, 小山 弘, 橋平 誠, ほか. 粟粒結核 9 症例の臨床的検討—鑑別診断における腫瘍マーカーと気管支鏡検査の意義. 結核 1994 ; 69 : 681-7.
18) 朝倉 均. 腸結核. 臨と研, 1998 ; 75 : 746-50.
19) 赤川しのぶ. むずかしい脳・髄膜結核, 毛利昌史, ほか編, 結核 Up to Date. 南江堂, 1999 ; p 140-3.
20) 野崎博之, 厚東篤生, 天野隆弘, ほか. 結核性髄膜炎の臨床的検討—画像所見を中心として. 結核 1997 ; 72 : 139-46.
21) Shankar P, Manjunath N, Mohan K, et al. Rapid diagnosis of tuberculous meningitis by PCR. Lancet 1991 ; 337 : 5-7.
22) 野崎博之, 厚東篤生, 天野隆弘, ほか. 結核性髄膜炎 10 例の臨床的検討—Patient's Delay と Doctor's Delay を中心に. 結核 1996 ; 71 : 239-44.
23) Bureau of Tuberculosis Control, New York City Department of Health. Clinical policies and protocols, 3 rd ed. 1999.
24) Humphries MJ, Teoh R, Lau J, et al. Factors of prognostic significance in Cinese children with tuberculous meningitis, Tubercle 1990 ; 71 : 161-8.

13 わが国の結核の現状

1 概説

　人類と共に古いといわれる結核がわが国にはいつからあったのか，最近まで明らかでなかった．岩崎は古事記，日本書記など多くの古文書をあさりわが国の結核の起源を類推[1)2)]しているが，結核症の可能性が考えられる人として天武天皇（即位673年），源氏物語の桐壺，堀川天皇(1086)，二条天皇(1143)などを挙げている．ところが最近，鈴木隆雄[3)]は古病理学的立場から多くの古人骨を検索した結果を分析し，わが国の結核症の起源について「縄文，弥生時代の人骨は多数発掘されているが結核性変化を示す骨は皆無で，わが国で最初の骨結核例は古墳時代の3例である．結局，弥生時代後期から古墳時代にかけて大陸からの多数渡来してきた人によって6，7世紀に結核菌がもたらされた」と結論しているが，きわめて説得力のある推測といえよう．

　結核菌が侵入しても江戸時代以前には結核は一部に潜在し大きくは広がらなかったことは，多く残されている当時の文書に結核を疑わせる記載がほとんどないことからも確かだろう．江戸時代になると結核は徐々に広がり，1657年の江戸の振袖火事の原因が，恋煩いで結核症となった娘と関連した話[1)]として伝えられていることからわかるように，江戸時代中期にはある程度広がったと考えられる．このことは白隠禅師（1685-1760），頼山陽(1780-1832)など確実に結核症といえる例が記録されていることも確かである．江戸時代末期の結核蔓延状況についての数量的な記載を，岩崎[1)]は飛騨高山の南の一山村の寺の過去帖の分析から行っているが，この分析では1831～40年の結核死亡率は10万対53と計算されたという．

　しかし結核症の本格的流行はいうまでもなく産業革命と共にもたらされた．1872年の富岡製糸工場の設立に始まったわが国の産業革命，あるいは富国強兵策の進展と共に1880年代には繊維工業が著しい発展をみせ，日本海側各地から紡績女工として連れてこられた若い女性を中心に結核症は急速に蔓延していった．「女工の結核」「女工哀史」などによってよく知られているとおりである．こうしてわが国の結核は明治から大正にかけて一挙に流行した．その後一時やや改善の兆しをみせるが，1930年代に戦時体制に入ると共に，結核症は日本全国に爆発的に広がっていったのである．

　戦争中，戦争直後の結核統計はないが，想像を絶する蔓延状況で戦後を迎えた．1953年に世界で初めて行われた「結核実態調査」[4)]で，結核の実情が学問的に明らかにされたが，この結論は「結核有病率は3.1％，男女，年齢，地域を問わず結核症は日本全国いたる所に蔓延し，あたかも日本が粟粒結核症にかかったような状況である」といわれた程である．これより先，1951年に結核予防法が大改正され，初めて近代的な結核対策が進められたが，予防，診断，治療のすべての対策が実際に整備されたのは1962年である．以後は新患者数が6年ごと

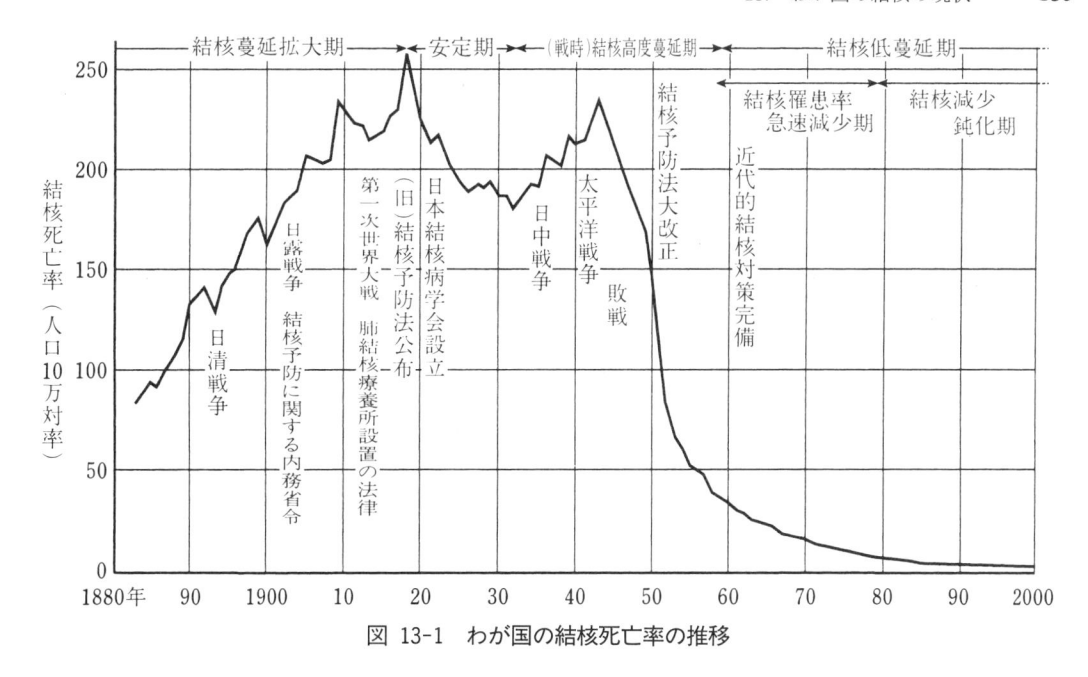

図 13-1 わが国の結核死亡率の推移

グラフ注釈（上部期分け）：結核蔓延拡大期／安定期／(戦時)結核高度蔓延期／結核低蔓延期（結核罹患率急速減少期／結核減少鈍化期）

グラフ内イベント：日清戦争／日露戦争・結核予防に関する内務省令／第一次世界大戦・肺結核療養所設置の法律／(旧)結核予防法公布／日本結核病学会設立／日中戦争／太平洋戦争／敗戦／結核予防法大改正／近代的結核対策完備

2 結核死亡率の推移

化学療法出現以前には，結核の蔓延状況を把握するのに最も重要，かつ信頼できる指標は結核死亡率と考えられていた。当時，「結核死亡率：塗抹陽性肺結核症罹患率：塗抹陽性有病率＝1：2：4」という関係が大体成立するので，結核死亡率がわかればおおよその患者数などの推定もできると考えられていたのである。わが国の結核死亡率は図13-1にみるように1883(明治16)年から報告されているが，19世紀末の産業革命の進展によって著しい速度で結核が蔓延していったことがよく示されている。結核死亡率は1918(大正7)年のスペイン風邪流行の年に10万対257.1となって最高値を示し，以後一時的にやや安定するが，1930年代になって戦時体制にはいると共に再び急激に蔓延し，死亡率統計がとれなかった戦争末期から戦争直後の3年間(1944～46年)は10万対250を超える恐ろしく高い死亡率を示していたものと考えられる。

そのうえ，例えば1943(昭和18)年の結核死亡171,473人中92,095人，53.7%は15歳ないし29歳の多感な若者であり，その多くが発病後3年以内に死亡したので，社会・経済・政治的にはもちろん，国民感情のうえからも結核は重大な問題だったわけである。いかに大きな問題だったか今では想像できない程である。

1950年代となり化学療法が発展，普及すると共に，結核死亡率は結核問題の大きさを推測する指標としての信頼性が次第に低くなったが，結核対策の進展，化学療法の発展，あるい

に半減するという世界でも稀にみるスピードで結核事情は改善したため，1980年頃には「わが国の結核の根絶は遠い先ではない」と誰もが考えた程だったのである。

ところが実際にはこの頃から半減に20年以上を要する程に減少は鈍化し，1997年から増加に転じたのである。それだけではない。結核患者の老齢化，偏在化，集団感染や院内感染の多発，大都市や若者の結核の微増，耐性結核菌の増加傾向など，わが国の結核疫学像は大きく変わり，結核予防法の大改正から50年を経た今日，結核対策の根本的な見直しが求められているのである。

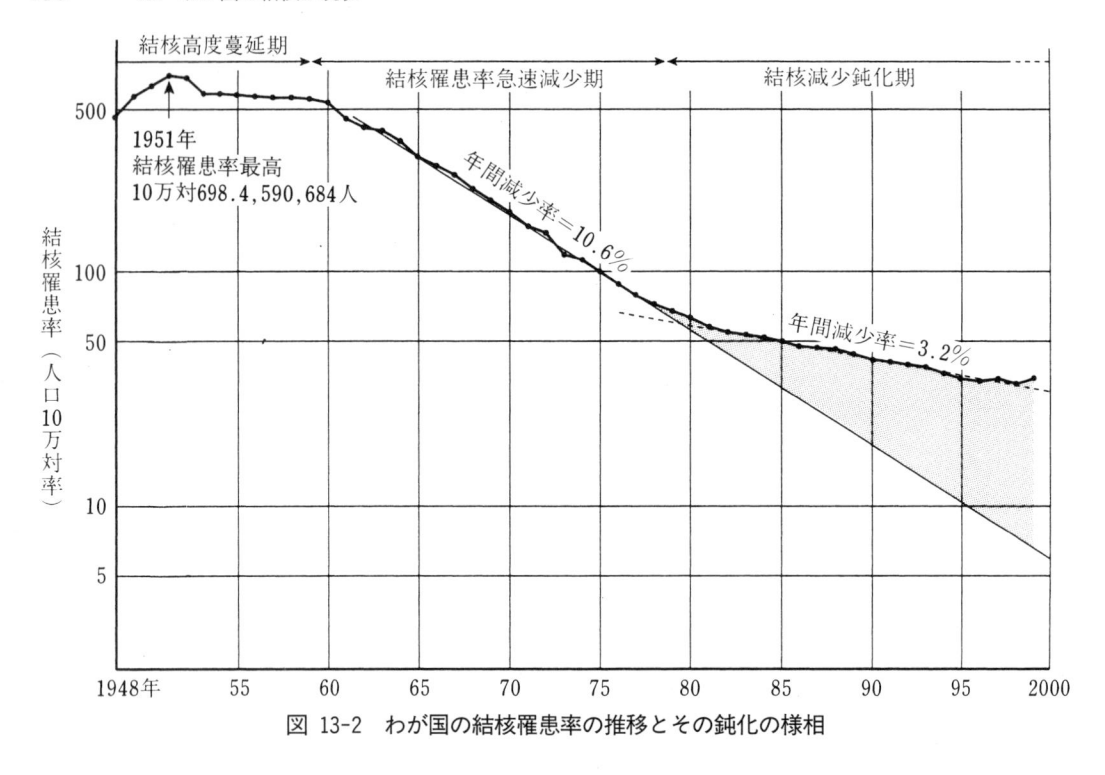

図 13-2 わが国の結核罹患率の推移とその鈍化の様相

は，会経済的な安定に伴い，戦後は結核死亡率は年々著明に改善し，2000年には2,656人，10万対2.1，最高時の1/122となった。化学療法時代になってからの結核死亡の実状は，1959年以後5年ごとに8回にわたって実施された国立療養所結核死亡調査成績[5)6)]によく示されているが，今では結核の診断から十数年にわたる長い療養の後に慢性肺機能不全で死亡している者がおよそ半数を占めており，また一方，約30%は診断後3カ月以内の早期に死亡する超重症例，高齢患者であることなど，結核死亡にもなお多くの問題が残されている。

3 結核罹患率の推移

罹患率は10万人当たり1年間に何人の結核患者が発生するかを示す指標なので，地域，あるいは，国の結核蔓延状況を知るうえでの重要な指標の1つである。しかし実際には，届け出られた患者の率で示されるので，届け出率，重複届け出の有無，実際に発生した患者の何%が発見されているか，あるいは，診断精度など多くの因子の影響を受けるので，解釈の際には注意が必要である。しかし，これらの諸因子があまり変わらないと考えられる経年的観察や類似地域での比較などでは信頼できる重要な指標であることはいうまでもない。

わが国の結核罹患率は1948年から50年以上にわたって報告されている。罹患率では「罹患率そのものの値」がもちろん重要であるが，減少速度の観察もきわめて重要なので図13-2は半対数座標で示してある。図にみるようにわが国の罹患率は1960年までは10万対500を超えており，しかもほとんど減少していない。現在WHOに罹患率が報告されている世界120カ国のうち罹患率が500を超えている国はジブチ1カ国（10万対596.7）だけなので，この頃のわが国の結核蔓延状況がいかに酷かった理解できよう。

近代的結核対策がすべて整った1962年以後

図 13-3 いくつかの国々での最近 20 年間の結核罹患率の推移(1)

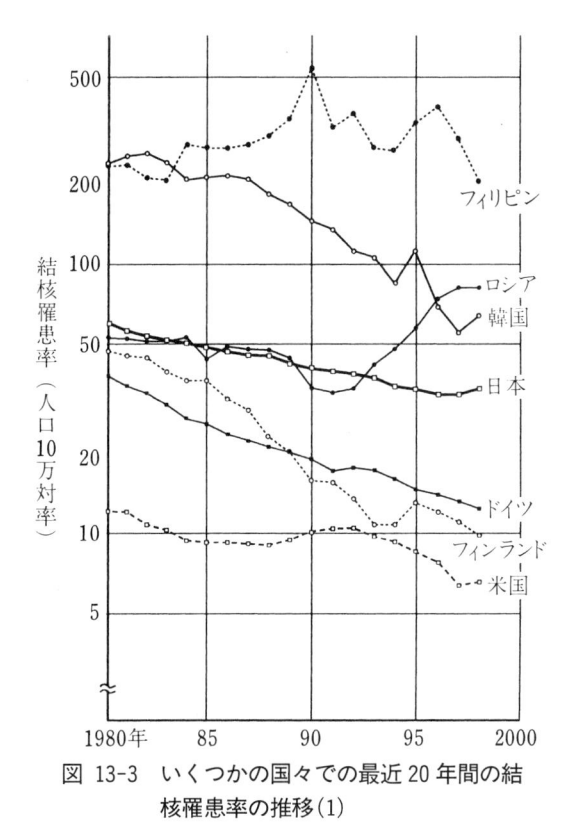

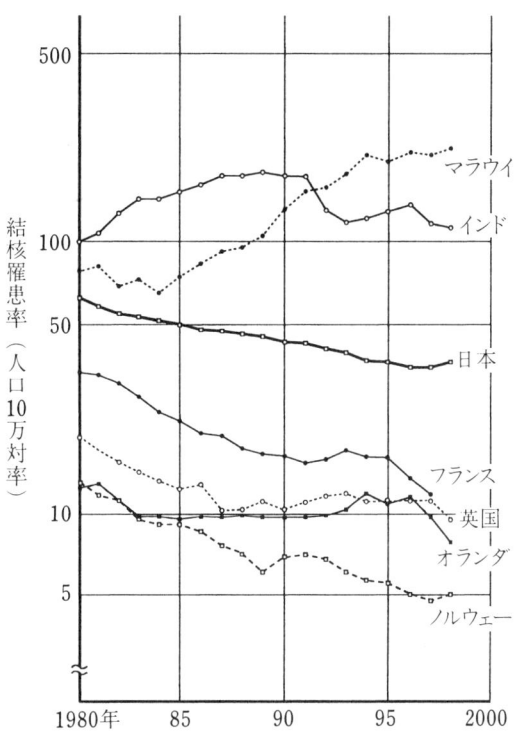

図 13-4 いくつかの国々での最近 20 年間の結核罹患率の推移(2)

1977年までの15年間は年間減少率10.6%，6年で半減するスピードで減少した。このスピードは世界で最も速い減少速度の1つである。このため1980年頃までは誰もが「わが国の結核根絶は遠くない」と考えた程だった。ところが実際にはこの頃から減少が遅くなり，年間減少率3.2%，半減に21年かかる速さに鈍化した。1977年までの減少速度がそのまま続いていれば2000年には新登録数は8,256人，罹患率は5.6となったはずなのに，実際には2000年の新登録数39,384，罹患率31.0なので，減少速度の鈍化がどんなに大きなものだったか理解できよう。

WHOの統計によると主な先進国の結核罹患率は1998年の数字で10万対5以下が3カ国（低い順にオーストラリア，ノルウェー，スウェーデン），5.1～10が7カ国（米国，オランダ，デンマーク，英国，ニュージーランド，フィンランド，イタリア），10.1～15が5カ国（スイス，ベルギー，ルクセンブルグ，フランス，ドイツ），15.1～20が2カ国（オーストリア，スペイン）で，日本の34.9（1998年）は先進国の中では段違いに高く，わが国より高いのはロシア（82.4）1カ国のみで，これら2カ国の罹患率は先進国の中では突出した数字といわざるをえない。ただし途上国と比較すれば遙かに低い値であることはいうまでもない。

結核罹患率の減少または増加の様相をみるために，世界のいくつかの主要国の結核罹患率の推移[7]をみると図13-3，4のとおりである。多くの先進国で移民・難民の結核患者が20～60%を占めており，さらに登録率や診断精度が必ずしも一様とはいえないので，国の間で罹患率を比較するのは多少困難である。しかしこうしてみると，フィンランドのように早い速度（年間減少率9.34%）で減少している国，

フィンランドよりは遅いがドイツ（年間減少率5.6％）のようにほぼ順調に減少を続けている国もあるし，最近のロシアのように急速に悪化している国もある。また，米国，フランス，オランダのように一時増加したがこれを乗り越え再び減少をみている国，英国のようにほぼ停滞したままの国など様々である。最近のわが国の減少速度はドイツより遅いし，韓国の罹患率が最近急速に改善しているのをみると，近い将来韓国にも追い抜かれるのではないかと不安を感ずるほどである。

登録患者についての情報は1962年以後のものについては詳しく報告されており，1982年以後は全国の保健所を電算化して結んだ「結核発生動向調査，（結核サーベイランス情報）」が詳細に分析されている[8]ので種々の分析が可能であるが，これについては別項で述べることとする。

4 結核感染危険率

結核死亡率は化学療法が発達，普及すれば改善するので結核蔓延状況そのものを示す指標とはいえず，罹患率は結核の疫学指標として重要かつ有用であるが，例えば，ある地域で患者発見に努力し患者発見率が上がればそれだけで罹患率が高くなるなど，蔓延状況以外の多くの因子の影響を受けるので，結核の蔓延状況を正確に示すとはいえない。これに対し，結核対策の目的は，結核死亡あるいは結核患者をゼロにすることであるが，究極の目標は社会の結核感染をなくすことなので，「結核感染の頻度」を正確に表現することができれば人為的な因子に影響されない客観的な指標となると考えて考案された指標が「年間結核感染危険率，annual risk of tuberculosis infection」[9]である。

結核感染危険率とは「結核未感染者が1年間に結核の感染を受ける確率」と定義されており，BCG未接種者のツベルクリン反応陽性率から計算する。これを提唱したStybloは，BCG接種が行われてないオランダで1926年以来繰り返し広汎に実施された小・中学生や徴兵検査時のツ反応結果などを分析して感染危険率を計算したが，計算は，①結核感染後，ツ反応は20年程度は陽性にとどまる。②結核感染危険率は同じ暦年なら乳児，青年など何れの年齢でも一様であるという2つの仮定を置いて行われた。

計算方法[9]はここでは省略するが，Styblo らは多くの国のツ反応成績を用いて結核感染危険率を計算した結果，①「感染危険率の暦年推移をみると一定の期間，どこの国でも対数直線的に増加または減少している」ことを見出した。これは重要なことで，社会・経済的に大きな変化がない限り感染危険率の減少速度が一定だとすれば，感染危険率，ひいては結核罹患率の将来予測が可能となるからである。また，②戦前のオランダや戦後のアフリカ諸国のデータを用いて，結核感染危険率と塗抹陽性肺結核罹患率との関係をみると，

塗抹陽性肺結核罹患率（10万対率）＝感染危険率（％）×（50～55）

という関係が成り立つことも見出した[10]。この結果，感染危険率がわかれば，その国または地域で1年間に発生する塗抹陽性肺結核患者数を推定することが可能となる。この方法による新患者発生数の推定はわが国のように発病者の大部分を既感染発病が占める国では使えないが，途上国の新発生患者発生数の推定には現在，世界中で広く使われている。

ある国または地域の正確で偏らない年齢階級別ツ反応陽性率が明らかになれば結核感染危険率を計算することにより，化学療法の普及度や患者発見率，診断精度，届け出率などに影響されない結核蔓延状況を示すことができ，各国の蔓延状況の比較や，結核の将来予測も可能となるので，1970年代から世界中の国々が競って自国の感染危険率を明らかにするようになった

表 13-1 暦年別・年齢階級別結核既感染率の推定値*

		1950（年）	1960	1970	1980	1990	2000	2010	2020
各年齢の既感染率	10（歳）	32.0（%）	15.8	5.8	2.1	1.2	0.7	0.4	0.3
	20	54.8	42.7	20.7	7.8	3.3	1.9	1.1	0.7
	30	69.9	61.9	46.1	22.4	8.9	4.0	2.3	1.4
	40	80.0	74.7	64.1	47.2	23.3	9.5	4.4	2.5
	50	86.7	83.2	76.2	64.9	47.8	23.9	9.9	4.6
	60	91.2	88.8	84.1	76.7	65.3	48.2	24.2	10.1
	70	94.1	92.6	89.5	84.5	76.9	65.6	48.4	24.4
感染危険率		2.92（%）	1.02	0.36	0.15	0.09	0.06	0.03	0.02

* 1947年の感染危険率を4.0%とし，1976年まで年間減少10%。
1977年から年間減少率を5%と仮定して計算。
（大森正子．わが国における結核の根絶年の予測．結核 1991；66：819-28．より引用）

5　わが国の結核感染危険率

わが国では早くから広汎にBCG接種が行われてきたのでBCG接種の影響を受けないツ反応陽性率はわからず，結核感染危険率の算出は難しかったが，米国の占領下にあった沖縄ではBCG接種が認められなかったので，1972年の本土復帰前の1968年に実施された沖縄県結核実態調査[11]ではBCG接種のない小児，青年での年齢階級別ツ反応陽性率が明らかになった。また，この調査で沖縄県の結核蔓延状況は，若年者では本土よりやや高率であるが，全年齢でみれば全国と大きくは変わらないことも明らかとなった。このため，この成績を用いてわが国の結核感染危険率，その推移を明らかにすることが初めて可能となった[12)13)]。その後，戦前のツ反応陽性率やBCG接種前の乳幼児のツ反応陽性率などから感染危険率を計算し，あるいは，結核性髄膜炎罹患率から感染危険率を間接的に推定する方法などを用いて，沖縄県の成績から得た感染危険率を全国の推定値として用いても大きな誤りがないことを確認[14)]した。わが国の結核感染危険率，年齢階級別既感染率，将来予測などは今も基本的にはこの推定値を用いて推測されている。

その後，1977年からわが国の結核罹患率減少が鈍化したこと，とりわけ若者の結核減少の速度が遅くなったことを考慮し，1977年以後の年間減少率を5%として感染危険率の推測を行い，暦年別・年齢階級別結核既感染率を計算したのが表13-1である。例えば，20歳になるまでに1950年には54.8%の者が結核感染を受けていたと推定されるのに，2000年には1.9%のみと著しく低くなり，2010年には1.1%になると推定されるのである。

Styblo の方法では乳児でも青年でも感染危険率は同率としているが，実際には年齢により危険率は異なっているといわざるをえない。森は沖縄の年齢階級別ツ反応陽性率から年齢階級別の感染危険率を推定している[12)]が，この値を用いて各年齢階級の感染危険率に重みをつけ，暦年別・年齢階級別既感染率を推測したのが表13-2である。各年齢階級の重みづけに用いた値は表13-2の注釈にみるとおりである。こうして計算した暦年別・年齢階級別結核既感染率の推測値は2000年以後の数字では表13-1と大きくは変わらないことは表にみるとおりである。これらはあくまで推測値であるが，BCG接種率が高く，BCGなしの年齢別ツ反応陽性率が得られないわが国では最も信頼できる

表 13-2 結核感染危険率に年齢階級による重みをつけて計算した暦年別・年齢階級別結核感染率の推定値*

		1950 (年)	1960	1970	1980	1990	2000	2010	2020
各年齢の既感染率	10 (歳)	24.5 (%)	11.8	4.3	1.6	0.9	0.5	0.3	0.2
	20	60.2	52.9	29.3	11.3	4.4	2.4	1.4	0.9
	30	80.9	77.5	64.5	34.1	13.7	6.0	3.4	2.1
	40	87.5	85.0	76.4	55.1	27.4	11.4	5.5	3.2
	50	91.6	90.0	84.3	70.2	50.6	25.5	11.0	5.3
	60	94.4	93.4	89.6	80.2	67.1	49.3	25.1	10.8
	70	96.3	95.6	93.1	86.8	78.2	66.3	49.0	24.9
感染危険率		2.92 (%)	1.02	0.36	0.15	0.09	0.06	0.03	0.02

* 表13-1と同じ仮定のほかに,年齢階級別の相対的危険率を0〜4歳,5〜9,10〜14,15〜19,20〜24,25〜29,>30歳でそれぞれ0.693:0.818:0.458:2.300:1.975:1.750:1.000として計算した.
(大森正子. わが国における結核の根絶年の予測. 結核 1991;66:819-28. より引用)

推測値と考えられている.

わが国では結核地域格差が大きいので,長野県と大阪市では結核感染危険率も大きく異なるだろう.また,最近,大都市では若者の結核罹患率が微増しているので,大都市の若者の既感染率は**表13-1**または**表13-2**より高い可能性もある.しかし,国全体のことを平均的に考えるときには,これらの推測値を用いても大きく誤ることはないとと考えている.

このような結核感染危険率とその将来予測値を用いてわが国の結核根絶年をおよそ2056〜2060年と予測[15]したり,2000年に生まれた子どもが70歳になるまでに感染する可能性はどんなに高くみても1.1%以下と計算されているのである.

6 わが国の現在の結核疫学像

1 わが国の結核疫学像の特徴

わが国の結核蔓延状況を示す指標の推移をみてきたが,現在の結核疫学像の特徴は次のようにまとめられよう.

① 蔓延状況の改善と患者の高齢化:1951年には59万人余にのぼっていた新登録患者数が2000年には39,384人,1/15.0に減っているので,わが国の結核蔓延状況の改善は著明なものといえる.新登録数の減少は70歳以上の高齢者を除いた全年齢でみられるが,**図13-5**にみるように0〜29歳,30〜39歳など弱年齢で著しく,結核患者の高齢化は著明である.今では60歳以上の患者が新登録患者の56%を占めているのである.

また,前項でみたように,結核既感染率は若者を中心に最近は著しく低くなっており,わが国の結核疫学像は1960年以前と全く異なる状況になっているのである.

② 患者の偏在化:偏在化は高齢者にみられるだけでなく,地域的にも著明で,最高の大阪市の10万対95.0は最も低い長野県(13.0)の7.3倍である.1950年代までのわが国の結核蔓延状況は著しく高率だったので,この頃に生まれ育った多くの人は当時感染を受け,今になってこれら既感染者の700〜1,000人に1人が毎年発病しているので結核患者の高齢化が進んでいるのであるが,地域格差も同様で,1つの原因は1960年頃まで蔓延が酷かった大阪府,兵庫県などでは今になっても既感染者が多く,したがって罹患率も高い.一方,その頃結核が少なかった長野県などでは高齢者でも既感染者の

――― 13. わが国の結核の現状 ――― *141*

図 13-5 年齢階級別新登録患者数の推移

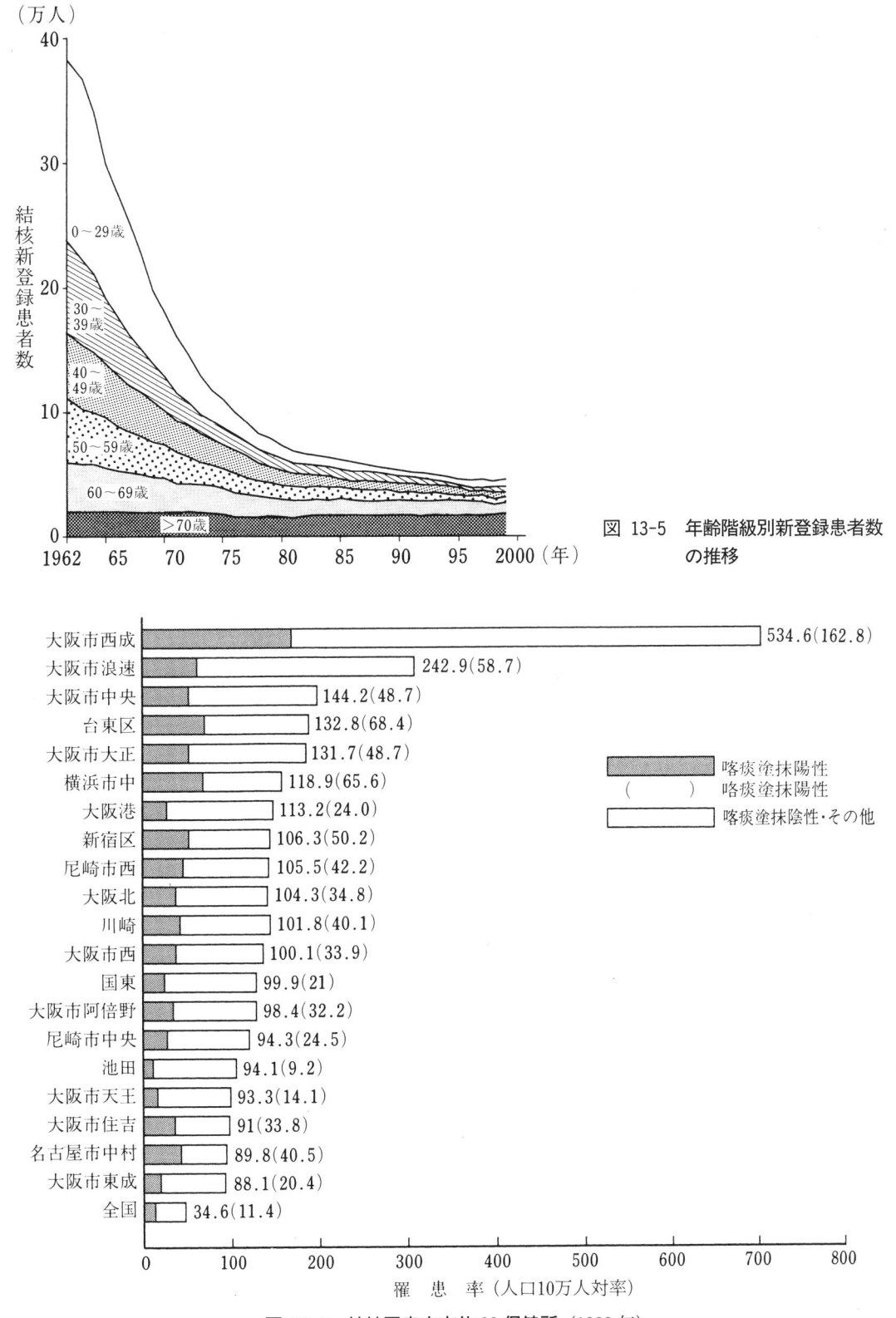

図 13-6 結核罹患率高位 20 保健所 (1999 年)

保健所	罹患率 (塗抹陽性)
大阪市西成	534.6 (162.8)
大阪市浪速	242.9 (58.7)
大阪市中央	144.2 (48.7)
台東区	132.8 (68.4)
大阪市大正	131.7 (48.7)
横浜市中	118.9 (65.6)
大阪港	113.2 (24.0)
新宿区	106.3 (50.2)
尼崎市西	105.5 (42.2)
大阪北	104.3 (34.8)
川崎	101.8 (40.1)
大阪市西	100.1 (33.9)
国東	99.9 (21)
大阪市阿倍野	98.4 (32.2)
尼崎市中央	94.3 (24.5)
池田	94.1 (9.2)
大阪市天王	93.3 (14.1)
大阪市住吉	91 (33.8)
名古屋市中村	89.8 (40.5)
大阪市東成	88.1 (20.4)
全国	34.6 (11.4)

凡例：
- 喀痰塗抹陽性
- ( ) 喀痰塗抹陽性
- 喀痰塗抹陰性・その他

割合が低く，罹患率も低いのである．

このような過去の蔓延状況に加えて，社会，経済的状況，あるいは対策上の問題も加わり，保健所管轄区域別にみると図13-6にみるように，結核罹患率が10万対500を超えている地域もあり，100を超えている地域も少なくない．これら大都市では対応が求められている．

このように最近は高齢者などずっと以前に感染を受けた者の既感染発病が多いので，既感染発病のリスク因子となるコンプロマイズド・ホストの結核の比率が高くなっている．

③ 大都市と若者の結核患者の微増：これとは別に，わが国の産業構造は1950年には一次産業が48.3％だったのに1995年には6.1％に減少し，逆に第三次産業が29.7％から61.9％へと増加したため，農漁村の過疎化，都市への人口集中が著しく進行した．加えて建物の近代化のために気密化が進んだので，1人の感染源から感染を受ける者の数はわずかであるが増加し，この結果，大都市では若者を中心に結核が再びわずかずつ増加するという現象がみられている．

④ 結核集団感染，院内感染の増加：産業構造の変化，建物の気密化，都市への人口集中，結核未感染人口比率の増大という現象はまた，結核集団感染，院内感染の根絶を難しくしている．特に病んだ高齢者が多く集まる病院などでの院内感染事例が増加している．また，集団感染というほど多くの感染者がなくても，看護婦の発病が同年齢の一般女性の2倍を超えるという憂慮される問題も発生している．

⑤ 耐性菌結核の相対的増加：すでに第8章でみたように，1957年以来ずっとコンスタントだったわが国の薬剤耐性頻度が1997年の調査で未治療，既治療患者共に急に上昇した．以前に比べれば患者数が減少しているので耐性患者の実数は増加せず，相対的増加と考えられるし，また，1997年1回だけの増加なので偶然の可能性もあるが，患者層の変化から耐性菌をつくりやすい患者が相対的に増加した可能性も考えられる．今後の注意深い監視が必要である．

⑥ 結核減少の鈍化：そしてもう1つの大きな問題が，結核罹患率の減少が6年で半減するスピードから，半減に20年以上を要する速度に鈍化し，これが1977年から既に23年も続いていることである．この原因については次節で述べる．

2 結核減少鈍化の要因

既に図13-3，4でみたように，多くの先進国で結核罹患率の一時的な減少鈍化または増加がみられているが，日本を除く多くの先進国での鈍化または増加の主要な原因は移民・難民の増加であり，HIV感染者の増加である．あるいは米国のように「結核対策の手抜き」を原因に挙げている国もある．

筆者は従来，わが国の結核減少鈍化の要因は，① 過去の酷い結核蔓延状況，② 当時結核感染を受けた人たちを中心とする国民の急速な高齢化，③ 産業構造の変化と都市への人口集中，④ 建物の気密化の進行の4点が大きな要因で，諸外国のような移民・難民の増加，AIDSの流行とは異なる現象であることを主張[16]してきた．

これは今も正しいと考えている．しかし，同時に考えなければならないことは，世界中の多くの先進国で多かれ少なかれ同様の現象が起こっており，そのうえ移民・難民・HIV感染の増加が加わっているのに，鈍化しない国，あるいは鈍化してもこれを克服した国が少なくないという事実である．確かにわが国では，① 過去の蔓延状況がきわめて酷く，また，② 国民の高齢化も世界で類をみない程早く，著明に進行するという諸外国ではみられない特殊な条件があったこと，③ 1980年頃までの減少があまりにも早く見事だったので，対策を大きく改訂するためのコンセンサスを得ることが難しく，④

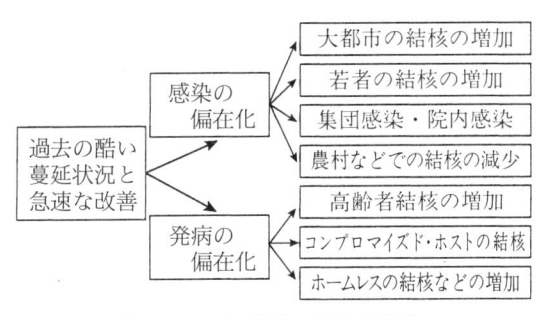

図 13-7 わが国の結核疫学像

全国一律の対策を実施しているわが国では，地域格差などのため対策の改革が困難だったことなど，鈍化を克服できない難しい条件が重なっていたことは事実といわざるをえない。

7 まとめ

結核感染危険率が4％と高く，誰でもいつ，どこで結核の感染を受けるかわからなかった1950年代，1960年代に比べると，現在の結核蔓延状況は著しく改善しまさに隔世の感を抱かざるをえない程である。しかも同時に，地域格差，患者の高齢化，集団感染や院内感染など，対応が難しい問題が多くなっていることも事実である。これら対応が難しい問題がなぜ今になって発生しているか，その原因に遡って考えると，図13-7に示したように「感染の偏在化」と「発病の偏在化」の両方が著しく進行したことに起因していると考えられよう。結核予防法の大改正から50年を経た今日，結核感染が遍在（あまねく広く存在）し，結核発病が遍在していた時代の対策から，両者共に偏在（かたよって存在）する現在の対策に大きく改めねばならないときを迎えているのである。

● 文献

1) 岩崎龍郎. 日本における結核の歴史—結核はヨーロッパ人から伝播したのか. 結核 1981；56：407-22.
2) 岩崎龍郎. 日本の結核—流行の歴史と対策の変遷. 結核予防会, 1989；1-83.
3) 鈴木隆雄. わが国の結核症の起源と初期流行についての古病理学的研究—日本人の成立に係わる問題として, 埴原和郎編. 日本人と日本文化の形成. 朝倉書店, 1993；p 376-96.
4) 厚生省編. 結核実態調査 I. 結核予防会, 1955.
5) 毛利昌史. 結核は増えているか, 毛利昌史, 四元秀樹, 倉島篤行編. 結核 Up to Date. 南江堂, 1999；p 4-12.
6) 毛利昌史. 全国国立療養所における結核死亡調査—平成6年（1994年）. 資料と展望 1998；24：49-71.
7) Communicable Disease, WHO, Geneva, Global Tuberculosis Control. WHO Report 2000, 2000.
8) 厚生省保健医療局結核感染症課監修. 結核の統計 2000. 結核予防会, 2000.（この年報は1974年から「結核の統計」として毎年発行されている）
9) Styblo K, Meijer J, Sutherland I. The transmission of tubercle bacilli. Its trend in a human population. Bull IUAT 1969；42：1-104.
10) Styblo K. The relationship between the risk of tuberculosis infection and the risk of developing tuberculosis. Bull IUAT 1985；60：117-9.
11) 琉球政府. 結核の現状. 琉球政府, 1968.
12) 森 亨. 沖縄における結核の疫学的分析 (1) Styblo のモデルより見た感染の様相. 結核 1971；46：357-64.
13) 伊波茂雄, 泰川恵徹, 外間政典, ほか. 沖縄における小児のツベルクリン反応追及成績調査 第1報 調査成績の概要. 結核 1972；47：345-52.
14) 青木正和. わが国における結核感染の最近の様相. 日胸臨 1979；38：674-81.
15) 大森正子. わが国における結核の根絶年の予測. 結核 1991；66：819-28.
16) 青木正和. 第74回結核病学会総会特別講演, II. 本邦における結核症の現状と課題—予防, 診断, および治療. 結核 1999；74：683-91.

14 わが国の今後の結核対策

1 概説

　明治の新しい時代を迎えると産業の発展と共に結核は急速に蔓延し，結核対策を進めることが急務となった。1898（明治31）年には「学校伝染病予防法及び消毒方法」（文部省令）が公布され，結核症に罹患した職員生徒は医師が「伝染のおそれなきことを証明した者にあらざれば昇校することを得ず」とされ，1901年には「畜牛結核予防法」で結核感染の疑いがある牛にはツベルクリン反応検査を実施すること，重症結核に罹患した牛は撲殺することなどが決められた。さらに1904年には「結核予防に関する内務省令」，いわゆる「たん壺省令」が発布されるなど，結核菌の発見，ツベルクリンの開発から時間がたっていない当時とすれば思いきった伝染予防のための規制策が次々ととられたが，国，自治体が直接実施する対策は1914年の「肺結核の療養所設置及び国庫補助に関する法律」が最初で，これによりわが国で最初の公立療養所刀根山療養所が建設されたのは1917年のことであった。

　1932年に岡 治道はそれまでの研究を集大成した結核予防策を提言[1]し，1935年には古賀義彦が間接撮影法を開発，1943年には日本学術振興会第八委員会がBCGの有効性を確認するなど，有効な結核対策実施の体制が次第に整うが，全国的な実施には1951年の結核予防法大改正を待たねばならなかった。この結核予防法は，主としてわが国の多くの学者が行った研究結果に基づき，診断，治療，予防のすべてを総合的に体系化した世界に誇るべき法律であったし，その後の公衆衛生対策のモデルといわれるほど完備されたものであった。実際にこの法律で決められた対策が確立し，全国的に実施されたのは1962年からであるが，以後，わが国の結核罹患率は年間減少率10.6％という世界で最も早いスピードで改善したのである。このことは関係者一同大いに誇ってよいことと考えている。なお，**表14-1**には日本の結核研究者が築き上げた学問的成果が，わが国の結核対策にいかに生かされたかを簡単に表示した。

　ところが，同じ結核対策を継続して実施してきたにもかかわらず1977年以後減少は鈍化し，20数年を経た今日も回復していないし，最近3年は増加に転じた。この要因については前章で考察したが，結核予防法の大改正後50年を経た現在，現行の対策が現状と合致していない点も出てきた可能性があるので，客観的，かつ，謙虚に見直し，改めるべき点があれば改善することが望まれる。

　わが国の結核予防法は広汎な範囲にわたり，そのうえ立派な成果を上げてきたので，これを改めることは困難な仕事となろう。しかし結核予防法の大改正を行った1951年当時と今では結核の疫学的状況は大きく変わっているし，恐らく実際には今，想像を超える大きな改革を行うべき時に直面している可能性がある。対応が遅れた点もないとはいえない。今こそ改めるべきは改めるときである。

表 14-1 誇るべきわが国の結核対策

1. 初感染発病学説の確立とこれに基づく対策
2. BCG 凍結乾燥技術の開発と広範な BCG 接種
3. 結核集団検診方法の確立と全国的展開
4. 20 年間に 5 回の結核実態調査とこれに基づく対策
5. 病院, 診療所を integrate した診断, 治療。医療費の公費負担
6. 全国の保健所網とスタッフの研修組織の確立
7. 電算機で結んだ結核サーベイランス網の確立

現行の結核対策の実施方法については多くの出版物があるので, ここでは現行の対策の解説はせず, 今後の対策のあり方を考察することとする。もとより対策は, 効果・効率を考え, 国民の意見で決めるべきことだし, 国も検討を進めているところなので, ここでは判断の資料になる事実を中心に, 最近の学問の進歩, 世界的な動向を参考にしながら筆者の考え方を述べることとする。

2 結核疫学像の変貌と対策改革の必要性

わが国の現在の疫学的状況については前章で既に述べたが, 結核対策に直接関わる変貌を簡単にまとめると**表 14-2** に示したように, ①結核蔓延状況の改善, ②結核の感染と発病の偏在化, ③化学療法など学問の進歩の 3 点に要約できよう。これらの変化は何れもきわめて著しいものなので, 対策も当然変わるべきときに来ているといえよう。

これからの結核対策は基本的には**表 14-3** に示した考え方によることが望まれよう。まず第一には, 結核病学に深く根ざし, かつ, 学問の進歩に合致したものでなければならない。日本の対策なので, わが国の実状に根ざした日本の研究に基礎を置かなければならないことはいうまでもないが, 同時に世界的な学問的常識, global standard とかけ離れたものであってはならない。

第二には, わが国の結核疫学状況が, 「結核が広く遍く存在した状況から, 患者も既感染者も数が減り, 特定の所に偏在化する状況に変貌」したため, 従来の全国民を対象とした「一律方式」から, 重要な方策, 対象を明確にし, これに重点を置いた方式に変えなければならない。今まで実施してきた方策を中止し, もし事故が起こると大変なので, 新たな対策を次々と上乗せする傾向があったが, こうすると仕事が増えるうえに重点がはっきりしなくなるので, 中止できることは中止することを考えねばならない。

そして第三には, 従来の「予防, 診断, 治療」の順に重点を置いてきた考え方から, 「治療, 診断, 予防」の順に重点を逆転して考えることが必要となろう。例えば「結核の感染」を考えても, 以前は誰でもいつ, どこで感染するかわからず, 20 歳になるまでに半数以上が感染する状況だったため, 全員を対象とした BCG 接種が最重要な施策だったし, 感染を受けた者が多く誰でもいつ発病するかわからなかったので, 全員を対象とする結核集団検診がきわめて重要だった。しかし今では, 主として患者家族や接触者などが感染を受け, 患者家族を除いた一般の人が 20 歳までに感染を受ける確率は 1% 以下ときわめて低くなっているので, BCG 接種を全員に繰り返し実施しても得られる利益は少なくなった。また, 患者の数からみても, 化学療法の効果からみても, 菌陽性の患者を治療して結核感染を「源で絶つ」ことが可能となったので, 結核の治療が感染防止に最も効果的, 効率的な方法となったのである。結核

表 14-2　最近の結核対策を取り巻く状況の変貌

1. 結核蔓延状況の改善
　　0〜19歳の新登録結核患者数
　　　　128,435人（1955年）→→816人（1999年）1/157
　　年末活動性患者　993,892人（1963年）→→48,888人（1999年）1/20
　　結核感染危険率　4％（1945年）→→0.05％（2,000年）など
2. 結核感染と発病の偏在化（遍在した結核から偏在する結核へ）
　　感染の偏在化　集団感染，大都市や若者の結核の微増
　　　　　　　　　農村などでの結核の減少など
　　発病の偏在化　高齢者，コンプロマイズド・ホストの結核の増加
　　　　　　　　　ホームレスなどの結核の増加など
3. 結核病学の進歩
　　　　短期化学療法などの化学療法の進歩
　　　　菌検査技術などの診断法の進歩
　　　　DOTS戦略など結核対策の考え方の進歩など

表 14-3　今後の結核対策の考え方

1. 対策は学問的事実に根ざしたものでなければならない
　　global standardから大きくは外れず，わが国の実状に根ざした対策
2. 一律方式から重点対策，重点対策を明示した対策へ
　　結核感染の偏在化，発病の偏在化に対応した対策へ
3. 医療政策の重視
　　「予防→診断→治療」から「治療→診断→予防」へ重点の逆転
　　「患者を治すことの重視」は世界的傾向
4. 過去の栄光からの脱却

蔓延状況が遙かに著明な発展途上国を視野の中心に置いて考えているWHOも，治療重視の方針を明確に示し[2]，"Cure is the best prevention"といっているのである。そのうえ，さらに患者は治療から脱落しやすい人たちに偏在化しているので，今は医療対策が重要となっているのである。このため以下の記述は「治療」から始めることとした。

なお，わが国の結核対策は優れたものだったし，立派な成績を上げてきたので，「過去の栄光からの脱却」はなかなか難しいが，結核の疫学像が変わり，結核病学が進歩したので，いたずらに過去の栄光を懐かしむのではなく，改めるべきことは改めなければならない。

3　治療

今後の結核対策では「結核医療対策」が「公衆衛生対策」にも増して重要となる。「患者を治して結核感染の鎖をその根源で断ち切ることが最重要」という考え方は，今ではWHOをはじめとして世界の共通した考え方である。そのうえ，患者は対策の手が届き難く，確実な治療継続が難しいところにますます偏在化するので，結核医療のあり方の改善が緊急かつ重要な課題なのである。

日本の結核医療は全体としてみればもちろん優れたものである。長所として，① 結核医療がintegrateされ，全国どこでも指定医療機関

で公費の補助を得て結核の診断治療を受けられること，②命令入所で感染性患者を入院させる制度を確立し，新登録菌陽性肺結核患者の76.9％（1999年）が診断後最初に入院治療を受けていること，③これにより菌陽性患者の確実な治療，患者および家族の精神的不安の軽減，住宅事情を考慮した感染防止などが図られていること，④各保健所に結核診査協議会が設けられ，適正な医療の普及が図られていることなどが挙げられよう。

しかし一方，短所として，①塗抹陽性肺結核患者の初回治療にPZAを含む4剤治療は50.3％（1999年）しか行われておらず，標準治療の普及が十分でないこと，②平均治療期間は今も13.4カ月（1999年）と比較的長く，一部では長期治療が後を絶たないこと，③平均約4カ月という長い入院期間のため莫大な費用を使っていること，④結核医療が療養所に集中しているため一般病院や大学病院の医師の結核についての関心が低下したこと，⑤「適正医療を普及する」という結核診査協議会の建て前は立派であるが，実態は当初の目的とやや乖離している場合があること，⑥DOTの普及がきわめて低いこと，⑦結核医療の採算がとれないため，ハード，ソフトの両面で療養所の整備が進められず，長期入院が後を絶たないことなどが挙げられよう。また，有効薬剤の入手困難，新薬の使用困難などわが国の優れた保険制度のために，逆に生まれてきた矛盾も無視できない。

このような実状，問題点を考え，今後の結核医療に向けて改善すべき主な点を挙げれば次の諸点が挙げられよう。それぞれの対策を推進するには制度上の改革も含めた多くの改善が求められるが，「どう改正するか」の決定にはより詳しい検討が必要だし，国民，あるいは関係者のコンセンサスが求められるので，制度上の問題や改革の具体策については詳しくは述べず，各項目の末尾の（　）内に簡単に述べるにとどめる。

1 化学療法の進歩に合致した治療，患者管理

a) 標準化学療法の一層の普及

現在，2HRZE/4HRの6カ月療法が世界何れの国でも，また，わが国でも標準治療法とされているが，1999年の統計では塗抹陽性肺結核初回治療例のうち，最初にHRZEの4剤併用が行われているのは50.3％だけである。わが国では結核患者の高齢化が著しく，80歳以上の高齢者が17.0％にのぼることを考慮しなければならないが，それにしても50.3％という普及率は低過ぎる。治療成功率の向上，耐性菌増加の防止，再発率の低下，多剤耐性結核症の予防などに最も有効な方策だからである。標準化学療法の一層の普及が望まれる。（結核病院の医療の質の向上，結核診査協議会の強化）

b) DOTの普及

現在，DOTS戦略は結核対策成功のために最重要な効果的，現実的な鍵とされ，途上国を中心に普及して目覚ましい成功を収め，先進国でも米国などでDOT（直接監視下治療，または，対面服薬指導）が広く行われている。わが国では，入院率が高く，入院期間が長く，患者の服薬率は悪くないのでDOTは不要と考えられてきた。しかし実際には入院患者でも服薬が完全でない者があるといわれている。このため，入院治療中の者でも服薬を確実にするため「院内DOT」を実施することが強く望まれる。また，外来治療を行う者では現場に合った方法を工夫して服薬確認を行うことも重要である。（DOT実施の場合の保険点数の加算）

c) 長期治療からの脱却

現在わが国の結核患者の平均化学療法期間は1999年の結核発生動向調査では13.4カ月，1998年の登録例について調査された結核緊急実態調査[3]では12.1カ月（median 10.5カ月）とされているが，9カ月程度までの短期化が望

まれる。(診査協議会の強化，結核症治療保険点数の包括化)

d) 短期入院の推進

現在わが国では菌陽性登録例の76.7%，菌陰性例でも35.5%が初め入院治療を受けており，緊急実態調査によれば入院期間が3カ月を超えている者は57.0%にのぼり，6カ月を超える者も18.4%にのぼっている。現在の強力な化学療法によれば肺結核患者が2カ月を超えて感染性にとどまることはきわめて少ないと考えられるので，当面，入院期間を2〜3カ月程度とすることを目標に短期入院を推進することが望まれる。(一般病院の病室単位での結核患者入院の拡大，入院治療保険点数の包括化)

e) 外来治療の充実

入院期間の短縮は外来治療機関の充実なしには達成できない。結核指定医療機関のうち希望する施設を「特定指定医療機関」とし，ここではDOTを導入するなどして外来治療施設の充実を図ることがきわめて重要である。

f) 治癒および治療完了例での管理検診の中止

現在，治療完了者，治療脱落者，治療状況不明者，病状不明者を対象として結核登録者の管理検診を実施しているが，化学療法を完了し治癒と考えられる者からの再発率はきわめて低くなった。そのうえ，治療完了者の多くは治療を受けた医療機関で経過観察を受けているし，再発者の大部分は有症状受診で発見されているので，治療を完了し治癒と考えられる者の保健所での管理検診は中止してよいと考えられる。

わが国の現行と同じ方法で治療完了者および化学予防完了者のフォローアップを実施していたオランダで，14,524人の対象者を管理検診実施群と中止群の2つに無作為に分けて検討した結果でも，管理検診の中止で何ら問題はなかったので治療完了者と化学予防完了者の管理検診は中止すべきであるとしている[4]。ただしその代わり，治療脱落者，治療状況不明者に対する管理検診は強化する。(法改正)

2 結核疫学像の変貌に合致した治療，患者管理

a) 特定患者の治療

現在，13大都市を中心に生活困窮者などを対象としてDOTが始められているが，今後，若者など治療継続が難しい患者はさらに増加すると考えられるので，大都市では外来DOT実施施設の整備が求められる。(DOT実施施設の「DOT実施室」整備の補助，DOT担当員の人件費の補助)

b) 病室単位の結核患者入院の推進

合併症をもつ患者の増加，高齢患者などの入院の利便性，あるいは，一般病院の医師が結核についての関心を失わないようにするため，一般病院や大学病院での病室単位の結核患者収容を推進することが望まれる。

3 その他

a) 抗結核薬の確保

CPMは既に市場から消え，TH，CSは供給が困難になり，さらに最近ではSM，PASなど一部の抗結核薬は開発から時間を経たため薬価が低く，結核患者数が減少したため原価を大きく割り込み，供給が困難になっている。一方，薬剤耐性結核増加の傾向がみられているので，使用量は少なくてもこれら薬剤の確保は重要である。(保険点数の改正)

b) 新抗結核薬の採用

ofloxacin，levofloxacin，rifabutinなど，既に世界で抗結核薬として認められている薬剤を結核予防法に採用し，適正な使用方法を普及することが望まれる。(「結核医療の基準」の改正)

4 患者発見

定期検診，定期外検診による結核患者の早期診断はわが国の結核対策の根幹をなすものであ

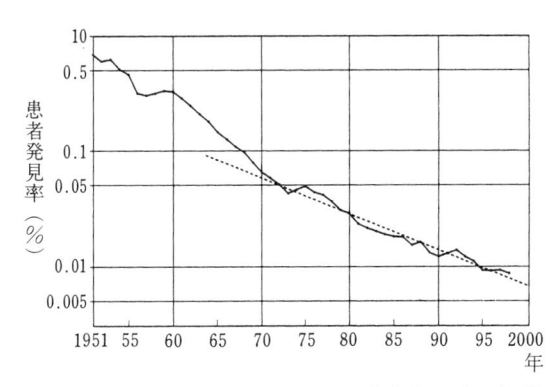

図 14-1 結核定期健康診断による患者発見率の推移

った。間接撮影装置はわが国の古賀良彦の開発によるものだし、結核集団検診方式もわが国の結核研究者により開発され、確立した[5]。定期健康診断の受検者は 1960 年代にはしばしば年間 4,000 万人を超え、今日までに合計 146 万人にのぼる患者を早期に発見しているので、結核検診が果たした役割はきわめて大きい。今も定期、定期外の健康診断を合わせると年間 2,492 万人（1998 年）の検診が行われている。

しかし図 14-1 にみるように、定期健康診断による患者発見率は最近かなり低下しており、定期健康診断総数でみると 1998 年の患者発見率は 0.0087％となった。平均すれば 11,500 人検診して 1 人の患者発見という率であり、1 人発見に 900 万円以上かかるという率である。こうなってくると、19 歳を超える者全員を対象とする現在の健康診断対象をハイリスク者に絞り、効率をよくすることが求められるが、最近の結核新発生の増加傾向、特に 20〜39 歳の若者や高齢者の結核増加、集団感染や院内感染の増加などを考えると、患者発見政策をどう改めるべきか、対応には難しい問題もあるといわねばならない。

また現在、結核検診で撮影された胸部 X 線写真は肺癌検診にも用いられているので、今後の結核検診を考える場合、肺癌の早期発見も無視できない。これらを考慮しながら結核患者発見方策の今後のあり方を考えると、現在のところ次のような考え方が一案となろう。次の事項に重点を置く対策とし、安全を確認しながら中止すべきことは徐々に中止することも考えられよう。

1 定期健康診断

現在、「16 歳に達する年度、および、19 歳を超える者全員を対象として」実施している定期検診を、次のとおり対象をハイリスク者に絞って実施するとする。（法改正）

① 19 歳以上 39 歳までの定期健康診断を、入学、就職、転職など、新たな集団生活に入るときの定期の健康診断とする。

② 40 歳以上の者の検診は、一般健康診査に integrate して生活習慣病対策と同時に行うと共に、肺癌の増加傾向を考慮し、胸部 X 線検査もこれに含めて行う。最近、肺癌の早期診断には「らせん CT」が威力を発揮している実状を考え、例えば 5 年に 1 回、CT で検診を行い、そのほかの年には間接撮影で検診を行う方法も一案と考えられよう。

③ ハイリスク者を対象とした定期健康診断は年齢に関係なく実施する。次の者をハイリスク者とする。

　ⅰ）高齢者収容施設入所者およびデイケアなどに通院する者

　ⅱ）ホームレス、特定結核高蔓延地域の住民などのハイリスク者

　ⅲ）入国後 3 年以内の者、日本語学校に通学する者など

　ⅳ）デインジャーグループ
　　結核発病率は高くないが、もし発病すると若年者や抵抗力減弱者などに感染させるおそれが高い者、例えば高校以下の教職員、医療保健施設職員、福祉施設職員、幼稚園・保育園・塾の教師など

　ⅴ）その他知事が必要と認める集団に属する者

2 有症状検診の重視

わが国で長い間実施されてきた年1回の一律の定期健康診断を上述のように改めることには相当の危惧の念を抱く者も少なくないと考えられるが,「一律の定期健康診断から有症状者検診の重視への移行」は世界的な考え方となっており,効果・効率の面からも推進することが望まれる。この場合,有症状者の受診促進について一層の推進を図ることが重要である。(有症状受診推進のキャンペーン)

3 定期外健康診断

患者家族などの接触者検診は患者発見率が高いのみならず,化学予防の対象である「新たな結核感染者」発見にも重要な方策である。特に最近増加傾向がみられている20～39歳の若者の患者発見,発病予防には重要な方策なので,20～39歳の接触者に対する定期外検診は現在の小児の接触者検診なみに強化することが必要である。

また,集団感染,院内感染の可能性が考えられる際に実施される定期外集団検診(集団感染対策)では,対象者の選定,検診時期の決定,感染者の診断などの質的な向上に留意し,一層充実して実施することが必要である。

5 予防

1 BCG接種

BCG接種もわが国の結核対策の根幹の1つとして重視されてきた。しかし実際は結核感染危険率が高いときにはきわめて重要な対策であるが,危険率が0.05%程度となった現在では以前とは状況が大きく異なり,BCG接種によって得られる利益は少ないので,政策の再評価が必要といえよう。北京市郊外の小学生児童のツ反応検査成績から結核感染危険率を明らかにすることを目的として,1988年に新生児のBCG接種を中止し,1995年までの状況を観察した結果では,結核感染危険率が0.19%の地域でもBCG中止後に結核性髄膜炎の増加は認められなかったと報告[6]されている。またさらに,もう1つの予防方策である化学予防対象者の選定にBCG接種が妨げとなっていることも見逃してはならない点である。

a) BCG初回接種

多くの仮定を置いたうえでの大雑把な計算であるが,2000年に生まれた0歳児に対するBCG初回接種で発病を防げる患者数を推定すると表14-4のとおりである。現在,0歳児に対するBCGの初回接種を,技術的に80%の対象児に確実に実施したと仮定した場合,15年間には結核性髄膜炎と粟粒結核を合計して計8.1人(年間0.5人),肺結核症を約280人(年間19人)防ぐことができるという結果であった。BCG接種により年間約38人のリンパ節腫脹,その他の副作用11人の発生[7]を考えても,現状では初回BCG接種の継続は必要だろう。上述の北京市郊外の成績では塗抹陽性肺結核罹患率が10万対22.6の時点でBCG接種を中止しても髄膜炎は増えず結核はほぼ順調に減少した[6]というが,安全を考慮すれば塗抹陽性肺結核罹患率が10を割るまでは継続することが望まれる。

b) BCG再接種

BCG再接種政策を支えるevidenceは見当たらず,WHOの勧告[8],フィンランドでの再接種中止後の経過[9],Malawiでの再接種実験[10]など何れをみても再接種は支持されない。さらに重要なことは,これによりツベルクリン反応検査結果の解釈が難しくなり化学予防の診断などが妨げられていることである。これらを考えると,再接種は中止に踏み切るのがよいと考えられる。

表 14-4 BCG 初回接種効果の判定指標値の推定
(0 歳児に接種し,15 年間に得られる利益などの推定値)

BCG 接種率	0	100%	90%	80%	70%
髄膜炎予防数	0	2.1人	1.9	1.7	1.5
粟粒結核予防数	0	8.0人	7.2	6.4	5.6
肺結核など予防数	0	353.7人	318.4	282.8	207.6
発病予防数合計	0	363.8人	327.5	290.9	254.7
相対リスク減少 Relative Risk 減少	0	0.49	0.55	0.60	0.65
1 人発病予防に必要な BCG 接種数	—	3,299人	3,665	4,125	4,712

以下の仮定を置いて計算した。
(1) 感染危険率は年齢階級ごとに重みをつけて推定した値を用いた。
(2) BCG 初回接種は髄膜炎などを 80%，肺結核症を 50% 防ぐものとし，効果は 15 年持続するとして計算した。
(3) 感染者の 15% が発病し，発病者の 0.3% は髄膜炎，1.38% は粟粒結核症と仮定して計算した。

2 化学予防

現在，結核感染は主として患者家族，接触者などを中心にみられ，発病はリスク要因をもつ既感染で起こることが多くなっているが，今後，「感染の偏在化」「発病の偏在化」は一層進行すると考えられる。一方，INH 6 ないし 9 カ月の化学予防を行えば発病は 60〜80% 抑制されることは確か[11]なので，化学予防はますます重要な対策となる。特に，結核感染後 1〜2 年以内の者の発病率は 10〜15% ときわめて高いので化学予防は重要である。

ただし現状では，BCG 接種のため新たな感染者をツベルクリン反応検査で的確に診断することが困難なので，しばしば主観的判断によらざるをえないことが問題である。例えば，人口 10 万対マル初罹患率を都道府県別にみると，図 14-2 にみるように最高 12.65（石川県）から最低 2.05（福井県）まで広い範囲に分散している（1999 年にやや大きな集団感染が発生した高知県を除く）。しかも，マル初罹患率と菌陽性肺結核罹患率は r＝0.257 で必ずしも相関していない（ただし，地域によって老齢人口，小児の数が異なるので，必ずしも相関しないでもよいかもしれない）。

また，化学予防の効率は図 14-3 にみるように対象者の発病率によって決まるので，どの程度のハイリスク者を選定することができるかが大きな問題である。対象者の発病率が 1% なら 143 人，2% なら 71 人に化学予防を行えばそれぞれ 1 人の発病を防止できるが，発病リスクが 0.1% となると 1,429 人に化学予防を行ってようやく 1 人の発病を防げるだけとなる。化学予防の効率を上げるためにはハイリスク者の選定がきわめて重要である。

a) 化学予防診断基準の改訂

現在，1990 年 2 月の室長通知に示された「マル初の適応基準」が使われることが多いが，① この適応基準は中学生以下の者の基準とされているのにしばしば高校生以上の者にも使われ，② 当時に比べると BCG 接種技術の向上のためツ反応が一般に強く大きくなっていることなどのため，過剰診断となることが少なくない。「第 5 章 結核症の診断（1）」で述べたと

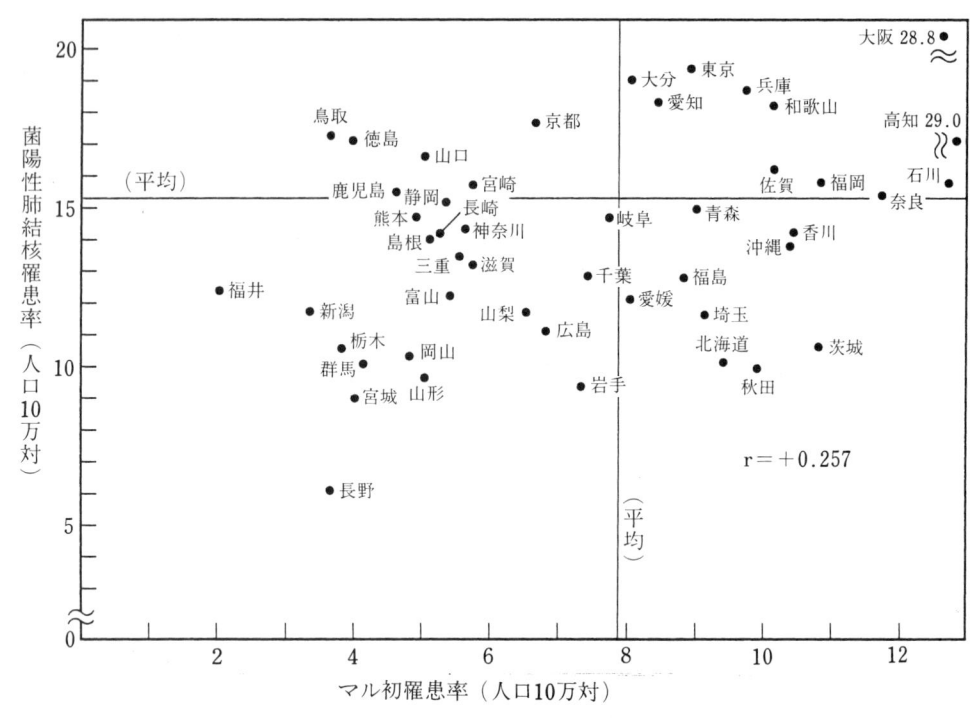

図 14-2 都道府県別にみたマル初罹患率と感染性罹患率(1999年)

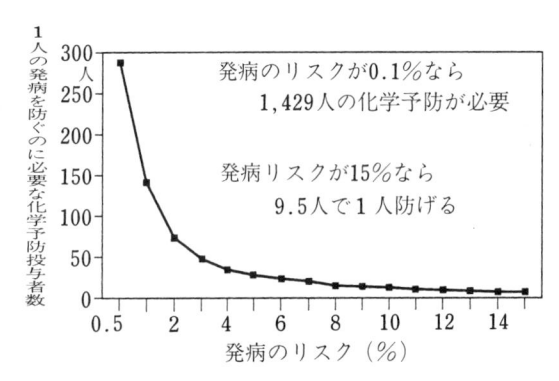

図 14-3 1人の発病を防ぐのに必要な化学予防投与者数

おりである。化学予防適用者の診断は今後重要な問題なので早急に改訂が望まれる。(データの収集,検討が必要)

b) 30歳以上の者での化学予防

現在,結核予防法では化学予防は29歳の者まで認められているが,この年齢制限を撤廃してほしいという意見と,年齢が高くなるほどINHによる肝障害発生率が高くなるので年齢制限撤廃に消極的意見の両論がある。しかし例えば30歳以上でも新たに感染しことが明らかな者では発病のリスクが高いので,化学予防対象とすることが望まれる。このため,成人でも化学予防を適用することができるようにすること,適応基準を示すことが強く望まれる。ただし40歳以上の者では集団的アプローチは避け,個別的,臨床的に対象者を選び,化学予防を行うのが賢明だろう。

6 おわりに

以上,結核研究に長期間携わってきた一研究者としての私見を述べたが,実際の改正に当たっては多くの研究者の意見を集めて検討し,最終的には国民の意見によって決めることが必要である。上述の対策の改訂は何れの問題も経済的利益,あるいは,発病予防や診断の遅速など住民または患者の直接的利害がからむ問題なので,決定はきわめて難しいし,利害が対立するため国民の意見が100%一致することは期待で

表 14-5 政策の中止・変更・存続を決めるには

	国民の意見 存続賛成	国民の意見 中止, 変更
費用・効果 分析（＋）	そのまま 存続	中止？ 変更？
費用・効果 分析（－）	社会, 経済 政治的状況 による	中止 or 変更

きないだろう。

しかし実際にどうすべきかは，表 14-5 に示したように，対策の効果，効率を考え，あくまで国民が決めるべきことである。専門家は事実を示し，今後の対策はどうあるべきか，建設的かつ積極的に意見を述べることが強く望まれる。

● 文献

1) 岡　治道. 結核予防問題とその体系. 結核 1932；10：39-51.
2) Kochi A. The global tuberculosis situation and the new control strategy of the WHO. Tubercle 1991；71：1-6.
3) 厚生労働省. 平成 12 年度結核緊急実態調査報告書. 2001.
4) Styblo K, van Geuns HA and Meijer J. The yeeld of active case-finding in persons with inactive pulmonary tuberculosis or fibrotic lesions. A 5-year study in Tunerculosis Clinics in Amsterdam, Rotterdam and Utrecht. Tubercle 1984；65：237-51.
5) 隈部英雄, 田中正一郎編. 結核集団検診の実際. 結核予防会, 1951；1-230.
6) Zang LX, Tu DH, He GX, et al. Risk of Tuberculosis infection and tuberculous meningitis after discontinuatio of BCG in Beijing. Am J Respir Crit Care Med 2000；162：1314-7.
7) 厚生労働省健康局結核感染症課. 予防接種副反応報告書 集計報告書累計. 厚生労働省, 2001.
8) WHO. Global tuberculosis programme and global programme on vaccines. Statement on BCG revaccination for prevention of tuberculosis. Wkly Epidemiol Rec 1995；70：229-231.
9) Tala-Heikkila MM, Tuominen JE, Tala EOJ. Bacillus Calmtte-Guerin revaccination questionable with low tuberculosis incidence. Am J Respir Crit Care Med 1998；157：1324-77.
10) Karonga Prevention Trial Group. Randomised controlled trial of single BCG, repeated BCG, or conbined BCG and killed *M. leprae* for prevention of leprosy and tuberculosis in Malawi. Lamcet 1996；348：17-24.
11) ATS. Targeted tuberculin testing and treatment of latent tuberculosis infection. Am Rev Respir Crit Care Med 2000；161：221-47.

あとがき

　大学を卒業しインターンを終えるとすぐに清瀬の結核予防会結核研究所の研究生となった。SM, INH, PAS が出揃い結核症の治療にようやく明るい兆しが出始めた 1954 年 5 月のことである。清瀬までの電車は 30 分に 1 本，松林の中の細い道をたどっていく粗末な木造の研究所，赤松の林の中の研究所は典型的な昔ながらの結核療養所に付設された研究所だった。それでも結核研究所は長与又郎初代結核研究所長が設立のときに述べているように「学問的研究とその臨床的応用との結合に重点をおいて」研究をすすめ，隈部英雄，岩崎龍郎，北 錬平，小川辰治などそうそうたる研究者を擁して活発に研究を行っていた。われわれは午前中は病棟で患者の診察にあたったが，当時の化学療法では治せず，肺切除術，胸郭成形術を余儀なくされる患者も少なくなかった。「目の前の患者を治すだけでなく，研究をすすめ日本の結核病学に貢献することこそ研究所の仕事だ」とされていたので，午後は研究室に閉じこもる毎日だった。私は岩崎龍郎先生がいらっしゃった病理解剖学研究室に入り，剖検材料を検索したり，当時最盛期だった肺切除術で切除された肺の病理所見と X 線所見を対比して X 線写真の読影に習熟しようと励んだ。そして博学な先生方に Koch を読め，Ranke も読んでおけなど次々となかば強制されて結核病学のさまざまな論文を読み続けた。

　やがて多くの結核研究者と同様に，「結核菌の感染を受けても 10〜20% だけしか発病しないのなら，感染以外のもう一つの発病要因は何か？」という問題を考えるようになり，モルモット，マウス，家兎を使った実験的研究に移っていった。当時，「インドの結核患者では菌の毒力が極めて弱いものが 30% くらい認められるのに，先進国の患者からは弱毒菌は見つからない」ということが初めて報告されたが，「日本の患者ではどうか，毒力と発病との関連はどうなっているか」という問題の解決に没頭した。そして興味は次第に宿主側に移り，非特異的抵抗性，とくに網内系機能と結核発病との関係に関する動物実験に明け暮れた。

　このような基礎的研究に夢中になっているときも，結研付属病院で重症患者が集まった病棟を受け持たされていたため，病棟からはしばしば呼び出され，さらに加えて，結核予防会が全国の支部と協同して実施する臨床的・疫学的研究にも当然のこととして動員された。またあるいは，次第にいろいろな会議にも加わるなどして，仕事の分野は疫学研究のほうに徐々に広がった。こういう中で目の前の仕事に追いまわされていたというのが正直なところである。

　結核研究所では途上国の医師を対象に「国際結核研修コース」を 1963 年から開始していた。はじめ受け持たされたのは，切除材料と対比しながら X 線写真読影法を教えることだった。日本語でも難しい内容を英語で講義するので，それは大変な負担だった。しかし，このコースには世界でトップクラスの研究者が講師として WHO から派遣されてきていたの

で，その講義あるいは個人的な接触でおのずから眼は世界に向けて広がっていったことは幸いだった。こういうときにさらに決定的な影響を受けたのは，1977年のハーグでの会議から参加したTSRU (Tuberculosis Surveillance Research Unit) である。TSRUは1～1.5年ごとにヨーロッパの各地で開かれたが，その後演題をもって1度も休まずに参加した。日本の結核，日本の対策を中心に考えてきた私には，Styblo など結核疫学研究の第一人者が30人くらい集まって結核疫学，結核対策の研究結果を報告し，1題ごとに徹底的に議論するこの研究会は大きな刺激になったし，論理的な考え方，学問のあり方，世界の動向などを学ぶうえで計り知れぬ勉強となった。前々から発展途上国や国際学会などには何回か出かけ，世界をある程度は知っているつもりでいたが，TSRUに重ね重ね出席を続けて初めて本当に眼が世界に開いたという感じをもっている。

　1996年に結核研究所所長から結核予防会の理事長となって，37年通いつめた清瀬の結核研究所から離れ，今は結核予防会の会長を務めているが，2000年4月，克誠堂から「日本胸部臨床」に結核について1年間の連載をすることを求められた。いろいろな仕事を行いながら1年間連載をするのは苦労なことであったが，なんとか切り抜けて責任を果たしたつもりである。そして今回，1冊の本にまとめる運びになったわけである。

　結核症という一つの病気であるが，細菌学，病理学，生化学，免疫学，内科学，疫学などなどその範囲は極めて広いし，それぞれの患者をみても感染から発病，進展の道筋は複雑で多様である。そのうえ，結核症という病気は社会的状況から大きな影響を受ける。こういうことを何十年か身をもって体験してきただけに，連載した論文を読み直してみると不十分なところ，不満足なところも少なくない。完全な結核病論を書くことはもとより不可能なことであるが，本書の出版にあたっては連載した論文を一部訂正し，さらにかなり加筆してようやく完成した。自分としては40年を超える結核研究のまとめになったと考えている。加えるべき事項，見落としている重要な文献などなお多いことを恐れるが，日常診療にあたる先生方や結核対策の第一線で頑張っていらっしゃる保健所の方々に少しでも役立てば幸いと考えている。

和文索引

あ
安静療法 …………………………………… 70
アンプリコア ……………………………… 58

い
維持期の治療 ……………………………… 69
一時結核症 ………………………………… 18
遺伝子診断 ………………………………… 58

う
牛型菌感染 ………………………………… 1

お
小川培地による培養 ……………………… 58

か
外来治療 ……………………………… 95, 148
化学予防 ……………………………… 111, 151
　　　——適用基準 ……………………… 45
　　　——服薬不完全者または中断者対策 …… 119
　　既陽性者（既感染者）への—— …… 115
　　新感染者に対する—— ……………… 114
　　多剤耐性結核菌感染例の—— ……… 119
　　不活動性所見をもつ者に対する—— …… 115
　　INH——の副作用 ………………… 117
　　INH耐性菌感染例への—— ………… 119
化学療法
　　外来での—— ………………………… 70
　　肝機能障害例の—— ………………… 76
　　高齢者の—— ………………………… 75
　　小児の—— …………………………… 76
　　腎機能障害例の—— ………………… 76
　　短期—— ……………………………… 73
　　妊婦の—— …………………………… 75
　　標準—— ……………………………… 147
喀痰塗抹検査 ……………………………… 58
各薬剤の抗菌作用 ………………………… 67
監視下の間歇療法 ………………………… 93
患者の偏在化 ……………………………… 140
患者発見 …………………………………… 148
感染危険度指数 …………………………… 10
感染源 ……………………………………… 9
感染予防 …………………………………… 112
感染を受ける人 …………………………… 12

管内性転移 ………………………………… 31

き
菌陰性空洞 ………………………………… 71
菌陰性例の診断 …………………………… 53

く
空気感染 …………………………………… 6, 9

け
軽症 ………………………………………… 34
継続期治療 ………………………………… 69
頚部リンパ節結核 ………………………… 127
結核疫学像 ………………………………… 140
結核疫学像の変貌 ………………………… 145
結核感染危険 ……………………………… 138
結核菌 ……………………………………… 3
結核菌群 …………………………………… 1
結核菌の消毒 ……………………………… 3
結核減少鈍化の要因 ……………………… 142
結核死亡の様相 …………………………… 35
結核死亡率 ………………………………… 135
結核症の定義 ……………………………… 1
結核症を疑うべき症例 …………………… 50
結核性胸膜炎 ……………………………… 125
結核性髄膜炎 ……………………………… 131
「結核」という言葉 ……………………… 1
結核の逆襲 ………………………………… 4
結核罹患率 ………………………………… 136
結核罹患率減少の鈍化 …………………… 137
血行性転移 ………………………………… 31
減感作療法 ………………………………… 79

こ
抗菌作用の強さ …………………………… 67
抗結核薬による肝障害 …………………… 77
抗結核薬の副作用 ………………………… 77
抗酸菌 ……………………………………… 3
抗酸菌検査の False positive …………… 60
抗酸菌検査法の進歩 ……………………… 57
高度進展例 ………………………………… 33
誤診 ………………………………………… 55
コホート分析 ……………………………… 88
再感染発病 ………………………………… 26

再感染発病学説	6, 16
再治療	80
再治療例	81
再発の定義	80

し

自然耐性菌	66
自然の経過	32
シューブ	32
受診の遅れ	61
小児型結核症	18
小児結核	54
初回 BCG 接種の効果	101
初感原発巣	17, 31
初感染結核症	32
初感染発病学説	16
初期強化治療	69
初期変化群	17, 31
塵埃感染	6, 7
診断の遅れ	61
診断の精度	62

せ

性器結核症	130
静止性	33
精製ツベルクリン	38
脊椎結核症	128
咳の回数	10
咳の期間	50
潜在的結核感染の治療	112

そ

粟粒結核	54
粟粒結核症	19, 128
その他の骨関節結核症	128

た

多剤耐性結核	97
多剤耐性結核の治療	86
短期入院	148
短期療法	72

ち

治癒	88, 89
中等度進展例	33
長期治療	147
腸結核症	129

治療完了	88, 89
治療期間	72
治療失敗	88, 89
治療失敗の理由	92
治療脱落	89
治療中断	88

つ

ツ反応	
———の感度・特異度	38
———の偽陰性	37
———の硬結	39
———の発赤	39
———のブースター現象	37
高齢者での———	46
小学 1 年生の———	41
大学生での———	45
中学一年生の———	41
二段階———検査法	37, 43
乳幼児の———	45

て

| 定期健康診断 | 149 |

と

| 糖尿病 | 26 |

に

二次結核症	19
二重発赤	40
入院期間	96, 97
入院治療	95
入院治療の目的	71
尿路結核症	130
年間結核感染危険率	138

は

肺外結核	123
排菌量	9
肺結核患者の排菌量	9
肺門リンパ節結核	18, 19
発見の遅れ	60
発病	17
発病の時期	20
発病のリスク因子	22
発病要因	21
発病率	21

ひ

非結核性抗酸菌症	51
飛沫核感染	6,7
飛沫核感染説	7
飛沫感染	6,7
肥満度	25
病室単位の結核患者入院	148
標準化学療法	147
病巣内の結核菌	66

ふ

ブースター現象	43

へ

併用療法の原則	68

ま

マル初	18

め

命令入所	95

や

薬剤過敏症	79
薬剤感受性試験	59
薬剤耐性結核の治療	83
薬剤耐性頻度	82

よ

陽性予測値	38

り

臨床対照実験	65,70
リンパ行性転移	31

欧文索引

A
acid-fast bacilli ……………………………3
air-borne infection ………………………6
annual risk of tuberculosis infection ………138
arrested ………………………………33

B
BCG …………………………………100
BCG ワクチン ……………………………101
BCG 再接種 …………………………106, 150
BCG 初回接種 ……………………………150
BCG 接種 ……………………………100, 150
BCG 接種の副反応 ………………………107
Broca 指数 ………………………………25

C
Capitol Hill 事件 …………………………111
continuation phase ………………………69
cross contamination ……………………60

D
directly observed therapy ………………93
directly observed treatment ……………94
doctor's delay ……………………………61
DOT ………………………………93, 147
DOTS ………………………………94
DOTS 政策 …………………………88
DOTS 戦略 …………………………88, 93
droplet infection …………………………6
droplet nuclei infection …………………6
dust infection ……………………………6

E
EPI 100
expanded programme for immunization ……100

F
fall and rise 現象 …………………………67

I
initial intensive treatment ………………69

M
MGIT 法 ……………………………58

MTD 法 ……………………………59

N
natural history ……………………………32
negative smear ……………………………60

O
one positive ………………………………60
patient's delay ……………………………61
PCR 法 ……………………………58

P
patent's delay ……………………………61
PCR 法 ……………………………58
post primary tuberculosis ………………19
PPD ………………………………38
primary tuberculosis ……………………18

R
Ranke の 3 期説 …………………………31
RFLP 分析 …………………13, 27, 28, 60

S
Schub ………………………………32
secondary complex ………………………19
secondary tuberculosis …………………19
selective DOT ……………………………93
short course ………………………………94
supervised intermittent chemotherapy ………93

T
total delay …………………………………61

U
universal DOT ……………………………93

X
X 線診断の見落 …………………………55

青木正和

（財）結核予防会会長

（財）結核予防会結核研究所名誉所長

　1953年　東京大学医学部医学科卒業，インターン終了後，（財）結核予防会結核研究所に勤務，第二研究部長，副所長などを経て，1987年所長。1996年（財）結核予防会の本部に移り理事長，2000年より（財）結核予防会会長。

日常診療・業務に役立つ結核病学　〈検印省略〉

2002年4月1日　第1版第1刷発行

定価（本体5,000円＋税）

著　者　青木正和
発行者　今井　良
発行所　克誠堂出版株式会社
　　　　〒113-0033　東京都文京区本郷3-23-5-202
　　　　電話（03）3811-0995　振替00180-0-196804

ISBN4-7719-0246-1 C3047 ¥5000E　　印刷　倉敷印刷株式会社
Printed in Japan © Masakazu Aoki, 2002

・本書の複製権・翻訳権・上映権・譲渡権・公衆送信権（送信可能化権を含む）は克誠堂出版株式会社が保有します。

・JCLS ＜㈱日本著作出版権管理システム委託出版物＞
本書の無断複写は著作権法上での例外を除き禁じられています。複写される場合は，そのつど事前に㈱日本著作出版管理システム（電話03-3817-5670，FAX 03-3815-8199）の許諾を得てください。